科学出版社"十四五"普通高等教育本科规划教材

数字信号处理及生物医学工程应用

（第二版）

李韪韬　高　凡　祝桥桥　钱志余　编著

科学出版社

北　京

内 容 简 介

本书主要论述数字信号处理技术的基本理论，同时介绍其在生物医学工程案例中的实际应用。本书基本理论内容与生物医学工程信号特点密切相关，工程案例具有一定的难度，反映本领域的新知识、新技术、新成果。书中介绍针对生物医学信号处理的相关理论、公式、计算机实现等内容，涉及数字信号处理的各主要方面，包括信号时域分析与系统、傅里叶变换和滤波器设计等。在生物医学工程应用部分，从最新的科研热点、难点出发，重点介绍肌电、心电、脑电、神经元放电、神经血管耦合应用等。书中还提供相关应用实例的仿真代码和原始数据，具有很强的操作性和拓展性，可以充分锻炼读者的工程实践能力。

本书可作为高等学校生物医学工程专业的本科生教材，也可作为工科本科生和研究生学习生物医学信号处理课程的参考书，还可供从事信号处理的工程人员参考。

图书在版编目(CIP)数据

数字信号处理及生物医学工程应用 / 李毽韬等编著. 2版. -- 北京：科学出版社，2025. 1. -- (科学出版社"十四五"普通高等教育本科规划教材). -- ISBN 978-7-03-081218-6

Ⅰ. R318

中国国家版本馆 CIP 数据核字第 2025XU3001 号

责任编辑：余 江 / 责任校对：王 瑞
责任印制：师艳茹 / 封面设计：马晓敏

科学出版社 出版
北京东黄城根北街 16 号
邮政编码：100717
http://www.sciencep.com
北京建宏印刷有限公司印刷
科学出版社发行 各地新华书店经销
*

2018 年 12 月第 一 版　开本：787×1092　1/16
2025 年 1 月第 二 版　印张：13 1/2
2025 年 1 月第六次印刷　字数：325 000

定价：69.00 元
（如有印装质量问题，我社负责调换）

前　言

本书是作者多年来从事生物医学信号处理教学和科研的总结，内容分为数字信号处理基础理论和生物医学工程应用，以提高读者创新实践能力为目标。本书按照48课时的内容进行编写，其中应用实例可以用于课内实验或独立开设的实验课程。

第1章概述了生物医学工程中的信号处理方法，使读者了解生物医学信号的特点及其与数字信号处理的关系。第2章重点介绍数字信号与线性系统的基本概念。第3章介绍信号时域处理的方法，重点阐述信号平均和相关分析方法在表面肌电信号处理实例等方面的应用。第4章介绍描述系统的工具——差分方程与Z变换。第5章通过QRS复波检测实例，分析系统函数的应用案例。第6章介绍傅里叶变换的原理、定义和性质。第7章介绍快速傅里叶变换的实现方法，同时介绍快速傅里叶变换计算线性卷积等应用。第8章是信号的傅里叶变换工程问题与实践，重点阐述频谱泄漏、实数序列的频谱计算、语音和钢琴音信号的频谱分析等实例。第9章介绍无限长单位冲激响应数字滤波器设计理论和方法。第10章介绍有限长单位冲激响应数字滤波器设计理论和方法。第11章通过在体多通道神经电生理采集研究实例，阐述小鼠深脑神经元锋电位与局部场电位信号的分析与处理方法。第12章通过小动物脑水肿模型的神经血管耦合关联研究实例，分析模型的神经元放电、血流、血氧、代谢色团各自的信号处理方法及其关联模型。

书中配图和实例大都采用计算机仿真完成，读者可以通过相应的仿真(Matlab、MWorks和Python)加深对理论知识的理解。大多数实例来自科研和工程实践，书中全部应用案例的原始数据和仿真代码，均由作者团队提供，经过简单的修改代码就可以分析实际的问题，具有很好的拓展性。本书在关键知识点增加了演示、讲解、代码，读者可以扫描二维码查看。作者将最新的科研成果作为实例，并穿插到相应章节，有利于读者的阅读。

本书由南京航空航天大学李甦韬、高凡、祝桥桥和钱志余编著。本书入选科学出版社"十四五"普通高等教育本科规划教材，得到南京航空航天大学"十四五"规划教材项目的资助。

由于作者水平有限，书中难免存在不妥之处，欢迎批评指正。

作　者

2024年3月

目　　录

第1章　生物医学信号处理概述 ·················· 1

1.1　数字信号处理概念 ························· 1

1.2　生物医学传感器 ·························· 4

1.3　A/D 转换器的性能指标 ······················ 6

1.4　处理结果显示方法 ························· 7

1.5　生物医学信号特点 ························· 8

1.6　信号处理的典型工具 ······················· 10

1.7　基于心冲击信号心率变异性的疲劳检测系统 ·············· 11

习题 ·································· 15

第2章　数字信号与线性系统 ···················· 16

2.1　离散时间信号——序列 ······················ 16

2.2　时域离散系统 ··························· 23

2.3　时域离散系统的稳定性和因果性 ·················· 26

2.4　信号的采样与恢复 ························· 27

习题 ·································· 31

第3章　信号平均和相关分析方法与应用 ················ 33

3.1　信号的量化 ···························· 33

3.2　信号的统计学描述 ························· 34

3.3　基于表面肌电信号的手势识别算法应用案例 ·············· 35

3.4　生物组织参数时域平均算法的应用 ················· 39

3.5　相关性分析 ···························· 42

3.6　诱发电位单次提取中的 3A 技术 ·················· 43

习题 ·································· 46

第4章　差分方程与 Z 变换 ···················· 47

4.1　常系数线性差分方程 ······················· 47

4.2　Z 变换的定义与收敛域 ······················ 49

4.3　Z 反变换 ···························· 53

4.4　Z 变换的性质和定理 ······················· 57

习题 ·································· 60

第5章　系统函数及 QRS 复波检测应用 ················ 62

5.1　离散系统的系统函数特点 ····················· 62

5.2　心电信号的 QRS 复波检测算法 ·················· 66

5.3　QRS 复波检测实例 ························· 70

习题 ··· 71

第6章　傅里叶变换 ·· 72

　6.1　傅里叶变换的四种表示形式 ·· 72

　6.2　周期序列的离散傅里叶级数 ·· 75

　6.3　离散傅里叶变换 ··· 78

　6.4　离散傅里叶变换的性质 ·· 80

　6.5　频域采样 ·· 86

　6.6　脑电 α、β、θ、δ 波段的提取 ··· 88

　习题 ··· 91

第7章　快速傅里叶变换 ·· 93

　7.1　直接计算 DFT 的问题及改进途径 ·· 93

　7.2　按时间抽选的基-2FFT 算法 ··· 94

　7.3　按频率抽选的基-2FFT 算法 ·· 101

　7.4　DIT 与 DIF 的异同 ·· 105

　7.5　IFFT 算法 ·· 106

　7.6　线性卷积的快速实现 ·· 108

　7.7　FFT 算法的计算机实现 ·· 112

　习题 ··· 112

第8章　信号的傅里叶变换工程问题与实践 ·· 113

　8.1　傅里叶变换的频谱泄漏 ·· 113

　8.2　实数序列的快速频谱计算方法 ·· 117

　8.3　信号的移位频谱特性 ·· 121

　8.4　模拟信号频谱分析方法与流程 ·· 122

　8.5　序列插值后的频谱变化 ·· 123

　8.6　声音信号的合成与频谱分析实例 ·· 124

　8.7　信号频段非单位圆频谱分析实例 ·· 128

　习题 ··· 130

第9章　无限长单位冲激响应数字滤波器设计 ·· 131

　9.1　数字滤波器 ··· 131

　9.2　模拟低通滤波器 ·· 133

　9.3　冲激响应不变法滤波器设计 ··· 139

　9.4　双线性映射法 ··· 142

　9.5　模拟滤波器设计 IIR 数字滤波器 ··· 147

　习题 ··· 153

第10章　有限长单位冲激响应数字滤波器设计 ··· 155

　10.1　线性相位 FIR 滤波器的特点 ··· 155

　10.2　窗函数设计法 ··· 161

　10.3　其他频带 FIR 滤波器设计方法 ·· 170

　10.4　数字滤波器的计算机辅助设计 ·· 172

10.5 IIR 和 FIR 数字滤波器的比较 ·· 177
10.6 脑电信号的 FIR 数字带通滤波器滤波实例 ························· 177
习题 ··· 178

第 11 章 在体多通道神经电生理特性研究 ···························· 179
11.1 研究背景及意义 ··· 179
11.2 神经电生理机制与检测原理 ····································· 179
11.3 在体多通道神经电生理信号采集 ······························ 181
11.4 锋电位信号处理与分析 ··· 183
11.5 局部场电位信号处理与分析 ······································ 185
11.6 脑神经元网络电信号微电极采集与分析虚拟仿真实验 ········· 187
习题 ··· 188

第 12 章 小动物脑水肿模型的神经血管耦合关联研究 ·········· 189
12.1 研究背景及意义 ··· 189
12.2 神经电信号分析系统 ·· 191
12.3 光谱血氧测量系统 ·· 193
12.4 内源光信号成像系统 ·· 193
12.5 激光散斑血流成像系统 ··· 196
12.6 光声成像系统 ·· 199
12.7 神经血管耦合研究初步结果 ······································ 202
习题 ··· 204

参考文献 ··· 205

第1章　生物医学信号处理概述

1.1　数字信号处理概念

1.1.1　生物医学信号定义

信号是运载信息的工具，是信息的载体。信号在广义上包括光信号、电信号、声信号、力信号、热信号等。生物医学信号(biomedical signal)是由复杂的生命个体发出的不稳定的信号，是广义信号的一个子集。例如，光谱分析技术被用于测量发光体的辐射光谱或受激发产生的荧光光谱，分析有机化合物或生物大分子的相关信息。生物电磁信号，如脑电图(Electroencephalogram，EEG)、心电图(Electrocardiogram，ECG)、肌电图(Electromyography，EMG)、脑磁图(Magnetoencephalography，MEG)等，利用电场和磁场的微弱变化来进行与人体生理功能相关的研究和疾病的诊断。大脑神经系统电信号主要包括神经元锋电位信号和局部场电位信号，信息处理机制十分复杂。细胞内神经电生理研究将玻璃微电极(microelectrode)尖端插入神经细胞，可以记录细胞受到刺激后的胞体或轴突、树突内的电位变化。细胞外神经电生理研究将阻抗较大的细金属丝制成的微电极阵列植入到脑内，采集单体神经元锋电位与群体神经元局部场电位信号。神经电生理信号可应用于神经生理学机制研究、脑疾病诊断、康复治疗和脑机接口中。例如，表面肌电图(Surface Electromyography，sEMG)是一种无创记录肌肉电活动的技术。当神经冲动传递至肌肉，引起肌肉兴奋和收缩时，会产生电脉冲。sEMG 信号在运动表现、促进康复、增强人机交互以及改善工业设计等方面都有着重要的应用，其在飞行员和航天员的体能训练、健康监测、人机界面的开发以及对特殊环境下人体生理反应等均存在广泛应用。

生物医学信号处理是生物医学工程中的一个重要研究领域，也是近年来迅速发展的数字信号处理(Digital Signal Processing，DSP)技术的一个重要应用方向。正是数字信号处理技术和生物医学工程的紧密结合，使得研究者在生物医学信号检测、特征提取及临床应用上有了新的手段，因而也加深了对生命体自身的认识和了解。

1.1.2　信号处理流程

生物医学信号处理的典型过程如图 1.1 所示，该过程中信号变换的典型示例如图 1.2 所示。大多数人体能量信号经过传感器转换为电信号 $x(t)$ (图 1.2(a))，首先经过放大器和前置模拟滤波器 $H_a(s)$ 滤除一些无效成分和干扰，从而得到图 1.2(b) 中的模拟信号 $x_a(t)$。然后以采样周期 T 对 $x_a(t)$ 进行采样，获得时域离散信号 $x_a(nT)$，如图 1.2(c) 所示，时域离散信号 $x_a(nT)$ 是时间离散、幅值连续的信号，而非数字信号。再对 $x_a(nT)$ 进行幅值量化处理，从而得到时间和幅值都是离散的信号，即数字信号 $x(n)$ (图 1.2(d))，其中 n 取整数。因此信号的 A/D(模/数)转换过程实际上包括时域离散和幅值量化。数字信号需要被缓存和长期存储，便于进一步的信号处理。经过数字信号处理

信号的数字化
及处理流程

后，获得的信号如图 1.2(e) 所示。然后经过 D/A(数/模) 转换过程(图 1.2(f))重构经过滤波后的模拟信号，如图 1.2(g) 所示。

图 1.1 是数字信号处理的典型过程，实际处理时并不一定包括所有过程。例如，有些温度传感器，直接串行输出数字信号，就不需要 A/D 转换；有些影像显示系统的输入为数字信号，因此不需要 D/A 转换；对于一些纯数字信号，只需要数字信号处理器及其相关算法即可。图 1.1 中数字信号处理可以是计算机或者专用 DSP 芯片，通过软件编程对信号进行相关处理和变换。目前，DSP 芯片越来越多地被用来作为嵌入式信号处理的基本器件。

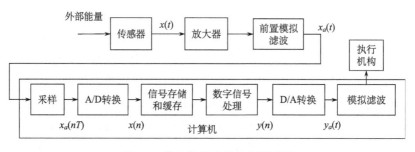

图 1.1　数字信号处理的典型过程

仿真代码

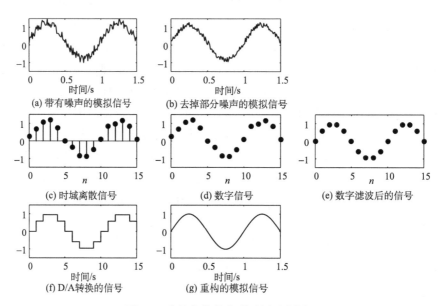

(a) 带有噪声的模拟信号　(b) 去掉部分噪声的模拟信号

(c) 时域离散信号　(d) 数字信号　(e) 数字滤波后的信号

(f) D/A 转换的信号　(g) 重构的模拟信号

图 1.2　信号变换的典型示例示意图

1.1.3　内容概述

生物医学信号处理的内容概述如图 1.3 所示。对于传感器(transducer)获得的生物医学模拟信号，利用信号采样定理和幅值量化，将其转化为具有一定精度(位数)的数字信号。本书着重研究一维信号的处理方法，二维信号的处理又称为数字图像处理。数字信号处理中主要针对的是时域离散信号(序列)和处理这些信号的时域离散系统。时域离散系统理论包括离散信号的表示形式、时域离散系统的基本性质、时域离散系统和信号的频域表示。

傅里叶变换和 Z 变换是离散系统分析的基本工具，用其研究系统函数的定义和基本性质，其中快速傅里叶变换具有重要的意义。

数字信号处理的基本方向分为数字滤波和频谱分析。在数字滤波中主要研究根据实际的参数指标设计无限长单位冲激响应(Infinite Impulse Response，IIR)数字滤波器和有限长单位冲激响应(Finite Impulse Response，FIR)数字滤波器，并进行软件或者硬件的实现。对信号的频谱分析是信号处理的重要工作之一，主要包括快速傅里叶变换(Fast Fourier Transformation，FFT)滤波、高阶谱分析和时频分析。不同的滤波器设计方案、信号处理算法最终的目标都是针对生物医学信号进行最优处理，完成信号的采集、放大、滤波、变换、数字化处理、算法实现、DA 输出等过程，达到频谱分析、模式识别、信号压缩、辅助诊断等目的。特别要强调的是，时域信号处理方法对于很多生物医学信号来说是高效合理的。因此，本书还包括信号的差分、平均和相关分析，利用差分方程与 Z 变换对时域系统进行描述等内容。

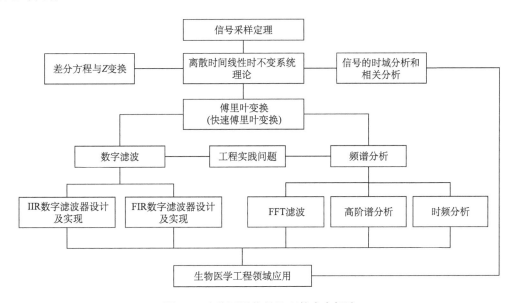

图 1.3　生物医学信号处理的内容概述

1.1.4　数字信号处理的特点

数字信号处理系统具有以下一些明显的优点。

(1)精度高，可靠性强。模拟元器件的精度很难达到 10^{-3} 以上，而数字系统只要 14 位字长就可达到 10^{-4} 的精度。在高精度系统中，有时只能采用数字系统。同时数字系统只有定义为 0、1 的两个跳变电平，而模拟器件具有一定的温度系数，连续变换的电平容易受到外界和自身温度、噪声、电磁感应等因素的影响，可靠性差。

(2)灵活性高，容易大规模集成。数字系统可以存储相关参数，通过软件程序设计，实现系统参数的选择，而不需要像模拟系统一样只能通过改变硬件实现。随着芯片设计和加工技术的突破，数字处理芯片朝着高集成化方向发展，单个芯片完成的功能越来越多。例如，STM32 系列的单片机，将 A/D、D/A、脉宽调制(Pulse Width Modulation，PWM)等功能全部集成在芯片上，由软件程序完成，大大提高了独立元器件的可靠性。再如，高度集成的脑电采集芯片，将滤波、放大、信号处理集成在一起，只需要连接相关的电极，辅以计算机上的数据处理软件，就可以完成脑电等微弱电生理信号的采集任务。

(3)多任务多功能。生物医学信号朝着多参数、实时、动态采集和处理的方向发展。数字处理器件具有多通道、多任务处理能力，能同时或者分时复用采集和处理相关的信号，这对于模拟系统是难以实现的。处理器核心运算速度的提高、架构的改进，意味着多任务功能的提升。中断是数字系统实时响应外部信号输入的重要手段。

(4)性能指标高。如采用计算机设计 FIR 数字滤波器，可以实现准确的线性相位特性。采用最优化法设计滤波器，可以尽可能拟合相关的技术指标。

(5)低功耗模式。数字芯片的特点是中央处理器(Central Processing Unit，CPU)具有多种低功耗模式，保证了采用数字信号器件作为核心的电子设备具有较长的工作时间。同时符合高能效特点，在深空探测、野外环境具有不可替代的作用。

(6)二维与多维信号处理能力。对于图片(二维)、医学影像(三维)、视频(四维)等二维与多维信号的处理，模拟系统效率较低，甚至无法实现，而专用的数字信号处理芯片有效地解决了这些问题。

数字信号处理系统也有其局限性，例如，增加了系统的复杂性、受到 A/D 转换的采样频率的限制、不同器件对电源电压的要求不同、软件编写较为复杂、成本较高。但是，数字信号处理的突出优点使其在生物医学、通信、语音识别、图像处理、安防、仪器中得到广泛的应用。

1.2 生物医学传感器

生物医学传感器是一种将能量从一种形式转换成另一种形式的器件。在生物医学信号处理领域，传感器的目的是传递信息而不是传递能量。一般来说，传感器作为输入器件，将非电信号转换为电信号；电极例外，它直接采集生物体内的各种电生理信号。传感器的输出一般是能够被检测到的电压(或者电流)信号。常用的生物医学传感器按照使用方式可以分为以下几类。

1)体表传感器

生物医学传感器的发展方向是无创、非接触、无干扰。体表传感器定义为与生物组织表面物理接触、实现无创测量的传感器。柔性电路和器件的发展为其提供了更加广泛的技术支持。目前，智能穿戴式设备和智能手表可以 24 小时不间断的采集人体生理信息，可以用于心衰、心律不齐、高血压、睡眠障碍等疾病的监护和动态评估。体表传感器分为体表电极和非电量测量传感器。

生物电信号直接测量的传感器主要包括各种电极，体表电极是一种可以将离子电流变为电子电流的传感器件，可以测量的信号包括体表心电、脑电、肌电。脑电的测量比较复杂，科研上可以实现 256 导联数据采集，结合溯源软件，可以实现深层脑功能区的定位和研究。用户可以在实验设计、后期信号的特征识别等方面开展相应的疾病诊断、脑机接口、神经调控等方面的研究。

体表压力传感器将体表的压力信号转换为电信号，如测量血压、脉搏波、眼压的传感器。光栅光纤传感器通过感受机械压力来测量心冲击信号。在生物体上开展光声研究的超声传感器，可以检测生物体内由于光作用诱发的超声信号，经过信号的放大、滤波、数据采集、信号处理、图像重建算法、控制信号输出等过程，无创获得生物体内部组织信息的空间分布图像。

体表光电传感器将体表测量获得的光信号转换为电信号，如检测动脉血氧饱和度、脑血氧饱和度、生物组织局部血氧饱和度、神经能量代谢浓度变化等。例如，采用宽带近红外光谱（Near-Infrared Spectrum，NIRS）可以无创获得脑组织细胞色素 c 氧化酶的氧化还原状态（Redox State of Cytochrome c Oxidase，oxCCO）浓度变化（ΔC_{oxCCO}）、氧合血红蛋白浓度相对变化量（ΔC_{HbO}）、脱氧血红蛋白浓度相对变化量（ΔC_{HbR}）、组织散射特性变化（$\Delta_{scattering}$）等与脑能量代谢相关的参数。由于光在经过生物体吸收和散射后幅值非常微小，同时易受到背景光的干扰，所以光电采集时可以采用锁相放大技术。

体表温度传感器可以有效地获得体表的温度，从而通过建立相关的分析模型，确定温度与疾病的关联关系。人体核心温度作为一个重要的生理指标，越来越受到临床的关注。例如，在创伤性脑损伤超急性期内，颅内温度（Intracranial Temperature，ICT）的变化有可能早于金标准颅内压（Intracranial Pressure，ICP）的变化。

2）植入式传感器

植入式传感器分为固定式和非固定式两种。固定式传感器是一种能埋植于人体内部的传感检测装置，可以直接获取处于自然状态下的生物组织的信息。生物相容性和稳定性是植入式传感器需要解决的重要问题。植入式传感器可以测量 pH 值、血压、血糖、体内温度、电生理信号等参数。植入式传感器也可以替代人体丢失的感知器官，如将人造视网膜植入眼球的后部；将传感器放置在截肢患者的膝盖部位，代替损伤的神经系统等。各类腔穴传感器，因为需要进入人体内部，这里也定义为固定式植入式传感器。例如，植入人类大脑的脑机接口芯片，可以读取大脑中的电信号，并将其转化为可识别和可操作的信息。

非固定式传感器如吞服式无线电胶囊内窥镜，该胶囊可以获得消化道器官中的各类生理、生化图像信息，分析消化道的机能。胶囊内窥镜可以携带图像传感器（Charge-Coupled Device，CCD）、无线发射装置、生理参数传感器、组织采样舱室、喷洒药物舱室等。胶囊内窥镜需要完成信号的采集、放大、传输、后处理等信号处理工作。

3）微创式传感器

微创式传感器是测量时造成生物体创伤较小的传感器。肿瘤微波消融治疗时的消融针上的温度传感器，通过分析温度对微波治疗功率进行控制，同时可以通过多点温度对治疗效果进行评估。纤维内窥镜可柔软、能动地进入血管、胆管、胰管等微小管腔，检测并获得分辨率较高的图像。融合激光散斑血流成像系统和光学内源信号成像系统，可以获得血流、血氧等功能信息的内窥图像。在动物实验上，采用微距双光纤探头，检测组织在进行射频毁损过程中的近红外光谱信息，采用信号处理算法提取光谱中包含的特征信息，从而对射频毁损的组织体积、形状进行评估。颅内压（ICP）和颅内温度（ICT）测量装置，也是一种典型的微创测量方式。

4）非接触式传感器

传感器与人体非接触的检测方法，是最易被患者和医生所接受的。非接触的检测设备很多，如 CT、磁共振、红外测温枪和热像仪等。近红外乳腺诊断设备采用了非接触式传感器——高灵敏度 CCD,获得乳房组织表面的红外图像,通过信号处理进行比对,获得乳房组织内部的信息。

5) 体外传感器

体外传感器主要包括各种生化分析传感器,如 DNA 芯片应用已知序列的核酸探针进行杂交,对未知核酸序列进行检测,成为分子生物学中常用的研究手段之一。光谱分析仪器(FFT 光谱仪、拉曼光谱仪)在生物医学检测中也得到了广泛的应用,如组织成分的分析、特征谱的检测等。

1.3 A/D 转换器的性能指标

A/D 转换器是完成模拟信号转换为数字信号的器件,数据采集卡是完成模拟信号向计算机传输的主要器件。National Instrument 提供了全系列的数据采集卡,同时提供 LabVIEW和 LabWindows 作为上位机开发、接口软件。数据采集系统的最主要性能指标有两个:精度和速度。对任何信号的测量都要保证一定的精度要求,而 A/D 转换的速度逐渐成为数字信号处理系统的瓶颈。进行 A/D 转换时,我们需要知道每次同时测量信号的通道数、最大和最小幅值范围、最高频率、是否需要频谱分析等。因此综合考虑性价比,数据采集卡在选择时需要考虑下列指标。

(1)分辨率(resolution)。分辨率是指 A/D 转换器可以分辨输入信号的最小变化量,用最低有效值(Least Significant Bit,LSB)占系统满度的百分比来表示,也可以用系统可分辨的实际电压数值来表示。数据采集系统的分辨率由模数转换器的位数来决定。因此,系统分辨率习惯上用 A/D 转换结果的位数表示,较为常用的有 8 位、10 位、12 位、14 位等。

(2)精度(accuracy)。精度定义为各输入代码所对应模拟量的实际值与理论值之差的最大值。精度是零位误差、增益误差、积分线性误差、微分线性误差、温度漂移等综合因素引起的总误差。分辨率与精度的高低并不总是一致的,精度反映的是系统实际值与理论值之间的偏差,而分辨率是指相邻数值的最小间隔。

(3)量程(full scale range)。量程是指数据采集系统能采集的模拟输入信号的范围,如0～5V、0～10V、–5～5V 和–10～10V 等。采集系统的量程主要由模数转换器的输入范围决定,同时输入范围也和 A/D 系统的位数相关。

(4)采集速率(sampling data rate)。采集速率是指单位时间内采集系统的通过速率、吞吐率等,是指在满足系统精度指标的前提下,系统对输入模拟信号在单位时间内所完成的采集次数;或系统每个通道、每秒钟可采集的采样数目,通常单位是 MS/s。

(5)数据输出速率(output data rate)。数据输出速率是指单位时间内采集系统的模数转换器输出转换结果(数字输出信号)的次数。数据输出速率也称为输出更新率或通过率(throughput rate)。

(6)动态范围。动态范围是指某个物理量的变化范围。信号的动态范围是指信号的最大幅值和最小幅值之比的分贝数。数据采集系统的动态范围通常定义为所允许输入的最大幅值和最小幅值之比的百分数。最大允许输入幅值是指使数据采集系统的放大器发生饱和或者使模数转换器发生溢出的最小幅值。最小允许输入幅值一般用等效输入噪声电平来代替。对具有最大动态范围特性的信号进行高精度采集时,还要用到瞬时动态范围的概念。瞬时动态范围是指某一刻系统所能采集到的信号的不同频率分量幅值之比的最大值，即幅度最大频率分量的幅值与幅度最小频率分量的幅值之比的分贝数。

(7) 非线性失真。非线性失真也称谐波失真(harmonic distortion)。当给系统输入一个频率为 f 的正弦波时，其输出中出现很多频率为 kf 的频率分量现象，称为非线性失真。谐波失真系数用来衡量系统产生非线性失真的程度。

1.4　处理结果显示方法

生物医学信号处理的目的在于利用结果辅助研究者获得更多的生物组织信息，结果的输出以曲线、图像为主要手段。曲线图是一种最为常用的信号表示方式，主要描述一个参数随着另一个参数的变化趋势。图 1.4 表示脂多糖(Lipopolysaccharide, LPS)诱导大鼠脑水肿的宽带光源所获得的典型光谱图，由于脑组织的光学吸收特性与很多特异性色团有关，包括血红蛋白、细胞内细胞色素氧化酶等。因此导致脑组织吸收和散射特性随宽带波长的改变而改变，曲线直观地表明不同波长下的脑组织光散射强度。图 1.5 为脑组织的 ΔC_{HbO}(氧合血红蛋白浓度相对变化量)和 $\Delta \mu_s'$(约化散射系数相对变化量)的线性关系曲线。该曲线说明了 ΔC_{HbO} 和 $\Delta \mu_s'$ 皮尔森相关性为 -0.609，具有统计学意义。

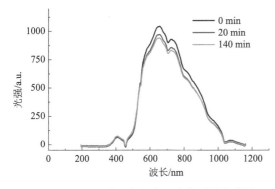
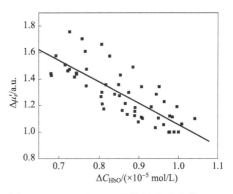

图 1.4　LPS 诱导大鼠脑水肿的原始光谱图　　图 1.5　ΔC_{HbO} 和 $\Delta \mu_s'$ 的线性关系曲线

柱形图可以用来表示不同组别信号的变化趋势。图 1.6 为 LPS 组和对照组的大鼠平均 ΔC_{HbO}。与对照组相比，LPS 组在 60 分钟后的 ΔC_{HbO} 下降非常明显，到 140 分钟 ΔC_{HbO} 下降到 $0.761 \pm 0.106(P<0.01)$，可从 ΔC_{HbO} 数值上有效区分不同实验组别。图 1.7 给出了猪椎骨组织的约化散射系数(Reduced Scattering Coefficient, μ_s')值。图 1.7 能明显看出三种不同的组织具有不同的 μ_s'，其中骨密质(A)的 μ_s' 均值为 9.5 ± 0.7 cm^{-1}，骨疏质(B)为 12.6 ± 0.81cm^{-1}，骨髓(C)为 19 ± 0.6 cm^{-1}，从 μ_s' 均值上可以很容易地将三者区分开来。

图像是最为人所接受的结果显示方式，在本书中所说的信号处理若没有特别指明则不包括数字图像处理的特殊算法，如分割、三维重建等。但是信号处理的结果，可以以图像的形式进行显示，最为典型的是脑电地形图。脑电的时频谱图是一种用图像来表达脑电变化的方法，通过色彩的空间位置分布，直观地解析脑电信号在时间和频率尺度下的能量谱密度。图 1.8 为在恒定光源刺激下的低频段(0～20Hz)时频谱图，说明该刺激主要激活 α 波段(8～13Hz)。再如，进行大脑组织光场分布研究时，通过图 1.9 可以看到光源-检测器所构成检测装置的有效检测范围，脑组织 MRI 图像提供了空间位置信息，不同颜色的区域表明了检测范围的概率。

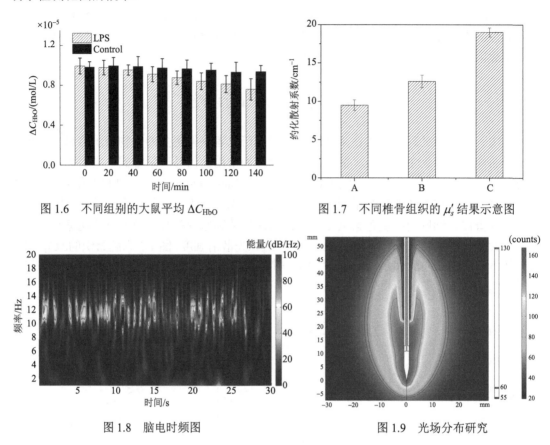

图 1.6　不同组别的大鼠平均 ΔC_{HbO}

图 1.7　不同椎骨组织的 μ_s' 结果示意图

图 1.8　脑电时频图

图 1.9　光场分布研究

与工程学科的闭环控制相一致，生物医学信号处理过程大都是一种闭环控制。但是不同的是，生物医学工程领域中的闭环控制大都是由人来完成的。医生根据信号处理的数据、曲线、图像等信息，获得对生物信息的认知，从而决定进一步的方案。生物医学信号处理的任务是辅助医生工作，而不是替代医生，这一点尤为重要。

1.5　生物医学信号特点

生物体中每时每刻都存在着大量的生命信息，由于整个生命过程都在不断地实现着物理的、化学的及生物的变化，因此所产生的信息是极其复杂的。这些信息可以分为化学信息和物理信息。化学信息是指生物组织发生化学变化时产生的信息，它属于生物化学的范畴。物理信息是指生物体各个器官运动时所产生的信息，分为电信号和非电信号两类。这些信号如果是由于人体在生命活动中自发产生的，则称为内源信号(internal source signal)，如心电、脑电等。如果人体在有源的外界系统探测下，检测到与人体相互作用后被人体吸收、反射、散射或者折射的信号，则称为外源信号(external source signal)，如光学成像、X射线成像和超声等。感生信号(induced signal or evoked signal)要求施感信号(inducing signal）与检测到的信号性质不同，人体和探测系统皆是有源的，如磁共振成像和光声成像（optical acoustic imaging）。

生物医学信号具有如下几个特点。

1）信号弱

表 1.1 给出了部分生物医学信号的幅值和频率范围。

2）噪声强

噪声在生物医学工程领域被定义为研究者不关心的信号，包括干扰和噪声。例如，在采集脑电的时候，会伴随着眼电、肌电等信号的干扰，而且常混有很强的工频干扰；诱发脑电中常常伴随着较强的自发脑电信号；从母体中提取的胎儿心电信号常被较强的母亲心电所淹没。这些都为信号处理带来了较大的困难。

表 1.1　部分生物医学信号的幅值、频率范围

被测信号		幅度范围	频率范围
心电(体表电极)		50μV～5mV	0.05～100Hz
脑电(头皮电极)		10～300μV	0.5～100Hz
肌电(针电极)		20μV～10mV	0～10kHz
视网膜电位		0～1mV	0.1～40Hz
眼电		0.05～5mV	0.1～50Hz
血压	动脉直接	10～400mmHg	0～50Hz
	动脉间接	25～400mmHg	0～60Hz
	静脉	0～50mmHg	0～50Hz
心音图(压电拾音器)		80dB	5～2000Hz
神经电位(表面电极)		0.01～3mV	0～10kHz
呼吸率		2～50 次/min	0.1～10Hz
呼吸流速		0～600L/min	0～40Hz
心输出量		3～10L/min	
心率		45～180 次/min	0.75～3Hz
体温		35～42℃	
皮肤电阻		1～500kΩ	
人体电阻		100～2000Ω	

注：$1mmHg=1.33322\times10^2Pa$。

噪声的来源包括生理信号变异性（physiological variability）、环境干扰、运动干扰等。生理信号变异性噪声是生物医学信号处理中重要的噪声来源，如果实验设计不合理而产生这样的噪声，所有的结果都将不准确。如采用不同时间间隔(在此称为刺激频率)的光刺激人眼，想要研究刺激频率对人体脑电改变的影响，是否会导致与刺激频率接近的脑电信号的增强。结果显示相关频率的脑电得到了增强，但同时其他频率的信号也得到了增强，这些增强是由于光刺激而产生的还是由于频率刺激而产生的，就无法得到验证，从而需要进一步实验的比对。人体不自觉的运动(呼吸、眨眼等)所导致的环境干扰是另一个重要的干扰来源，因此与人体相接触的传感器的设计尤为重要。

3)频率范围一般较低

表 1.1 给出了部分生物医学信号的频率范围，可以看到信号的频率一般较低，特别是信号的频率重叠，无法采用经典的频分滤波器进行区分。因此在信号的获取、放大、处理时要充分考虑信号的频率响应特性。

4)随机性强

随机性强主要是因为生理数据的时间变异性和个体差异性。生物医学信号是随机信号，很难用确定的数学函数式进行描述，只有通过大量统计结果获得它的规律，因此必须借助统计处理技术来处理随机信号和估计其特征。而且它往往是非平稳的，即信号的统计特征(如均值、方差等)随时间的变化而改变。因此在信号处理时往往进行相应的理想化和简化。若信号非平稳性变化不太快，则可以把它作为分段平稳的准平稳信号来处理；若信号具有周期重复的节律性，只是周期和各周期的波形有一定程度的随机变异，则可以作为周期平稳的重复性信号来处理。更一般性的方法是采用自适应处理技术，使处理的参数自动跟随信号的非平稳性而变化。

1.6　信号处理的典型工具

数字信号处理的应用越来越广泛，因此出现了很多帮助初学者快速学习和完成信号采集、处理任务的软件和硬件工具包(箱)。在软件领域主要有 Matlab 及其所包含的信号处理工具箱(signal processing toolbox)和其他相关工具箱；硬件部分包括基于 DSP 和单片机的专用信号处理芯片。近期，随着人工智能的广泛应用，Python 语言也成为信号处理的一种重要手段。

1.6.1　信号处理工具箱

Matlab 是一种基于矩阵的运算语言，经过多年的发展集成了大量数学工具，其中包括信号处理工具箱。MWorks 是面向数字化与智能化融合推出的新一代、自主可控的科学计算与系统建模仿真平台，拥有丰富的信号处理工具箱和函数。Python 是一种跨平台的高级编程语言，目前拥有大量的开发人员和开源的信号处理工具箱。这些工具主要完成的任务如下。

离散时间信号和系统的分析，可以采用函数定义各种典型离散序列；完成序列的基本运算，包括序列的移位、翻转、和、积、累加、差分、时间尺度变换、卷积和等。

采用 Matlab、MWorks 和 Python 工具箱中现成函数完成 Z 变换的基本运算、逆变换、系统函数 $H(z)$ 的频率响应函数、绘制系统函数 $H(z)$ 的零极点图，从而完成利用系统函数 $H(z)$ 对系统的稳定性等特性进行分析。

采用 Matlab、MWorks 和 Python 基本语句，可以练习编写快速傅里叶变换(FFT)程序，也可以采用工具箱中的 FFT 函数完成序列傅里叶变换和傅里叶反变换的计算。前者的编写在于对傅里叶变换基本原理的理解，从而为开发嵌入式系统的 FFT 程序打下基础。后者效率较高，可以作为频谱分析程序中的一部分采用。

滤波器的结构会影响滤波器的性能，利用 Matlab、MWorks 和 Python 编写程序可以完成直接型、级联型、并联型滤波器系统函数相互之间的转换；可以根据参数，实现冲激响应不变法和双线性变化法的计算机仿真，采用窗函数法设计 FIR 数字低通滤波器，采用模拟滤波器设计 IIR 数字低通滤波器，从而实现各种频带滤波器的计算机设计。

EEGLAB 是美国加州大学神经计算研究所开发的用于 EEG 处理的工具箱，可以处理连续的、与事件相关的 EEG、MEG 及其他电生理数据(electrophysiological data)，采用的方法有独立成分分析(Independent Compoment Analysis，ICA)、时域/频域分析(time/frequency analysis)、伪影去除(artifact rejection)、事件相关统计(event-related statistics)及其他可视化模型。EEGLAB 提供了交互式图像操作界面，特别是为研究者提供了可扩展的、开放的编程平台。OpenBCI 是另外一款神经科学开源工具(包括硬件)，可以降低进入脑机接口的门槛，并具有与主流软件通信的接口。

FDATool(Filter Design & Analysis Tool)是 Matlab 信号处理工具箱中面向对象的滤波器设计分析工具箱，FDATool 几乎可以设计所有的滤波器。FDATool 界面主要包括滤波器参数设计和滤波器各种频率分析两部分，操作界面简单，但使用者必须掌握扎实的滤波器基础知识，包括滤波器类型、设计方法、滤波器阶数、各种频率特性参数和窗函数的选择与确定。

1.6.2 专用信号处理芯片

数字信号处理(DSP)芯片内部采用程序和数据分开的哈佛结构，是可以利用提供的特殊 DSP 指令快速实现较为复杂的信号处理算法的微处理器。DSP 芯片型号很多，常用的有 TI 公司的 TMS320 系列、AD 公司的 ADSP21 系列，AT&T 公司的 DSP16/16A 系列等。一些特定的、专用型 DSP 芯片更适合一些特殊运算，如数字滤波、卷积和 FFT。又如 MT8888 芯片，利用频率的差异完成 DTMF 按键音的识别和编码。

在生物医学信号领域，也有专用信号采集处理芯片，如高性能、高精度、低功耗的多通道生物信号采集芯片模块，包括 RHA2116 脑电采集芯片和 RHA2000-EVAL 信号评估板。系统工作流程：脑电通过电极传输至 RHA2116 芯片，RHA2116 芯片将接收到的脑电信号进行滤波、放大及模数转换，RHA2116 输出的脑电数字信号通过 RHA2000-EVAL System 传输至上位机。配套软件的源代码完全公开，用户可以根据需要编写相关接口程序，可直接将芯片采集到的数据传至 Matlab 中，进行数据处理。高度集成的专用处理采集芯片从软件、硬件上面都具有很强的二次开发性，可大大缩短、降低科研的时间和成本，使我们专注于数字信号处理算法的研究。

1.7 基于心冲击信号心率变异性的疲劳检测系统

1.7.1 心冲击信号及心率变异性的意义

飞行疲劳是指工作过程中飞行人员飞行工作能力下降、飞行操作错误和事故发生概率增加的现象。飞行疲劳、驾驶疲劳检测的研究数量呈现逐步增长的趋势。目前，疲劳监测研究主要分为两种方法：主观评价和客观评价。客观评价疲劳状态是一种基于人类行为或生理生化指标等方面的变化来判断疲劳程度的方法。基于心电信号的心率变异性(Heart Rate Variability，HRV)指标常被用来评价人体状态。HRV 可以反映心脏自主神经系统的健康状况，对于心血管疾病、心理压力和疲劳等方面的研究具有重要意义。在疲劳检测领域，研究人员通过分析 HRV 的时域、频域和非线性特征，实时动态评估疲劳程度。

但是，微弱的心电信号常常受到环境和人体肌电等因素的干扰，难以实现在座舱等电磁环境复杂场合的采集。为此，本实例采用压力传感器获得心脏活动产生的机械信号，即心冲击信号(Ballistocardiogram，BCG)，实现 HRV 的计算和疲劳的评估。BCG 是通过测量心脏搏动和动脉血液循环引起的人体表面对外压力的微弱变化得到，包括 H、I、J、K、L 等波峰，反映了心脏的力学特性。研究表明基于 BCG 的 HRV 时域、频域、非线性域特征在 5min 不同生理状态下的结果与心电图测定值无显著性差异。图 1.10 为 ECG 和 BCG 曲线图，从时域信号可以看出两种曲线具有很好的一致性。

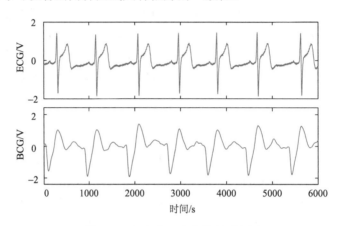

图 1.10　心电和心冲击信号对比图

1.7.2　心冲击信号的采集系统

系统采集心冲击信号，再从中提取 HRV 指标来评估疲劳等级。心冲击信号采集系统原理及实物如图 1.11 所示。系统硬件部分通过 PVDF 压电薄膜传感器，将心冲击力转变为电荷量的变化。设计电荷放大电路、50Hz 陷波滤波电路，电压放大电路和带通滤波电路调理心冲击信号，最后通过数据采集卡将 BCG 信号传输至上位机软件，做进一步处理与计算。

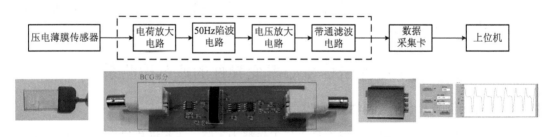

图 1.11　心冲击信号采集系统原理及实物图

1.7.3　心冲击信号采集实验

通过 Double 2-Back 实验诱导疲劳，同时持续采集心冲击信号，实验时每 3s 在屏幕上随机显示 0.5s 的数字和位置信息。实验对象需要判断数字和位置信息是否与之前第二个出现的相同。如果数字相同，他们按"F"键；位置相同则按"D"键，没有相同则不需要按。要求实验对象以尽可能快的速度和尽可能正确的方式完成实验，实验进行15min，另外实验对象在实验前接受了多次 N-Back 训练来了解实验。

1.7.4　基于心冲击信号的心率变异性参数计算

时域测量通过统计或者几何分析得到 HRV 指标。统计分析是指通过心跳周期间隔序列的统计指标来计算 HRV。几何分析是指将心跳周期间隔序列转换为几何图形，并使用统计方法进行分析。时域测量计算方法简单，指标意义直观，这里介绍三种时域指标。

（1）Mean RR：指 RR 间期的平均值，计算公式如下：

$$\text{Mean RR} = \overline{\text{RR}} = \sum_{i=1}^{M} \frac{\text{RR}_i}{M} \tag{1.7.1}$$

式中，M 表示 RR 间期序列中心动周期个数，$\overline{\text{RR}}$ 表示 M 个 RR 间期的平均值。

（2）SDNN：指正常心跳间隔的标准差，可以反映造成心率变异的所有周期成分，计算公式如下：

$$\text{SDNN} = \sqrt{\frac{1}{N-1} \sum_{i=1}^{N} \left(\text{RR}_i - \overline{\text{RR}} \right)^2} \tag{1.7.2}$$

HRV 指标计算以 5 min 为时间窗，滑动步长 1.5 min，Mean RR 和 SDNN 随时间变化趋势图如图 1.12 所示。

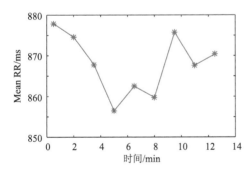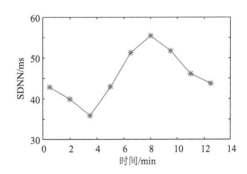

图 1.12　Mean RR 和 SDNN 随时间变化趋势图

（3）HRV TI：时域几何分析方法的一种，指正常心跳间期的总个数除以间期直方图的高度。临床上计算正常心跳间期直方图时，横坐标刻度间隔的标准为 1/128s，第 8 个时间窗 HRV TI 的几何计算图如图 1.13 所示。

频域测量是指通过快速傅里叶变换将 HRV 分解为不同频率范围的能量成分，提供序列 HRV 频率成分的信息。短期HRV 的频率范围主要包括低频段(LF, 0.04～0.15Hz)和高频段(HF, 0.15～0.4Hz)。不同频段的功率谱能量反应不同的自主神经调节功能。第 8 个时间窗的高频段和低频段功率谱密度（Power Spectral Density，PSD）以及频率变化趋势图如图 1.14 所示。

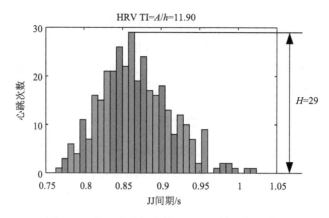

图 1.13　第 8 个时间窗的 HRV TI 的几何计算图

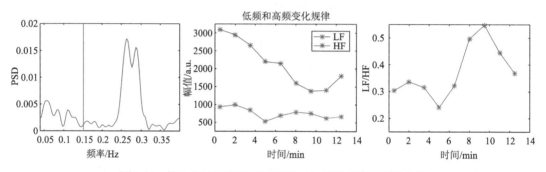

图 1.14　第 8 个时间窗的低频高频 PSD 以及频率变化趋势图

　　HRV 信号普遍被认为是包含混沌成分的信号，由于心血管、内分泌和自主神经系统之间复杂的相互作用，心脏的活动系统具有非线性的特点，此时非线性测量比线性 HRV 测量具有更多优势。一种常用的非线性心率变异性测量方法就是 Poincare 图，相邻 JJ 间期，以前一个 JJ 间期为横坐标，后一个 JJ 间期为纵坐标，即可绘制 Poincare 图，通过将椭圆拟合到绘制的点上来分析 Poincare 图，椭圆的宽度和长度用 SD1、SD2 表示，计算公式如下：

$$SD1 = \sqrt{\frac{1}{N}\sum_{i=1}^{N}\left(RL1_i\right)^2} \tag{1.7.3}$$

$$SD2 = \sqrt{\frac{1}{N}\sum_{i=1}^{N}\left(RL2_i\right)^2} \tag{1.7.4}$$

式中，RL1 为每个点到 $y = x$ 的距离，RL2 为每个点到 $y = -x + 2JJ_m$ 的距离，JJ_m 是指所有 JJ 间期的平均值。SD1 衡量的是短期变异性，SD2 衡量的是长期变异性，也可以计算 SD1/SD2 来描述这些成分之间的关系。第 8 个时间窗的 Poincare 图如图 1.15 所示。

　　通过上述指标可以实现疲劳状态的实时评估。后期，可以引入更多参数，结合深度学习算法，实现疲劳的分类和预警。

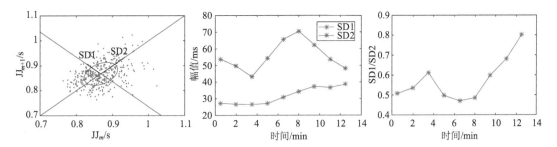

图 1.15   第 8 个时间窗的 Poincare 图

习　　题

1-1　阐述生物医学信号的几种表示形式。

1-2　阐述生物医学信号的主要特点。

1-3　以一种生物医学信号为例，阐述完整的数字信号处理过程。

1-4　数据采集卡选择，现在尝试采集 USB(1.1) 一帧的数据，一帧的数据要持续 1ms，数据以 20MB/s 的速度传输。为了简化分析，假设要采集 12MHz 的方波信号持续 1ms。选择符合指标的数据采集卡。

1-5　阐述生物组织多通道光电采集系统的组成和基本原理。

1-6　查阅资料简述光声成像的基本原理、系统组成、主要成像模式和成像特点，阐述数字信号处理算法在其中的应用。

1-7　计算机仿真：编写计算机仿真程序，绘制图 1.2。

第2章 数字信号与线性系统

2.1 离散时间信号——序列

2.1.1 序列的定义及表示方法

信号是一种传递信息的函数，离散时间信号可由连续时间信号 $x(t)$ 通过时域采样获得。设采样时间间隔为 T，用 $x(nT)$ 表示此离散时间信号在 nT 点上的值，n 为整数。n 不为整数时，表示没有定义，而非数值为零。离散时间信号处理时，需要将输入的数据和处理输出的数据存放在存储器中，因此 $x(nT)$ 可以看作按照一定顺序排列的一组数据。可以直接用 $x(n)$ 表示第 n 个离散时间点的序列值，并用 $\{x(n)\}$ 表示离散时间信号——序列。离散序列的表示可以采用数组、曲线等形式。图 2.1 是心电信号的模拟信号和离散时间信号的曲线表示，横轴为时间，两点之间的间隔为采样周期 T。此时的离散时间序列在时间上是离散的，但是在幅值上是连续的，并不是真正意义的数字信号。

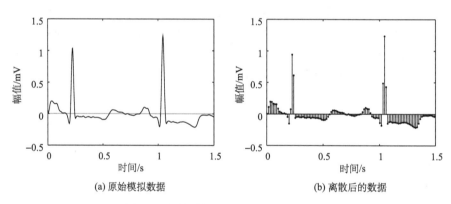

(a) 原始模拟数据　　　　　　　　(b) 离散后的数据

图 2.1　离散时间信号(心电)的图形表示

2.1.2 常用典型序列

常用典型序列在信号处理中具有重要意义，这些序列可以辅助完成复杂序列和系统的特性分析。典型序列主要包括单位采样序列、单位阶跃序列、矩形序列、实指数序列、复指数序列、正弦序列，序列的数学表达式和曲线表示如下。

1. 单位采样序列(unit sample sequence)

单位采样序列定义为

$$\delta(n) = \begin{cases} 0, & n \neq 0 \\ 1, & n = 0 \end{cases} \tag{2.1.1}$$

$\delta(n)$ 在离散时间序列和系统中的作用与单位脉冲函数 $\delta(t)$ 在模拟信号和系统中的作用是一样的，$\delta(n)$ 在 $n=0$ 时取值 1。

2. 单位阶跃序列（unit step sequence）

单位阶跃序列 $u(n)$ 定义为

$$u(n) = \begin{cases} 1, & n \geqslant 0 \\ 0, & n < 0 \end{cases} \tag{2.1.2}$$

单位阶跃序列 $u(n)$ 与 $\delta(n)$ 的关系如下：

$$\delta(n) = u(n) - u(n-1) \tag{2.1.3}$$

$$u(n) = \sum_{m=0}^{+\infty} \delta(n-m) = \delta(n) + \delta(n-1) + \delta(n-2) + \cdots \tag{2.1.4}$$

令 $k = n - m$，则

$$u(n) = \sum_{k=n}^{-\infty} \delta(k) = \sum_{k=-\infty}^{n} \delta(k) \tag{2.1.5}$$

3. 矩形序列（rectangular sequence）

矩形序列定义为

$$R_N(n) = \begin{cases} 1, & 0 \leqslant n \leqslant N-1 \\ 0, & \text{其他} \end{cases} \tag{2.1.6}$$

矩形序列 $R_N(n)$ 与 $\delta(n)$、$u(n)$ 的关系为

$$R_N(n) = u(n) - u(n-N) = \sum_{k=-\infty}^{n} \delta(k) - \sum_{k=-\infty}^{n-N} \delta(k) = \sum_{k=n-N+1}^{n} \delta(k) = \sum_{m=0}^{N-1} \delta(n-m) \tag{2.1.7}$$

4. 指数序列（exponential sequence）

实指数序列定义为

$$x(n) = a^n u(n) \tag{2.1.8}$$

式中，a 为实数，当 $|a| < 1$ 时，序列是递减的；而当 $|a| > 1$ 时，序列是递增的。

如果 a 为复数，令 $a = e^{(\sigma + j\omega)} u(n)$，则复指数序列定义为

$$x(n) = e^{n(\sigma + j\omega)} u(n) = e^{n\sigma} \left[\cos(n\omega) + j\sin(n\omega) \right] u(n) \tag{2.1.9}$$

若 $\sigma = 0$，当 $\omega n = \pi$ 时，$e^{j\omega n} = -1$；当 $\omega n = 2\pi$ 时，$e^{j\omega n} = 1$；当 $\omega n = \pi / 2$ 时，$e^{j\omega n} = j$。因此，可以证明复指数序列是以 2π 为周期的周期序列。

典型序列示意图如图 2.2 所示。

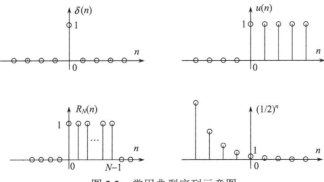

图 2.2　常用典型序列示意图

5. 正弦序列 (sinusoidal sequence)

正弦序列定义为

$$x(n) = A\sin(n\omega + \varphi) \tag{2.1.10}$$

式中，A 为幅度；ω 为数字角频率(弧度)；φ 为初始相位(弧度)。虽然模拟信号 $\sin(\Omega t)$ 是周期为 2π 的周期函数，但是正弦序列只有在 $\omega/(2\pi)$ 为有理分式时，才是周期序列。

$$x(n+N) = A\sin(n\omega + \varphi + N\omega) \tag{2.1.11}$$

如果 $x(n) = x(n+N)$，则要求 $N\omega = 2k\pi$，k 为整数，定义有理分式

$$\frac{2\pi}{\omega} = \frac{q}{p} \tag{2.1.12}$$

正弦序列的
周期性判断

式中，q 为周期。

【**例题 2.1**】 绘图判断下面两个序列是否为周期序列。

$$y_1(n) = \sin(0.5n)$$
$$y_2(n) = \sin(0.2\pi n)$$

【**解**】 两个序列如图 2.3 所示，其中序列 $y_1(n)$ 为非周期序列，序列 $y_2(n)$ 为周期序列，周期 $N = 10$。

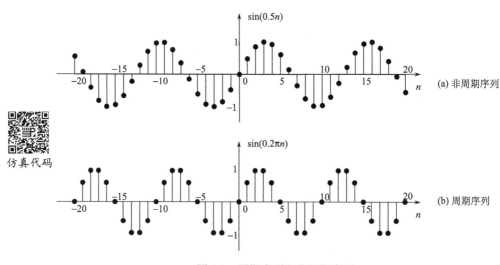

图 2.3 周期序列和非周期序列

$\omega_1 = 0.5$，$\dfrac{2\pi}{\omega_1} = 4\pi = \dfrac{q}{p}$，$y_1(n)$ 为非周期序列。

$\omega_2 = 0.2\pi$，$\dfrac{2\pi}{\omega_2} = 10 = \dfrac{q}{p}$，$y_2(n)$ 为周期为 10 的周期序列。

2.1.3 序列的基本运算

序列的基本运算包括移位、反转、序列的和、序列的积、序列的累加、序列的差分运算、序列的插值和抽取变换、序列的卷积和等。

（1）移位。若序列为 $x(n)$ 且 $m > 0$，序列 $x(n)$ 向右移动 m 位构成的新序列为 $x(n-m)$，称为序列的延迟；序列 $x(n)$ 向左移动 m 位构成的新序列为 $x(n+m)$，称为序列的超前。

（2）反转。若序列为 $x(n)$，反转序列 $x(-n)$ 就是以 $n=0$ 为对称轴将序列 $x(n)$ 反转（镜像）得到的。

（3）序列的和。序列 $x(n)$ 与序列 $y(n)$ 的和是指两个序列对应序号的数值相加而构成的新序列 $z(n)$，记为 $z(n) = x(n) + y(n)$。

（4）序列的积。序列 $x(n)$ 与序列 $y(n)$ 的积是指两个序列对应序号的数值逐项相乘而构成的新序列 $z(n)$，记为 $z(n) = x(n) \cdot y(n)$。

【例题 2.2】　已知 $x(n) = 1.1^n u(n) + \sin(0.1\pi n)u(n)$，$y(n) = [0.5^n u(n)] \cdot [\sin(0.25\pi n)R_{10}(n)]$，采用 Matlab 绘制序列 $x(n)$ 和序列 $y(n)$，输出序列长度为 15，结果如图 2.4 所示。

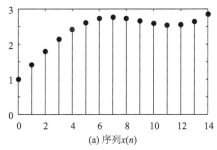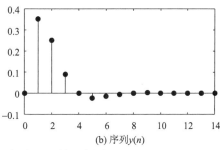

(a) 序列 $x(n)$　　　　　　　　(b) 序列 $y(n)$

仿真代码

图 2.4　序列 $x(n)$ 和序列 $y(n)$ 的示意图

（5）序列的累加。若序列为 $x(n)$，序列 $y(n)$ 是 $x(n)$ 的累加序列，定义为

$$y(n) = \sum_{k=-\infty}^{n} x(k) \tag{2.1.13}$$

（6）序列的差分运算。序列 $x(n)$ 的前向差分（forward difference）运算定义为：$y(n) = \Delta x(n) = x(n+1) - x(n)$，输出序列与当前时刻的输入序列及之后的输入序列有关。

序列 $x(n)$ 的后向差分（backward difference）运算定义为：$y(n) = \nabla x(n) = x(n) - x(n-1)$，输出序列与当前时刻的输入序列及之前的输入序列有关。

因此可得：$y(n) = \nabla x(n) = \Delta x(n-1)$。

两点中间差值算法（two-point central difference algorithm）可以定义为

$$y(n) = \frac{x(n+L) - x(n-L)}{2LT_s} \tag{2.1.14}$$

式中，L 为两点之间的距离；T_s 为采样周期。单位抽样响应序列为

$$h(n) = \begin{cases} -0.5/L, & n = -L \\ 0.5/L, & n = L \\ 0, & n \neq \pm L \end{cases} \tag{2.1.15}$$

当 $L = 1$ 和 4，$T_s = 0.005\text{s}$ 时，单位抽样响应序列 $h(n)$ 幅频特性曲线如图 2.5 所示，图 2.5（a）为带通滤波器，图 2.5（b）为梳状滤波器。图 2.6 为视觉诱发信号，经过 $L = 1$ 和 4 的差分滤波后，可以强化出时域信号的阶跃变化，同时对噪声信号进行滤除。图 2.6（a）和图 2.6（b）分别为 $L = 1$ 和 $L = 4$ 差分滤波后的时域信号。

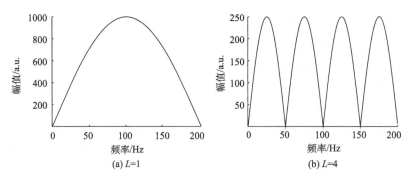

(a) L=1   (b) L=4

图 2.5 单位抽样响应序列 $h(n)$ 幅频特性曲线

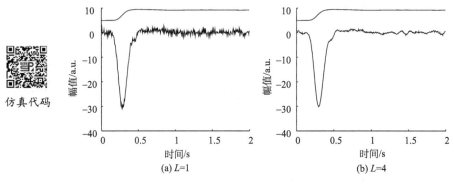

(a) L=1   (b) L=4

图 2.6 视觉诱发信号的差分滤波示意图

(7) 序列的插值和抽取变换。对序列 $x(n)$，其插值和抽取变换序列为 $x(mn)$ 或 $x(n/m)$，m 为正整数。$x(mn)$ 可以理解为从序列 $x(n)$ 中每 m 个数抽出一个组成新的序列。当生物医学信号采样频率较高、数据量较大难以处理时，可以采用数据抽取的方式，其抽取必须满足后面介绍的采样定理。$x(n/m)$ 可以理解为插值运算。例如，在测量同一生理过程的两组数据以时间点为参考单位出现数据量不一致的情况下，可以采用插值运算将其中数据较少的序列数量增加。

(8) 序列的卷积和(convolution sum)。一个线性时不变系统可以由单位抽样响应序列 $h(n)$ 表示，对于输入序列 $x(n)$，其输出序列 $y(n)$ 可以表示为

$$y(n) = \sum_{m=-\infty}^{+\infty} x(m)h(n-m) = x(n)*h(n) = h(n)*x(n) \tag{2.1.16}$$

式中，用"$*$"代表线性卷积和运算(图 2.7)，卷积和的运算在图形上可以分成四步：反转、移位、相乘、相加。卷积和是求离散线性时不变系统输出响应(零状态响应)的主要方法。

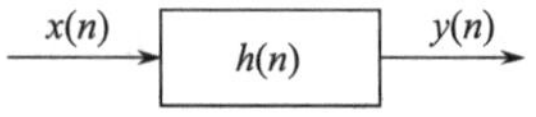

$$x(n) \rightarrow \boxed{h(n)} \rightarrow y(n)$$

图 2.7 线性时不变系统输入输出关系示意图

卷积和的图解法计算步骤如下。

①反转：先将 $x(n)$ 和 $h(n)$ 的变量置换为 m，得到 $x(m)$ 和 $h(m)$，求 $h(m)$ 的反转序列 $h(-m)$。

②移位：将$h(-m)$沿m轴平移n得到$h(n-m)$，当$n>0$时，右移n位，当$n<0$时，左移$|n|$位。

③相乘：对给定的某个n值，将序列$h(n-m)$和$x(m)$相同m值的对应点相乘。

④相加：再将以上所有对应点的乘积累加，就可以得到给定的n值时的$y(n)$。

⑤改变n值，重复上述过程①~④，直到计算出所有的n值。

【例题 2.3】 已知

$$x(n)=\begin{cases}3-n, & 0\leqslant n\leqslant 2 \\ 0, & 其他\end{cases}, \qquad h(n)=\begin{cases}1, & 0\leqslant n\leqslant 2 \\ 0, & 其他\end{cases}$$

求 $y(n)=x(n)*h(n)$。

【解】 ①图解法。如图 2.8 所示。

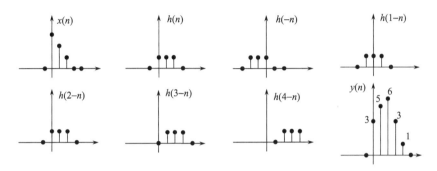

图 2.8 图解法计算两个序列线性卷积的示意图

②矩阵法。序列$x(n)$的长度为 3，序列$h(n)$的长度为 3，则卷积后的序列$y(n)$的长度是 5。因此

$$y(n)=x(n)*h(n)=\begin{bmatrix}3 & 0 & 0 & 0 & 0 \\ 2 & 3 & 0 & 0 & 0 \\ 1 & 2 & 3 & 0 & 0 \\ 0 & 1 & 2 & 3 & 0 \\ 0 & 0 & 1 & 2 & 3\end{bmatrix}\begin{bmatrix}1 \\ 1 \\ 1 \\ 0 \\ 0\end{bmatrix}=\begin{bmatrix}3 \\ 5 \\ 6 \\ 3 \\ 1\end{bmatrix}$$

【例题 2.4】 采用五项滑动滤波器对信号进行滤波，并说明该滤波器对输入信号起的作用。

五项滑动滤波器的数学表达式为

$$y(n)=\frac{1}{5}\big[x(n)+x(n-1)+x(n-2)+x(n-3)+x(n-4)\big]$$

【解】 $y(n)=\displaystyle\sum_{m=-\infty}^{+\infty}h(m)x(n-m)=\sum_{m=0}^{4}h(m)x(n-m)$

$\qquad =h(0)x(n)+h(1)x(n-1)+h(2)x(n-2)+h(3)x(n-3)+h(4)x(n-4)$

$\qquad =\dfrac{1}{5}\big[x(n)+x(n-1)+x(n-2)+x(n-3)+x(n-4)\big]$

因此

$$h(n) = \left[\frac{1}{5}, \frac{1}{5}, \frac{1}{5}, \frac{1}{5}, \frac{1}{5}\right]$$

结果如图2.9所示。

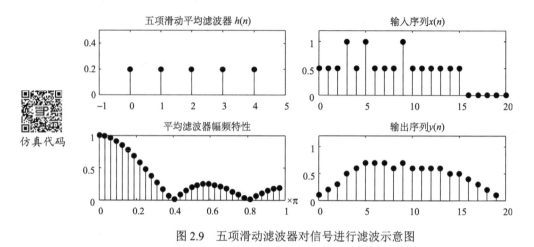

图2.9 五项滑动滤波器对信号进行滤波示意图

2.1.4 任意序列的单位抽样序列表示方法

单位抽样序列移位 m 后，表达式为

$$\delta(n-m) = \begin{cases} 1, & n = m \\ 0, & n \neq m \end{cases} \tag{2.1.17}$$

因此，对于任意序列 $x(n)$ ，有

$$x(n)\delta(n-m) = \begin{cases} x(m), & n = m \\ 0, & n \neq m \end{cases} \tag{2.1.18}$$

由此任意序列 $x(n)$ 都可以由单位抽样序列的加权移位和表示，即

$$x(n) = x(n) * \delta(n) = \sum_{m=-\infty}^{+\infty} x(m)\delta(n-m) \tag{2.1.19}$$

2.1.5 序列的能量和功率

对于时域离散的序列 $x(n)$ ，能量 E 定义为序列的幅值平方和，表达式为

$$E = \sum_{n=-\infty}^{+\infty} |x(n)|^2 \tag{2.1.20}$$

对于长度为 N 的序列，功率 P 定义为

$$P = \lim_{N \to \infty} \frac{1}{N} \sum_{n=-\infty}^{+\infty} |x(n)|^2 \tag{2.1.21}$$

对于脑电信号，利用功率 P 可以获得不同频带的功率分布。

2.2 时域离散系统

2.2.1 时域离散系统的定义

时域离散系统(discrete-time system)在数学上定义为一种将输入序列 $x(n)$ 映射到输出序列 $y(n)$ 的变换或者算法，具有普遍性的定义为

$$y(n) = T\big[x(n)\big] \tag{2.2.1}$$

式中，T 表示各种变换关系，对 T 的不同定义，可以形成各种性质的系统。本书主要研究的是线性时不变系统(Linear Time-Invariant System，LTIS)。

2.2.2 线性系统

线性系统是由叠加性原理定义的，如果系统的输入序列为 $x_1(n)$ 和 $x_2(n)$，对应的输出响应序列分别为 $y_1(n)$ 和 $y_2(n)$，根据时域离散系统的定义，有

$$y_1(n) = T\big[x_1(n)\big], \quad y_2(n) = T\big[x_2(n)\big]$$

设对于输入序列 $x(n) = ax_1(n) + bx_2(n)$，输出序列是 $y(n)$，当且仅当

$$y(n) = T\big[ax_1(n) + bx_2(n)\big] = aT\big[x_1(n)\big] + bT\big[x_2(n)\big] = ay_1(n) + by_2(n)$$

即满足可列可加性时，该系统称为线性系统，其中 a 和 b 为任意常数。

对于任意序列的输入可以叠加表示为

$$x(n) = \sum_i a_i x_i(n) \tag{2.2.2}$$

那么线性系统的输出为

$$y(n) = T\big[x(n)\big] = T\Big[\sum_i a_i x_i(n)\Big] = \sum_i a_i T[x_i(n)] = \sum_i a_i y_i(n) \tag{2.2.3}$$

式中

$$y_i(n) = T[x_i(n)] \tag{2.2.4}$$

【例题 2.5】 利用系统的线性，描述输入为余弦信号 $\cos\omega n$ 的稳态响应。

【解】 已知

$$\mathrm{e}^{\mathrm{j}\omega n} = \cos\omega n + \mathrm{j}\sin\omega n$$

$$\mathrm{e}^{-\mathrm{j}\omega n} = \cos\omega n - \mathrm{j}\sin\omega n$$

可得

$$\cos\omega n = \frac{1}{2}(\mathrm{e}^{\mathrm{j}\omega n} + \mathrm{e}^{-\mathrm{j}\omega n})$$

$$\sin\omega n = \frac{1}{2\mathrm{j}}(\mathrm{e}^{\mathrm{j}\omega n} - \mathrm{e}^{-\mathrm{j}\omega n})$$

对于线性时不变系统

$$T[\cos\omega n] = \frac{1}{2}(T[\mathrm{e}^{\mathrm{j}\omega n}] + T[\mathrm{e}^{-\mathrm{j}\omega n}])$$

离散系统对复指数序列 $x(n) = \mathrm{e}^{\mathrm{j}\omega n}$ 的响应可以表示为

$$y(n) = T\left[x(n)\right] = \sum_{m=-\infty}^{+\infty} h(m)\mathrm{e}^{\mathrm{j}\omega(n-m)} = \mathrm{e}^{\mathrm{j}\omega n} \sum_{m=-\infty}^{+\infty} h(m)\mathrm{e}^{-\mathrm{j}\omega m}$$

其中频率响应定义为

$$H\left(\mathrm{e}^{\mathrm{j}\omega}\right) = \sum_{m=-\infty}^{+\infty} h(m)\mathrm{e}^{-\mathrm{j}\omega m}$$

上式可以推导为

$$y(n) = T\left[x(n)\right] = T\left[\mathrm{e}^{\mathrm{j}\omega n}\right] = \mathrm{e}^{\mathrm{j}\omega n} \cdot H\left(\mathrm{e}^{\mathrm{j}\omega}\right)$$

复指数序列的输出响应为输入序列与系统频率响应的乘积。

2.2.3 时不变系统

如果系统的输出响应随着输入序列的时间移位而移位，该系统为时不变系统。假设系统的输入序列为 $x(n)$，对应的输出响应为 $y(n)$，则对于输入移位序列 $x(n-m)$，产生的输出响应为 $y(n-m)$。即对于时不变系统，如果 $y(n) = T\left[x(n)\right]$，则有 $y(n-m) = T\left[x(n-m)\right]$，其中 m 为任意整数。

【例题 2.6】 判断 $y(n) = 5x(n) + 6$ 是否为 (1) 线性系统，(2) 时不变系统。

【解】 (1) 线性

$$y_1(n) = T\left[x_1(n)\right] = 5x_1(n) + 6$$

$$y_2(n) = T\left[x_2(n)\right] = 5x_2(n) + 6$$

$$y(n) = T\left[ax_1(n) + bx_2(n)\right] = 5\left[ax_1(n) + bx_2(n)\right] + 6 \neq ay_1(n) + by_2(n)$$

因此为非线性系统。

(2) 时不变

$$y(n) = T\left[x(n)\right] = 5x(n) + 6$$

$$T\left[x(n-m)\right] = 5x(n-m) + 6$$

$$y(n-m) = 5x(n-m) + 6$$

可得

$$T\left[x(n-m)\right] = y(n-m)$$

所以，$y(n) = 5x(n) + 6$ 为时不变系统。

【例题 2.7】 已知系统

$$y(n) = T\left[x(n)\right] = \sum_{m=-\infty}^{n} x(m)$$

该系统为时不变系统吗？

【解】

$$T\left[x(n-k)\right] = \sum_{m=-\infty}^{n} x(m-k) = \sum_{m=-\infty}^{n-k} x(m)$$

$$y(n-k) = \sum_{m=-\infty}^{n-k} x(m)$$

$$y(n-k) = T[x(n-k)]$$

所以，系统是时不变系统。

2.2.4 线性时不变系统的性质

（1）交换律。由于卷积和与两卷积序列的次序无关，有
$$y(n) = x(n) * h(n) = h(n) * x(n)$$

也就是说将单位抽样响应 $h(n)$ 改为输入，而将输入 $x(n)$ 改为系统单位抽样响应，则输出 $y(n)$ 不变。

（2）结合律。
$$x(n) * h_1(n) * h_2(n) = \left[x(n) * h_1(n) \right] * h_2(n)$$
$$= x(n) * \left[h_1(n) * h_2(n) \right] = \left[x(n) * h_2(n) \right] * h_1(n)$$

两个线性时不变系统级联后仍构成一个线性时不变系统，其单位抽样响应为两系统单位抽样响应的卷积和，且线性时不变系统的单位抽样响应与它们的级联次序无关。

（3）分配律。
$$x(n) * \left[h_1(n) + h_2(n) \right] = x(n) * h_1(n) + x(n) * h_2(n)$$

两个线性时不变系统并联后仍构成一个线性时不变系统，其单位抽样响应为两系统单位抽样响应的序列和（图 2.10）。

【证明】
$$x(n) * \left[h_1(n) + h_2(n) \right] = \sum_{m=-\infty}^{+\infty} x(m) \cdot \left[h_1(n-m) + h_2(n-m) \right]$$
$$= \sum_{m=-\infty}^{+\infty} x(m) \cdot h_1(n-m) + \sum_{m=-\infty}^{+\infty} x(m) \cdot h_2(n-m)$$
$$= x(n) * h_1(n) + x(n) * h_2(n)$$

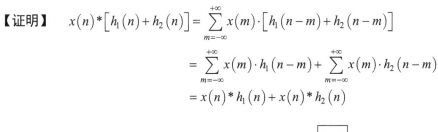

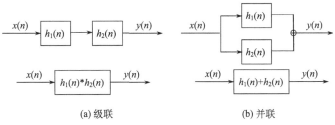

(a) 级联　　　　　　　　　　(b) 并联

图 2.10　级联和并联系统示意图

2.2.5 线性时不变系统的时域卷积

定义：如果一个系统同时满足线性和时不变特性，那么该系统就是线性时不变系统。

系统的单位抽样响应如下：
$$h(n) = T\left[\delta(n) \right]$$

如果系统是时不变系统，当输入序列为 $\delta(n-m)$ 时，则
$$h(n-m) = T\left[\delta(n-m) \right]$$

由式(2.1.19)可知，任意序列 $x(n)$ 有如下描述：

$$x(n) = \sum_{m=-\infty}^{+\infty} x(m)\delta(n-m)$$

则序列 $x(n)$ 输入线性时不变系统后，其输出响应为

$$y(n) = T\big[x(n)\big] = T\left[\sum_{m=-\infty}^{+\infty} x(m)\delta(n-m)\right] = \sum_{m=-\infty}^{+\infty} x(m)T\big[\delta(n-m)\big]$$

$$\sum_{m=-\infty}^{+\infty} x(m)h(n-m) = x(n)*h(n)$$

上式表明，对于线性时不变系统，输出序列 $y(n)$ 是输入序列 $x(n)$ 和系统单位抽样响应序列 $h(n)$ 的线性卷积。

令 $r = n-m$，上式变为

$$y(n) = \sum_{r=-\infty}^{+\infty} x(n-r)h(r) = h(n)*x(n)$$

上式表明，线性卷积可以交换顺序。

2.3　时域离散系统的稳定性和因果性

2.3.1　因果系统

一个系统如果 n 时刻的输出只取决于 n 时刻及 n 时刻以前的序列，而和 n 时刻以后的序列无关，则该系统为因果系统。因果系统是指其输出变化不会发生在输入变化之前的一种系统，也就是说，系统的因果性是指系统的可实现性；如果现在的输出和未来的输入有关，这在时间上违背了因果性，而且系统也无法实现，这样的系统就称为非因果系统。

如果一个系统是线性时不变系统，则该系统具有因果性的充分必要条件是

$$h(n) = 0, \quad n < 0 \tag{2.3.1}$$

2.3.2　稳定系统

对每一个有限的输入序列，系统产生的输出序列也是有限的，该系统称为稳定系统。

线性时不变系统是稳定系统的充分必要条件是：系统的单位抽样响应绝对可和，即

$$\sum_{n=-\infty}^{+\infty} \big|h(n)\big| < \infty \tag{2.3.2}$$

对于因果稳定的线性时不变系统的单位抽样响应是因果的(单边的)，且是绝对可和的，即

$$h(n) = h(n)u(n) \tag{2.3.3}$$

【例题 2.8】　设系统 $y(n) = T\big[x(n)\big] = x(n)\mathrm{e}^{\mathrm{j}\frac{\pi}{3}n}$，判断其线性、时不变性、稳定性和因果性。

【解】 (1)
$$y_1(n) = T[x_1(n)] = x_1(n)e^{j\frac{\pi}{3}n}$$

$$y_2(n) = T[x_2(n)] = x_2(n)e^{j\frac{\pi}{3}n}$$

$$T[ax_1(n) + bx_2(n)] = [ax_1(n) + bx_2(n)]e^{j\frac{\pi}{3}n}$$

$$= ax_1(n)e^{j\frac{\pi}{3}n} + bx_2(n)e^{j\frac{\pi}{3}n} = ay_1(n) + by_2(n)$$

所以，该系统为线性系统。

(2)
$$T[x(n-m)] = x(n-m)e^{j\frac{\pi}{3}n}$$

$$y(n-m) = x(n-m)e^{j\frac{\pi}{3}(n-m)}$$

因而，$T[x(n-m)] \neq y(n-m)$，所以，系统不是时不变系统。

(3) 若 $x(n)$ 有界，即 $|x(n)| \leqslant M$，则

$$|y(n)| = |T[x(n)]| = \left| x(n)e^{j\frac{\pi}{3}n} \right| \leqslant |x(n)|\left| e^{j\frac{\pi}{3}n} \right| \leqslant M$$

因为 $\left| e^{j\frac{\pi}{3}n} \right| = 1$，所以 $|y(n)| \leqslant M < \infty$，即有界的输入产生有界的输出，因此系统是稳定的。

(4) 因为 $y(n) = T[x(n)] = x(n)e^{j\frac{\pi}{3}n}$ 只与 $x(n)$ 的当前值有关，所以系统是因果的。

2.4 信号的采样与恢复

2.4.1 信号的采样

离散时间信号是通过对模拟信号 $x(t)$ 进行等间隔采样获得的，该采样信号 $x_s(t) = x(nT) = x(n)$。相当于将 $x(t)$ 乘以以 T 为周期的冲激函数 $\delta_T(t)$，其中，T 为采样周期，其倒数 $1/T = f_s$，称为采样频率。如图 2.11 所示，对于同一个离散序列，可以有多个模拟信号与之相对应，因此，离散序列和模拟信号可能就不是一对一的对应关系。

对于一个正弦信号

$$x(t) = \sin(2\pi f_m t) \tag{2.4.1}$$

考虑到正弦信号的周期为 2π，即 $\sin(\alpha) = \sin(\alpha + 2\pi m)$，则

$$x(n) = x(nT) = \sin(2\pi f_m nT + 2\pi m) = \sin\left(2\pi\left(f_m + \frac{m}{n}f_s\right)nT\right) \tag{2.4.2}$$

令 $k = \dfrac{m}{n}$，则

$$x(n) = \sin(2\pi(f_m + kf_s)nT) \tag{2.4.3}$$

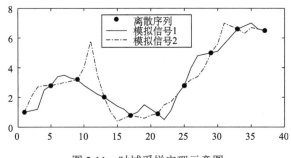

图 2.11   时域采样定理示意图

当对正弦信号进行采样的时候，如果 k 为整数，将无法区分在 f_m 的采样点和 $f_m + kf_s$ 的采样点值。在图 2.12 中，当 $f_s / 2 \geqslant f_m$，即 $f_s \geqslant 2f_m$ 时，有限带宽的采样信号频谱不会产生混叠。因此奈奎斯特定理(采样定理)为：使信号采样后能够不失真地还原出原信号，则采样频率必须大于两倍信号谱的最高频率，$f_s \geqslant 2f_m$。其中 f_s 称为奈奎斯特频率，$f_s / 2$ 称为折叠频率，信号频率超过它时会折叠回来，形成频谱混叠。在实际工作中，为避免频谱混叠，采样频率一般为 $f_s = (3 \sim 5)f_m$。

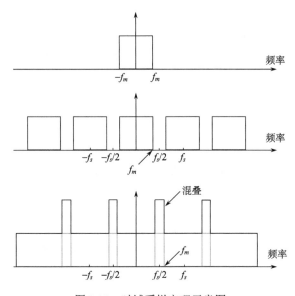

图 2.12   时域采样定理示意图

生物医学信号一般都带有高频噪声，其频谱分布如图 2.13 所示。如果直接对信号进行采样(时域离散)，则会出现高频噪声的混叠。因此，对生物医学模拟信号进行离散之前，必须经过模拟低通滤波器，滤除掉高频噪声后，再进行离散，从而大大提高信噪比。

2.4.2   信号的恢复

当有限频谱的信号符合采样定理时，可以在频域中对信号进行恢复。如图 2.14 所示，设 $X_a(\mathrm{j}\Omega)$ 是模拟信号的频谱；$X_s(\mathrm{j}\Omega)$ 是采样信号的频谱，采样周期为 T，则

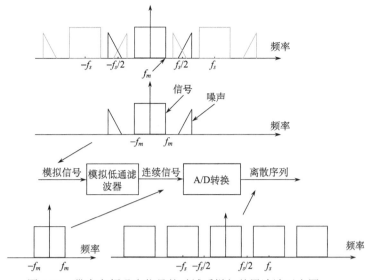

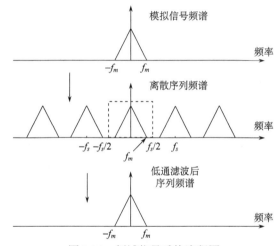

图 2.13 带有高频噪声信号的时域采样与前置滤波示意图

图 2.14 频域信号重构流程图

$$X_s(j\Omega) = \frac{1}{T} X_a(j\Omega), \quad |\Omega| < \frac{\Omega_s}{2} = \frac{\pi}{T} \tag{2.4.4}$$

设计一个低通滤波器，其频率特性为

$$H(j\Omega) = \begin{cases} T, & |\Omega| < \dfrac{\Omega_s}{2} \\ 0, & |\Omega| \geqslant \dfrac{\Omega_s}{2} \end{cases} \tag{2.4.5}$$

则有 $X_a(j\Omega) = X_s(j\Omega) \cdot H(j\Omega)$，再对 $X_a(j\Omega)$ 进行傅里叶反变换就可以恢复出时域信号 $x_a(t)$。

利用卷积定理可以在时域中对信号进行恢复。对于 $X_a(j\Omega) = X_s(j\Omega) \cdot H(j\Omega)$，可得到 $x_a(t) = x_s(t) * h(t)$。而

$$h(t) = \frac{1}{2\pi} \int_{-\infty}^{\infty} H(j\Omega) e^{j\Omega t} d\Omega = \frac{T}{2\pi} \int_{-\Omega_s/2}^{\Omega_s/2} e^{j\Omega t} d\Omega = \frac{\sin(\pi t/T)}{\pi t/T} = \mathrm{sinc}\left(\frac{t}{T}\right) \tag{2.4.6}$$

所以

$$x_a(t) = x_s(t) * h(t) = \sum_{n=-\infty}^{+\infty} x_s(nT) \mathrm{sinc}\left(\frac{t-nT}{T}\right) = \sum_{n=-\infty}^{+\infty} x_s(nT) \phi_n(t) \tag{2.4.7}$$

其中内插公式(时域内插函数)

$$\phi_n(t) = \mathrm{sinc}\left(\frac{t-nT}{T}\right) = \frac{\sin\left[\pi(t-nT)/T\right]}{\pi(t-nT)/T} \tag{2.4.8}$$

时域内插函数在抽样点 nT 上的函数值为1,在其余抽样点上函数值为零。在每一个抽样点上,由于只有该抽样值所对应的内插函数不为零,抽样内插公式保证了各采样点上信号值不变,而采样点之间的信号值则是由各抽样值对应的内插函数的波形延伸叠加而成的。

【例题 2.9】 光声显微图像如图 2.15(a)所示,像素为 1000×6400,扫描原理见本书第 12 章。隔 8 个点采集 1 次,获得的图像如图 2.15(b)所示。图 2.15(a)中采样线上的数值如图 2.15(c)所示,经过滑动平均滤波后,如图 2.15(d)所示。图 2.16(a)的傅里叶频谱如图 2.16(b)所示,采用归一化频率(采样点为 1000)。请分析降采样频率对信号重构的影响;利用内插公式,编写程序完成降采样序列重构原始信号。

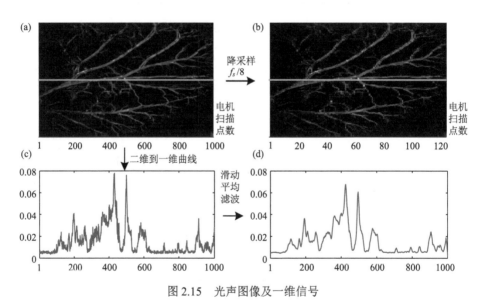

图 2.15 光声图像及一维信号

图 2.16 给出了时域信号重构结果和误差图。图 2.16(b)为信号频谱图,信号的最大频率 $f_{\max} = f_s/20$,采样频率应满足 $F_s \geqslant 2f_{\max} = f_s/10$。图 2.16(c)采用频率为 $f_s/8$,因此其重构的信号图 2.16(e)的误差图 2.16(g)优于图 2.16(d)采用频率为 $f_s/10$ 的重构信号。

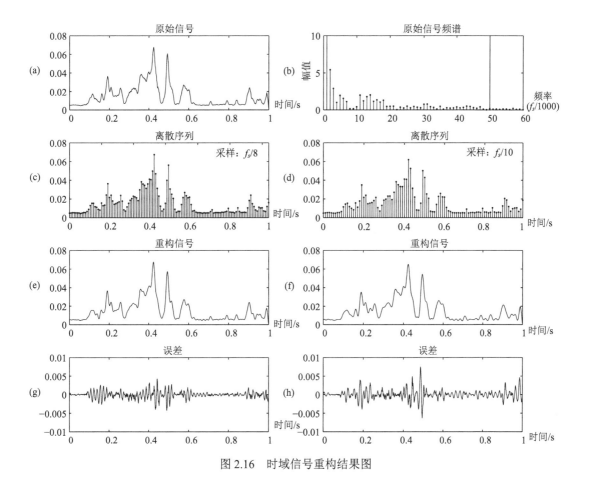

图 2.16　时域信号重构结果图

习　题

2-1　已知一模拟信号 $x_a(t) = \sin\left(2\pi f_0 t + \dfrac{\pi}{4}\right)$，其中 $f_0 = 50\text{Hz}$。

(1) 求 $x_a(t)$ 的周期，奈奎斯特采样频率应为多少？对应的采样间隔是多少？

(2) 若采样频率 $f_s = 200\text{Hz}$，采样间隔为多少？写出采样信号 $x_s(t)$ 的表达式；

(3) 画出对应 $x_s(t)$ 的时域离散信号 $x(n)$ 的波形，并求 $x(n)$ 的周期。

2-2　模拟信号 $y(t) = \sin \Omega t$，以采样周期 T 对信号进行采样，求对应的时域离散信号 $y(n)$，写出模拟角频率 Ω 和数字角频率 ω 之间的关系。

2-3　求下面序列的周期。

$$x(n) = 2\sin(0.05\pi n) + 3\sin(0.12\pi n), \quad x(n) = \cos(0.7n)$$

2-4　求序列 $x(n) = [1,2,3,4,5,6,7,8]$ 和序列 $h(n) = \left[\dfrac{1}{3}, \dfrac{1}{3}, \dfrac{1}{3}\right]$ 的线性卷积。

2-5　判断序列 $y(n) = \mathrm{e}^{-x(n)}$ 是否为 (1) 线性系统，(2) 时不变系统，(3) 稳定系统，(4) 因果系统。

2-6　一个时域离散系统的单位抽样响应为

$$h(n) = \frac{1}{2}\delta(n) + \delta(n-1) + \frac{1}{2}\delta(n-2)$$

（1）求解该系统的频率响应（幅频特性和相频特性）；

（2）求解该系统对输入 $x(n) = 5\cos\left(\dfrac{n\pi}{4}\right)$ 的稳态响应；

（3）求解该系统对输入 $x(n) = 5\cos\left(\dfrac{3n\pi}{4}\right)$ 的稳态响应；

（4）求解该系统对输入 $x(n) = u(n)$ 总的响应，假设当 $n < 0$ 时， $y(n) = 0$ 。

2-7 写出离散时不变系统输入输出关系的一般表达式。当两个离散线性时不变系统级联和并联时，分别写出系统的单位抽样响应序列和频率响应表达式。

2-8 编写计算机仿真代码绘制复指数序列 $x(n) = e^{\left(-\frac{1}{12} + j\frac{\pi}{6}\right)n}$ 的实部和虚部。

2-9 编写计算机仿真代码分析 $y(n) = -\dfrac{x(n)}{2} + 0.1$ 是否为线性系统。

仿真代码和结果
(2-8)

仿真代码和结果
(2-9)

第 3 章　信号平均和相关分析方法与应用

3.1　信号的量化

3.1.1　量化误差现象

信号 A/D 转换的时域离散必须满足采样定理。幅值量化是将模拟信号的幅值采用有限位长的二进制数表示的过程。由于位长有限，会导致量化误差，量化信号的幅值只能是模拟信号幅值的近似。图 3.1 给出了模拟信号的量化和相应的误差。方差 σ^2 可以定义为

$$\sigma^2 = \frac{1}{N} \sum (量化值 - 真实值)^2 \tag{3.1.1}$$

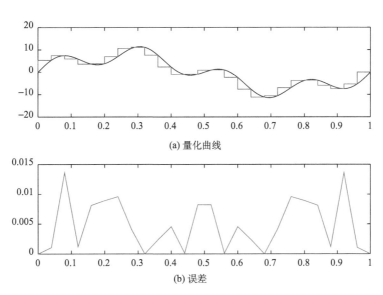

(a) 量化曲线

(b) 误差

图 3.1　模拟信号的量化和误差

3.1.2　量化误差分析

定义 q 为最小能够表示的电压值，即量化水平(the Least Significant Bit，LSB)。如果量化的二进制位数为 b 位，则非零数值的个数为 $2^b - 1$。如果 A/D 转换器所表示的最大电压范围为 $0 \sim V_{MAX}$，那么量化水平表达式为

$$q = \frac{V_{MAX}}{2^b - 1} \tag{3.1.2}$$

典型的 ADC 是 8 位、12 位、16 位，位数越高代表量化分辨率越高。在实际应用中，量化分辨率并不是越高越好，而是要根据信号的动态范围进行选择。例如，一个 12 位的 ADC 动态范围为 $2^{12} - 1 = 4095$。分贝 (dB) 的表示形式为：$20 \times \lg 4095 = 72 \text{dB}$。很少有生物

医学信号的动态范围超出 40～50dB，大部分集中在 30dB 左右。因此，12 位的 ADC 对于生物医学信号来说已经足够了。同时，8 位的 ADC 动态范围为 48dB 在大多数时候也能够满足要求。

3.2 信号的统计学描述

传统方法中，生物医学信号可以被近似看作零均值、方差 σ^2、幅值与信号强弱相关的随机信号。因此，通过时域分析可获得其统计学特征，即时域特征，如均值、直方图、方差、过零点次数(Zero-Crossing，ZC)、均方根值和积分值等。

常用时域特征参数的计算公式如下。

(1)均值。

$$AV = \frac{1}{N}\sum_{i=1}^{N}x_i \tag{3.2.1}$$

式中，N 为序列长度；$x_i(i=1,2,\cdots,N)$ 为长度为 N 的时间序列。

(2)积分值。

由于表面肌电信号(sEMG)近似于均值为零的随机信号，若采用 AV 作为时域参数，其值为零，无法表征信号的差别；若对 sEMG 先求绝对值后取平均值，其值将恒大于零，此时定义该参数是 iEMG，iEMG 计算公式为

$$iEMG = \frac{1}{N}\sum_{i=1}^{N}|x_i| \tag{3.2.2}$$

式中，$x_i(i=1,2,\cdots,N)$ 为长度为 N 的信号序列。

(3)方差。

直接取原始 sEMG 的方差，定义如下：

$$[VAR]_1 = \frac{1}{N}\sum_{i=1}^{N}x_i^2 \tag{3.2.3}$$

对原始 sEMG 求绝对值再求方差，定义如下：

$$[VAR]_2 = \frac{1}{N}\sum_{i=1}^{N}(x_i - iEMG)^2 \tag{3.2.4}$$

式中，iEMG 为 sEMG 的积分肌电值。

(4)过零点次数。

肌电信号的电脉冲源于中枢神经，其肌电信号强度与脉冲频率有关。因此，ZC 也是 sEMG 的一个特征，定义如下。

$$ZC = \sum_{i=1}^{N}\text{sgn}(-x_i x_{i-1}) \tag{3.2.5}$$

式中

$$\text{sgn}(x) = \begin{cases} 1, & x > 0 \\ 0, & \text{其他} \end{cases} \tag{3.2.6}$$

(5)均方根值。

$$\text{RMS} = \sqrt{\frac{1}{N}\sum_{i=1}^{N}x_i^2}\tag{3.2.7}$$

式中，N 为采样点数。

在上述时域特征中，iEMG 和 RMS 值最为常见，两者可在时间维度上反映 sEMG 振幅变化的特征，其中，RMS 又取决于肌肉本身生理、生化之间的内在关系和肌肉负荷的因素，从而可以实时、无损伤地评估肌肉活动状态。

3.3 基于表面肌电信号的手势识别算法应用案例

3.3.1 表面肌电信号产生机制及特点

表面肌电信号对于体表的无创肌肉活动检测至关重要，与生活运动息息相关。根据人体解剖学科的相关研究，人体肌肉共有 639 块，大约由 60 亿条肌纤维组成；其中，肌纤维因肌细胞形状细且长，呈纤维状而得名。当未受刺激时，细胞处于静息状态，即所呈现的电势是"静息电位"；当细胞受刺激时，细胞处于活动状态，所呈现的电势是"动作电位"。在生命活动中，人体内所有细胞都会受到内外环境的刺激，并对刺激做出自身的反应，这种反应称作兴奋性，且这种兴奋性在肌肉细胞和神经细胞中尤为明显。细胞产生兴奋时，处于静息电位的细胞膜会产生一次快速的电位波动，继而向四周传播，形成了动作电位。肌纤维动作电位的形成过程，如图 3.2(a) 所示。

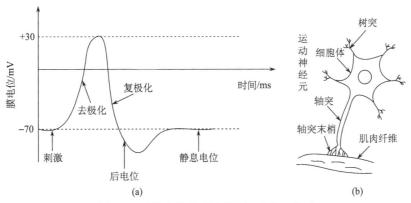

图 3.2 动作电位形成过程和运动单元组成

动作电位由快速去极化的上升支与复极化的下降支组成。当细胞处于受刺激的初始状态时，细胞膜去极化达到阈电位的水平，Na^+ 通道开放，Na^+ 进入细胞，K^+ 通道开始缓慢开放，细胞逐渐去极化；到达峰电位时，Na^+ 通道关闭，Na^+ 停止进入细胞，K^+ 通道继续开放；此后，K^+ 从细胞内液转移到细胞外液，细胞复极化；后电位阶段，电位降低到阈值以下时，Na^+ 通道恢复，K^+ 通道依然开放，继而引发超极化；最后，细胞膜电位会逐渐恢复到静息态的电位水平。

肌电信号是许多肌纤维中的运动单元(Motor Unit，MU)所产生的动作电位在时间上和空间上的叠加，是研究肌肉静态与收缩的一种信号。其中，运动单元由肌肉纤维、轴突末梢、轴突、运动神经元构成，如图 3.2 (b) 所示。

运动神经元的细胞体发出低于 40Hz 的脉冲序列，经由轴突的传导，到达轴突末梢所连接的肌纤维，产生了动作电位序列（Motor Unit Action Potential Trains，MUAPT），从而引导肌纤维做出相应的收缩活动。这种脉冲信号在生物内的传递过程伴随着生物电流，通过在收缩肌肉部位安置电极，便能得到此处产生的生理电信号，即肌电信号。

3.3.2 sEMG 检测系统与数据采集

本案例手势分类的肌电数据来源于公开的数据集 putEMG，包括 7 个主动手势和 1 组空闲状态。从前臂记录肌电信号，在 44 名志愿者手臂上进行，两次数据采集间隔至少一周。24 个电极平均分布于受试者右臂的 3 根弹性带上，每个电极都含有直径 10mm Ag/AgCl 的涂层元件，数据的采集频率为 5120Hz，通过 12 位 A/D 转换器后，使用 3Hz 高通滤波器和 900Hz 低通滤波进行滤波，所有信号的预放大增益为 5，通过放置于手臂的放大器后得到最终信号，放大增益为 200。表面肌电信号传感器分布及其信号处理流程如图 3.3 所示。

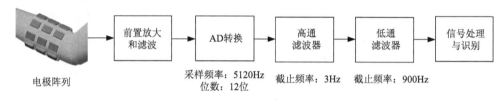

图 3.3 sEMG 采集与信号处理流程

本案例选择了日常生活中较为常见的五种手势进行分类，分别为：握拳、手腕弯曲、手腕伸张、掐食指和拇指、掐中指和拇指，如图 3.4 所示。

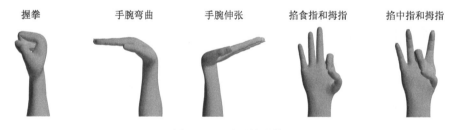

图 3.4 五种手势动作

3.3.3 基于时域的 sEMG 特征参数分析

时域分析法将 sEMG 看作近似零均值、方差为 1、服从高斯分布的随机信号。时域分析法是从一维角度，将信号看作关于时间的函数进行分析、研究信号特点，获得的特征参数是信号统计学特征的反映。由于原始 sEMG 是以差分信号的形式采集获得的，为使时域参数更好地表征 sEMG 特点，需要先对信号取绝对值处理再求相应的特征值。其中，RMS (3.2.7) 与 iEMG (3.2.2) 最为常用，下面将对这两个时域参数进行分析。

图 3.5 (b) 和 (c) 展示了 sEMG 信号的均方根（RMS）曲线，其中 N 的取值分别为 100 和 500。图中的横轴表示采样点数与分段数量的比值，这里的分段数量指的是在计算一个 RMS

值时，原始采样数据被划分成的段数。通过观察图 3.5(b) 和 (c)，可以识别出 sEMG 信号在时间轴上幅值变化的强度特征。对比这两个图表可知：较大的 N 值会导致 sEMG 的 RMS 特征值数量减少，从而使得信息描述更为概括；相反，较小的 N 值会增加 RMS 特征值的数量，使得信息描述更为精细。因此，不同的 N 值将产生具有不同描述精度的 RMS 曲线。

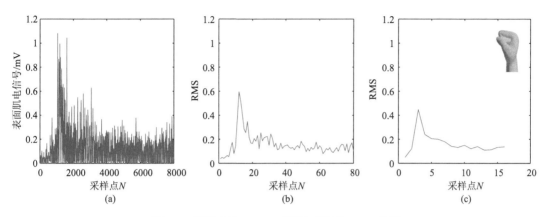

图 3.5　握拳手势 sEMG 时域波形及其 RMS 曲线

图 3.6 展示了图 3.5(a) 中 sEMG 信号对应的积分肌电图（iEMG）曲线，其中积分段数 N 的取值分别为 100 和 500。图中的横轴表示采样点数与分割段数的比值，该分割段数指的是在计算 iEMG 值时采样数据被划分成的段数。与 RMS 曲线相仿，图 3.6(a) 和 (b) 揭示了 sEMG 信号在时间轴上幅值变化的特征。通过对比图 3.6(b) 和 (c)，可以分析得出，在固定采样数据长度的前提下，较大的 N 值会导致 iEMG 特征值的稀疏分布，从而降低信息描述的精细度；而较小的 N 值则会导致 iEMG 特征值的密集分布，提升信息描述的详细程度。因此，不同的 N 值将影响 iEMG 曲线的描述精度，进而描绘出具有不同细节层次的 iEMG 曲线图。

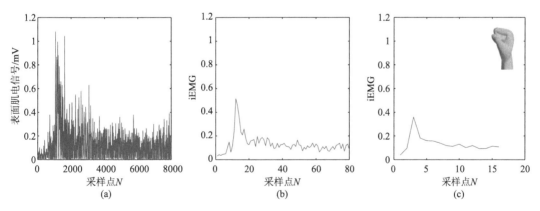

图 3.6　握拳手势 sEMG 时域波形及其 iEMG 曲线

由上述时域参数 RMS 与 iEMG 的研究发现，手势活动状态下，sEMG 的时域特征参数能够很好地表征信号在时间维度上的特征。时域参数 RMS 与 iEMG，特征十分相似，易获得 sEMG 在时间维度上幅值变化强弱的特点。

3.3.4 结果与分析

实验采集了手臂肌肉在手部放松(静息态)、手掌外延、捏拇指中指三种运动模式下的sEMG。手部放松,即空白对照组,是手臂肌肉无任何运动时采集的sEMG,是实验研究中用于评定准确度及实验特征的基准组;外延动作和捏中指拇指动作是手臂肌肉处于紧张状态下的sEMG。三种模式下的sEMG曲线及时域参数曲线如图3.7～图3.9所示。为细致展现sEMG的时域形态,此处N取值为100。

当被试者手臂肌无活动时,其静息态sEMG原始时域波形、RMS与iEMG参数曲线如图3.7所示。手部放松的sEMG时域波形随时间基本恒定,其RMS与iEMG曲线亦如此。

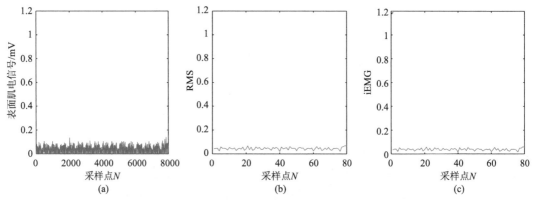

图 3.7　静息态sEMG原始时域波形、RMS与iEMG参数曲线(N=100)

手掌外展动作期间采集的sEMG原始时域波形以及相应的RMS和iEMG参数曲线如图3.8所示。从图中可以观察到,手掌进行外展动作时,sEMG的时域波形及其时域参数均表现出相应的变化模式。如图3.8(a)所示,sEMG的幅值从0.2mV上升至0.4mV,并且在峰值时刻可达到0.55mV。图3.8(b)和(c)中的RMS和iEMG曲线大体上与sEMG信号的包络线一致,描述了sEMG信号的变化趋势。然而,对比相同时间段的数据,RMS的数值普遍高于iEMG的数值。因此,手掌外展动作中的RMS和iEMG参数能够反映sEMG信号的包络特性,并且这两个参数的变化趋势与sEMG幅值的变化趋势大体相符。

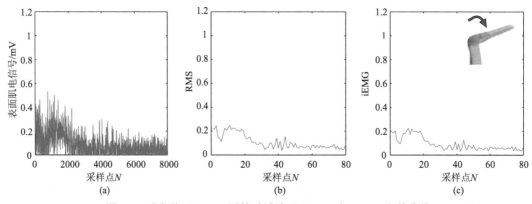

图 3.8　手掌外延sEMG原始时域波形、RMS与iEMG参数曲线

捏拇指中指动作期间记录的 sEMG 原始时域波形以及对应的 RMS 和 iEMG 参数曲线如图 3.9 所示。执行拇指与中指的捏合动作时，sEMG 的时域波形及其时域参数 RMS 和 iEMG 均表现出与动作相对应的变化。捏合动作期间 sEMG 的幅值从 0.1mV 上升至 0.2mV。图 3.9(b) 和 (c) 显示，RMS 和 iEMG 曲线反映了原始 sEMG 信号的变化特征，但是这种拇指、中指捏合动作产生的信号包络特性存在细微差异。

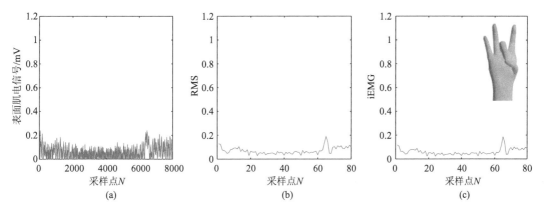

图 3.9　捏拇指中指 sEMG 原始时域波形、RMS 与 iEMG 参数曲线

3.4　生物组织参数时域平均算法的应用

3.4.1　视觉诱发响应信号的提取

时域平均技术是一种简单有效的噪声滤除算法。对于生物医学信号，如果观测的是同一个可以重复的生理过程，可以通过时域平均算法对信号的特征进行增强。同时达到滤除噪声的目的。时域平均算法最大的难点在于起始点的确定和对齐。例如，对于视觉诱发信号 (Visual Evoked Response，VER)，以外部刺激时刻为信号对齐时刻，采用上百次的平均可以获得其中微弱的响应信号。

采用 avg = mean(data) 对视觉诱发信号进行平均，获得图 3.10 所示的平均信号。平均信号对视觉诱发刺激进行了增强，从而突出了信号的特征。

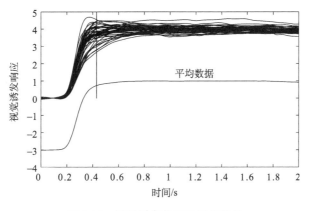

图 3.10　视觉诱发信号及平均信号

3.4.2 微波消融组织约化散射系数与热凝固关系研究

微波消融(Microwave Ablation，MWA)是一种微创介入热消融技术，其原理是对目标区域进行彻底热损毁，但不能损伤周围正常组织。因此热凝固治疗过程中热凝固程度和热凝固区域大小的实时监控变得尤为重要。现有热疗实时监控技术主要是实时获取体表温度，通过体表温度和治疗时间来评估肿瘤内部的凝固程度，实际仍无法实时获取肿瘤内部凝固程度，在热疗剂量的选取上基本依靠临床经验，具有较大的不确定性，因此寻找一种无损实时在位的肿瘤热疗效果评估是非常重要的。

微波消融所产生的热效应会导致组织细胞结构的改变和分子层面上多种蛋白质三级结构的改变等。因此，微波消融过程中组织的光学特性会发生变化。利用微创功能近红外光谱技术可实现消融过程中组织光学参数的实时测量，获得生物组织的光学参数，特别是约化散射系数(μ_s')，在微波消融过程中会因细胞灭活和蛋白变性凝固而发生规律性的动态变化。

1. 实验设计

基于近红外光谱技术的离体肝脏微波消融疗效评估系统包括微波消融模块和约化散射系数监测模块，如图 3.11 所示。微波消融模块包括微波消融治疗仪和微波消融针。微波源能够以 2450MHz 的频率输出微波。约化散射系数监测模块包括光纤光谱仪(USB2000，Ocean Optics 公司)、一个卤素光源(USB2000，Ocean Optics 公司)以及一根直径 0.9mm、长度 180mm 的近红外光纤。光纤光谱仪波长范围为 200～1100nm，将采集到的组织近红外光谱传至电脑端。上位机根据近红外光谱实时计算并显示组织的约化散射系数。

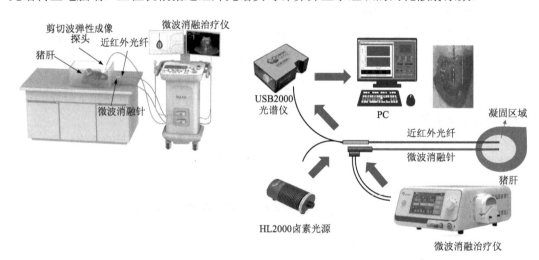

图 3.11 微波消融组织热凝固实验装置示意图

系统通过 Intralipid 样品和 OXImeter 系统进行定标，并在 Phantom 实验和大鼠实验得到验证，证明了测试系统的稳定性和可靠性。系统定标：4％的 Intralipid 溶液，对仪器的积分时间、斜率等参数进行设定。

实验前，将肝脏在室温下保持 30min。微波消融针水平插入肝脏 10cm，确保插入肝实质。由于消融针的能量辐射点位于距离针尖 1cm 位置处，因此将近红外光纤插入肝脏 9cm，并与消融针平行放置。消融功率和持续时间分别设置为 50W 和 300s。此外，微波消融针与近红外光纤之间的距离设置为 5mm。为确保数据的可靠性，进行了 20 次重复实验。在实验开始时，同时打开微波模块和约化散射参数监测模块。

2. 实验结果

图 3.12 给出了 20 组猪肝组织微波消融过程中约化散射系数的变化规律及平均曲线，横坐标为时间，纵坐标为对应时刻下的 μ_s'。在离体猪肝微波消融过程中，可以发现 μ_s' 首先增加，然后达到稳定状态，表明测量点处肝脏组织已经完全凝固。

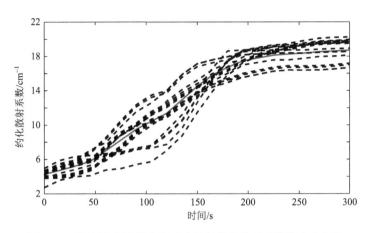

图 3.12　微波消融过程中猪肝脏组织约化散射系数的变化规律

固定功率下随着消融持续时间的增加，肝组织的热损伤加剧，蛋白逐渐变性凝固。μ_s' 与肝组织的热损伤程度密切相关。消融后完全损伤组织(凝固区域)的 μ_s' 值为 16～20cm^{-1}，消融前正常组织的 μ_s' 值为 2～7cm^{-1}。在微波消融过程中，当温度上升到 50～60℃时，肝组织发生脱水和蛋白质变性。当温度达到 60℃时，细胞蛋白立即凝固，细胞立即死亡，蛋白质凝固后，μ_s' 理论上也不会有太大变化。图 3.13 为猪肝 μ_s' 与受热温度的关系曲线。从形状和趋势上看，根据 μ_s' 的变化趋势和数值分为四个阶段，有可能通过拐点的信息，获得生物组织热凝固过程所处的阶段和对应的温度及其凝固程度的关系。

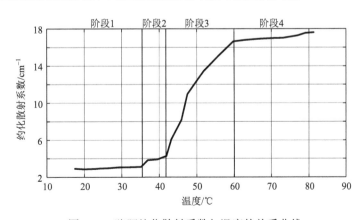

图 3.13　猪肝约化散射系数与温度的关系曲线

3.5 相关性分析

3.5.1 自协方差

相关(correlation)用来描述两个序列之间的相似程度。序列 $x(n)$ 和序列 $y(n)$ 的互相关性可以定义为

$$r_{xy} = \sum_{n=1}^{N} x(n)y(n) \tag{3.5.1}$$

r_{xy} 有时也用下式进行定义：

$$r_{xy} = \frac{1}{N}\sum_{n=1}^{N} x(n)y(n) \tag{3.5.2}$$

两个序列在 k 时刻上的相关程度可以定义为

$$X(k) = \sum_{n=1}^{N} x(n)f(n+k) \tag{3.5.3}$$

方差描述了两个或者多个序列之间的差异量，定义为

$$\sigma_{xy} = \frac{1}{N-1}\sum_{n=1}^{N}[x(n)-\bar{x}][y(n)-\bar{y}] \tag{3.5.4}$$

Pearson 相关系数定义为

$$r_{xy\text{Pearson}} = \frac{1}{(N-1)\sigma_x\sigma_y}\sum_{n=1}^{N}[x(n)-\bar{x}][y(n)-\bar{y}] \tag{3.5.5}$$

3.5.2 互相关和自相关

神经元电信号互
相关分析实例

两个序列的互相关序列定义为

$$r_{xy}(k) = \frac{1}{N}\sum_{n=1}^{N} y(n)x(n+k) \tag{3.5.6}$$

同理，自相关方程定义为

$$r_{xx}(k) = \frac{1}{N}\sum_{n=1}^{N} x(n)x(n+k) \tag{3.5.7}$$

【例题 3.1】　研究信号间的延迟关系。

已知两个不同的神经元放电序列 $x(n)$ 和 $y(n)$，采样周期是 0.2ms。分析两个序列之间的相关性和延时。结果如图 3.14 所示。

【例题 3.2】　研究信号间的空间关系。

已知 EEG 信号，采用互相关序列分析信号的频谱特性。从文件 eeg_data.mat 中读入 EEG 序列。采用循环产生 0.25～25Hz 间隔为 0.25Hz 的一系列余弦序列。分别计算 EEG 和一系列余弦信号的互相关，并绘制互相关序列。同时采用傅里叶变换，分析信号的幅频特性。两者进行对比，结果如图 3.15 所示。

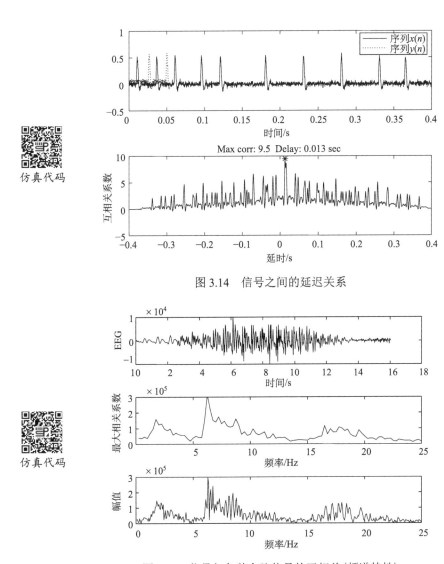

仿真代码

图 3.14　信号之间的延迟关系

仿真代码

图 3.15　信号与各种余弦信号的互相关(频谱特性)

3.6　诱发电位单次提取中的 3A 技术

3.6.1　技术原理与步骤

采用自参考、自相关、自适应滤波等方法对信号与干扰频带严重重叠情况下的波形进行滤波处理。对于诱发电位提取这种特定目标的自参考、自相关、自适应干扰对消技术(Autoreference,Autocorrelation,Adaptive Interference Cancellation)简单称为 AAA(或 3A)技术。在进行自适应干扰技术提取诱发电位时,对于目标信号(诱发电位)和干扰信号的特性有以下基本假设。

(1)在每一次响应刺激后产生的诱发电位信号,其频率、潜伏期(初相)和幅度都是可以改变的。这就表明对诱发电位的特性可以不作任何假设。

(2)背景脑电信号是具有某些重复特征的非线性信号。

(3)50Hz 电磁干扰是确定信号。

(4)其他环境干扰是白噪声。

3.6.2 3A 信号处理步骤

(1)自参考信号的获得：在刺激之前用获取诱发电位的同一电极获取足够长时间(50～100 倍长于提取诱发电位序列的长度)的参考信号 $\mathrm{bg}(n)$。

(2)给予刺激，标记刺激开始位置。

(3)继续采集一段含诱发电位的序列 $x(n)$，这里取序列长度为 0.5s。

(4)求参考信号 $\mathrm{bg}(n)$ 与 $x(n)$ 的相关系数 $R(m)$，定义为

$$R(m) = \sum x(n)\mathrm{bg}(n+m) \tag{3.6.1}$$

假定 $\mathrm{bg}(n)$ 有 $N_b = 10^4$ 个点，$x(n)$ 有 $N_x = 1000$ 个点，相关系数的个数 N_r 为

$$N_r = 1 + \left[N_b - N_x \right] \tag{3.6.2}$$

按上述条件 $N_r = 9001$。

(5)求相关系数的最大值 $R_{\max}$

$$R_{\max} = \mathrm{MAX}\left[R(m) \right] \tag{3.6.3}$$

(6)确定 $R_{\max}$ 在 $\mathrm{bg}(n)$ 序列中的位置 $p_{\max}$。

(7)求取单次刺激的诱发电位

$$\mathrm{EP}(n) = x(n) - \mathrm{bg}(n + p_{\max}) \tag{3.6.4}$$

3.6.3 实验仿真研究

(1)诱发电位仿真。基于上述基本假设，假定响应每一次刺激产生的诱发电位的幅度、频率和初相都是可变的

$$\mathrm{EP}_i(k) = \sum A_{i,j}(k)\sin\left(2\pi f_{i,j}n + \theta_{i,j}(k)\right), \quad j = 0,1,2 \tag{3.6.5}$$

式中，$\mathrm{EP}_i(k)$ 为每次刺激产生的诱发电位，i 为刺激次数，变量 $j = 0,1,2$ 为每次刺激产生的由三种不同幅度、频率和初相的余弦信号合成(原则上可以任意多的有界量)的诱发电位。

(2)背景干扰仿真。基于上述基本假设，假定每次刺激的背景干扰产生的诱发电位的幅度、频率和初相都是可变的

$$\mathrm{BG}_i(k) = \sum B_{i,j}(k)\cos\left(2\pi h_{i,j}n + \theta_{i,j}(k)\right), \quad j = 0,1,2 \tag{3.6.6}$$

式中，$\mathrm{BG}_i(k)$ 为每次刺激时的背景干扰仿真信号，i 为刺激次数，变量 $j = 0,1,2$ 为每次刺激时产生的由三种不同幅度、频率和初相的余弦信号合成(原则上可以任意多的有界量)的背景干扰。这样，只要在刺激前采样的背景信号足够长，就可以找到一段与刺激后的背景干扰高度相关的信号段。

(3)白噪声仿真。白噪声由下列随机信号仿真

$$\mathrm{WN}_i(k) = \sum C_{i,j}(k)\cos\left(2\pi\mathrm{RND}_{i,j}(k)n + \mathrm{rnd}_{i,j}(k)\right), \quad j = 0,1,2 \tag{3.6.7}$$

式中，$\mathrm{WN}_i(k)$ 为每次刺激时的频率（$\mathrm{RND}_{i,j}(k)$）和初相（$\mathrm{rnd}_{i,j}(k)$）都可随机变化的白噪声，

i 为刺激次数，变量 $j = 0,1,2$ 为每次刺激时的由三种随机信号组成(原则上可以任意多的有界量)的白噪声。在诱发电位的单次提取时，不能保证诱发电位的满意对消。

（4）参考信号。参考信号=背景干扰+白噪声。

（5）综合信号。综合信号=背景干扰+诱发电位。

3.6.4 实验结果

（1）诱发电位信号，如图 3.16 所示。

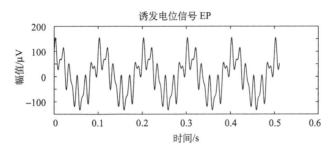

图 3.16　按照式(3.6.5)仿真获得的诱发电位信号

（2）背景干扰信号仿真，如图 3.17 所示。

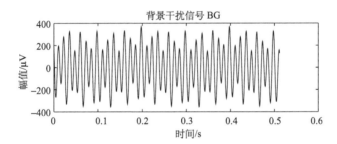

图 3.17　按照式(3.6.6)仿真获得的背景干扰信号

（3）白噪声信号仿真，如图 3.18 所示。

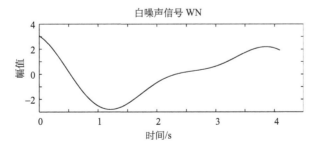

图 3.18　按照式(3.6.7)仿真获得的白噪声信号

（4）参考信号和综合信号(观测信号)，如图 3.19 所示。

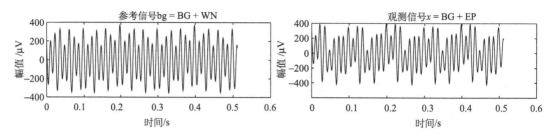

图 3.19　仿真获得的参考信号和观测信号

(5) 参考信号 $bg(n)$ 与 $x(n)$ 的相关系数 $R(m)$，如图 3.20 所示。

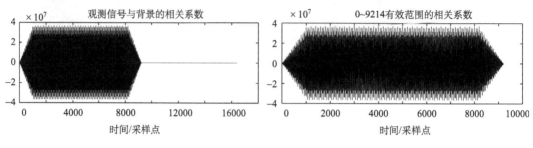

图 3.20　相关系数

(6) 单次刺激的诱发电位(式(3.6.4))，如图 3.21 所示。

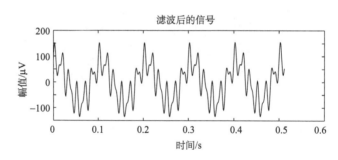

图 3.21　滤波后获得的诱发电位信号

习　　题

3-1　阐述表面肌电信号的采集过程。

3-2　编写程序计算表面肌电信号的时域参数。

3-3　阐述表面肌电信号产生的原理。

3-4　阐述表面肌电信号在人机接口技术中的应用实例。

3-5　阐述利用光学参数评估组织局部热凝固的优势。

3-6　编写程序仿真视觉诱发电位提取算法。

3-7　查阅文献阐述微波消融的原理及优劣势。

3-8　编写计算机仿真代码，仿真诱发电位单次提取中的 3A 技术。

第 4 章　差分方程与 Z 变换

4.1　常系数线性差分方程

4.1.1　差分方程定义

连续线性时不变系统的输入输出关系常用常系数线性微分方程表示，而离散线性时不变系统的输入输出关系常用常系数线性差分方程表示，即

$$y(n) = \sum_{i=0}^{M} b_i x(n-i) - \sum_{i=1}^{N} a_i y(n-i) \tag{4.1.1}$$

或者

$$\sum_{i=0}^{M} b_i x(n-i) = \sum_{i=0}^{N} a_i y(n-i), \quad a_0 = 1 \tag{4.1.2}$$

常系数是指决定系统特征的系数是常数，若系数中含有 n，则称为变系数。差分方程的阶数等于 $y(n)$ 的变量序号的最高值与最低值之差，例如，式 (4.1.1) 就是 N 阶差分方程。线性是指各 $y(n-i)$ 项和各 $x(n-i)$ 项都只有一次幂而且不存在它们的相乘项，否则就是非线性。

4.1.2　差分方程的求解

求解差分方程有几种方法：递推法、时域经典法、卷积法、变换域法等。递推法比较简单，适合计算机求解，但是只能得到数值解，不易直接得到闭合形式(公式)解答。时域经典法和微分方程法类似，比较麻烦，实际应用中很少采用。卷积法则必须知道系统的单位抽样响应 $h(n)$，这样利用卷积和就能得到任意输入时的输出响应。变换域法是利用 Z 变换的方法求解差分方程。

当系统的初始状态为零时，单位抽样响应 $h(n)$ 就能完全代表系统，那么对于线性时不变系统，任意输入下的系统输出就可以利用卷积和求得。差分方程在给定输入和边界条件下，可用迭代的方法求系统的响应，当输入为 $\delta(n)$ 时，输出(响应)就是单位抽样响应 $h(n)$。

【例题 4.1】　常系数线性差分方程

$$y(n) = x(n) + \frac{3}{4} y(n-1)$$

(1) 初始条件为 $n < 0$ 时，$y(n) = 0$，求其单位抽样响应 $h(n)$；

(2) 利用卷积定义，编写 Matlab 绘制条件 (1) 中的单位抽样响应 $h(n)$ 的曲线；

(3) 初始条件为 $n \geqslant 0$ 时，$y(n) = 0$，求其单位抽样响应 $h(n)$。

【解】　(1) 设 $x(n) = \delta(n)$，输出单位抽样响应 $h(n)$。由条件知道 $y(-1) = h(-1) = 0$，则

$$y(n) = h(n) = 0, \quad n < 0$$

依次迭代

$$y(0) = h(0) = \delta(0) + \frac{3}{4}y(-1) = 1$$

$$y(1) = h(1) = \delta(1) + \frac{3}{4}y(0) = \frac{3}{4}$$

$$y(2) = h(2) = \delta(2) + \frac{3}{4}y(1) = \left(\frac{3}{4}\right)^2$$

$$y(3) = h(3) = \delta(3) + \frac{3}{4}y(2) = \left(\frac{3}{4}\right)^3$$

可以归纳为

$$y(n) = h(n) = \left(\frac{3}{4}\right)^n, \quad n \geqslant 0$$

所以单位抽样响应为

$$h(n) = \left(\frac{3}{4}\right)^n u(n)$$

（2）Matlab 绘制结果如图 4.1 所示。

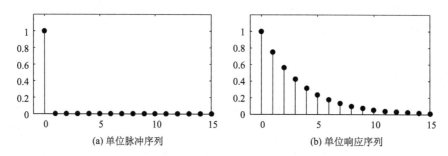

(a) 单位脉冲序列   (b) 单位响应序列

图 4.1 单位脉冲序列和单位响应序列

（3）
$$y(n-1) = \frac{4}{3}(y(n) - x(n))$$

设 $x(n) = \delta(n)$，输出单位抽样响应 $h(n)$。由条件 $y(n) = h(n) = 0, \ n \geqslant 0$，依次迭代

$$y(-1) = h(-1) = \frac{4}{3}(y(0) - \delta(0)) = -\frac{4}{3}$$

$$y(-2) = h(-2) = \frac{4}{3}(y(-1) - \delta(-1)) = -\left(\frac{4}{3}\right)^2$$

$$y(-3) = h(-3) = \frac{4}{3}(y(-2) - \delta(-2)) = -\left(\frac{4}{3}\right)^3$$

可以归纳为

$$y(n) = h(n) = -\left(\frac{3}{4}\right)^n, \quad n < 0$$

所以单位抽样响应为

$$h(n) = -\left(\frac{3}{4}\right)^n u(-n-1)$$

例题 4.1 表明，差分方程和初始条件共同决定了系统的性能。

4.2 Z 变换的定义与收敛域

4.2.1 Z 变换的定义

对于一个序列 $x(n)$，它的 Z 变换定义为

$$X(z) = \sum_{n=-\infty}^{+\infty} x(n) z^{-n} \tag{4.2.1}$$

式中，z 为一个复变量，定义的 Z 变换称为双边 Z 变换或标准 Z 变换。收敛域由收敛半径决定：$r_1 < |z| < r_2$，一般以极点为界。

4.2.2 Z 变换的收敛域

由于 $x(n)$ 的 Z 变换是一个无穷级数，就必然存在收敛和发散的问题，仅当级数收敛时才可将 $X(z)$ 表示成一个闭合形式。按照级数理论，级数收敛的充要条件是满足绝对可和的条件，即

$$\sum_{n=-\infty}^{+\infty} \left| x(n) z^{-n} \right| = M < \infty \tag{4.2.2}$$

使式 (4.2.2) 成立的所有 z 值的集合称为 $X(z)$ 的收敛域，不同形式的序列，其收敛域不同。

【例题 4.2】 已知序列 $x_1(n) = a^n u(n)$，$x_2(n) = -a^n u(-n-1)$，分别求两个序列的 Z 变换。

【解】 由题意可知

$$x_1(n) = \begin{cases} a^n, & n \geqslant 0 \\ 0, & n < 0 \end{cases}, \qquad x_2(n) = \begin{cases} 0, & n \geqslant 0 \\ -a^n, & n < 0 \end{cases}$$

根据表达式和收敛域的定义可知

$$X_1(z) = \frac{z}{z-a}, \quad |z| > |a|$$

$$X_2(z) = \frac{z}{z-a}, \quad |z| < |a|$$

序列对应于相同的 Z 变换函数式，然而收敛域不同。因此，给出 Z 变换函数表达式的同时，必须说明它的收敛域，才能单值地确定它所对应的序列。

Z 变换式可以表示成两个多项式之比：

$$X(z) = \frac{P(z)}{Q(z)} \tag{4.2.3}$$

收敛域内不能含有极点，收敛域通常以极点为边界。

4.2.3 不同序列的 Z 变换

1. 有限长序列

$$x(n) = \begin{cases} x(n), & n_1 < n < n_2 \\ 0, & \text{其他} \end{cases} \tag{4.2.4}$$

其 Z 变换为

$$X(z) = \sum_{n=n_1}^{n_2} x(n) z^{-n} \tag{4.2.5}$$

因为 $x(n)$ 是有限长、有界序列，显然在 $0 < |z| < \infty$ 上都满足收敛条件，收敛域至少是有限 z 平面 $(0, \infty)$；是否包括 0 或者 ∞ 一般需要单独讨论；如下情况收敛域可扩大为

$$0 < |z| \leqslant \infty, \quad n_1 \geqslant 0$$
$$0 \leqslant |z| < \infty, \quad n_2 \leqslant 0$$

【例题 4.3】 已知矩形序列是一个有限长序列，$x(n) = R_N(n)$，求其 $X(z)$。

【解】
$$X(z) = \sum_{n=-\infty}^{+\infty} x(n) z^{-n} = \sum_{n=0}^{N-1} z^{-n} = \frac{1 - z^{-N}}{1 - z^{-1}}$$

收敛域为：$0 < |z| \leqslant \infty$。

从上式的分母可知，在 $z = 1$ 处有一个极点，但是从分子处看出 $z = 1$ 处有一个零点，零极点刚好对消。因此，零极点对消，有可能导致出现收敛域扩大的情况。

2. 右边序列

右边序列定义为：$n \geqslant n_1$ 时，序列 $x(n)$ 值不全为零，其他 n 值时，序列 $x(n)$ 值全为零，即

$$x(n) = \begin{cases} x(n), & n \geqslant n_1 \\ 0, & n < n_1 \end{cases}$$

其 Z 变换为

$$X(z) = \sum_{n=-\infty}^{+\infty} x(n) z^{-n} = \sum_{n=n_1}^{-1} x(n) z^{-n} + \sum_{n=0}^{+\infty} x(n) z^{-n}$$

式中，$\sum_{n=n_1}^{-1} x(n) z^{-n}$ 为有限长序列，其收敛域为有限 z 平面；$\sum_{n=0}^{+\infty} x(n) z^{-n}$ 是 z 的负幂级数，其收敛域为 $r_1 < |z| < \infty$。

若 r_1 是收敛域的最小半径，则右边序列 Z 变换的收敛域为 $r_1 < |z| < \infty$；当 $n_1 \geqslant 0$ 时的右边序列称为因果序列，其收敛域为 $r_1 < |z| \leqslant \infty$；因此因果序列的 Z 变换在 $|z| = \infty$ 处收敛。

【例题 4.4】 求指数序列 $x(n) = a^n u(n)$ 的 Z 变换。

【解】
$$X(z) = \sum_{n=0}^{+\infty} a^n z^{-n} = \sum_{n=0}^{+\infty} (az^{-1})^n = \frac{1}{1 - az^{-1}} = \frac{z}{z - a}, \quad |a| < |z| \leqslant \infty$$

3. 左边序列

左边序列定义为：$n \leqslant n_2$ 时，序列 $x(n)$ 值不全为零，其他 n 值时，序列 $x(n)$ 值全为零，即

$$x(n) = \begin{cases} x(n), & n \leqslant n_2 \\ 0, & n > n_2 \end{cases}$$

其 Z 变换为

$$X(z) = \sum_{n=-\infty}^{n_2} x(n)z^{-n} = \sum_{n=-\infty}^{0} x(n)z^{-n} + \sum_{n=1}^{n_2} x(n)z^{-n}$$

式中，$\sum_{n=-\infty}^{0} x(n)z^{-n}$ 是 z 的正幂级数，其收敛域为 $0 < |z| < r_2$；$\sum_{n=1}^{n_2} x(n)z^{-n}$ 为有限长序列，其收敛域为有限 z 平面。

因此，左边序列 Z 变换的收敛域归纳为：当 $n_2 > 0$ 时，收敛域不包括 $z = 0$，即 $0 < |z| < r_2$；当 $n_2 \leqslant 0$ 时，收敛域包括 $z = 0$，即 $|z| < r_2$。

【例题 4.5】 求序列 $x(n) = -b^n u(-n-1)$ 的 Z 变换。

【解】 $$X(z) = \sum_{n=-\infty}^{-1} -b^n z^{-n} = \sum_{n=1}^{+\infty} -b^{-n} z^n = -\frac{b^{-1}z}{1-b^{-1}z} = \frac{z}{z-b}, \quad |z| < |b|$$

如果 $a = b$，则此例与例题 4.4 中右边序列的 Z 变换表达式完全一样。再次强调：只给出 Z 变换的闭合表达式是不够的，必须同时给出收敛域范围，才能唯一确定一个序列，这就说明了研究收敛域的重要性。

4. 双边序列

一个双边序列可以看作一个左边序列和一个右边序列之和。因此双边序列 Z 变换的收敛域就应该是这两个序列 Z 变换的公共收敛区间。

双边序列的 Z 变换为

$$X(z) = \sum_{n=-\infty}^{+\infty} x(n)z^{-n} = \sum_{n=-\infty}^{-1} x(n)z^{-n} + \sum_{n=0}^{+\infty} x(n)z^{-n} \tag{4.2.6}$$

式中，$\sum_{n=-\infty}^{-1} x(n)z^{-n}$ 是左边序列，其收敛域为 $|z| < r_2$；$\sum_{n=0}^{+\infty} x(n)z^{-n}$ 是右边序列，其收敛域为 $|z| > r_1$。

若满足 $r_1 < r_2$，则双边序列 Z 变换的收敛域为 $r_1 < |z| < r_2$，否则不存在收敛域。

【例题 4.6】 求序列 $x(n) = a^{|n|}$ 的 Z 变换，其中 $|a| < 1$。

【解】 $$X(z) = \sum_{n=-\infty}^{+\infty} a^{|n|}z^{-n} = \sum_{n=-\infty}^{-1} a^{-n}z^{-n} + \sum_{n=0}^{+\infty} a^n z^{-n} = \sum_{n=1}^{+\infty} a^n z^n + \sum_{n=0}^{+\infty} a^n z^{-n}$$

第一部分的收敛域为 $|az| < 1$，即 $|z| < \dfrac{1}{|a|}$；第二部分的收敛域为 $|az^{-1}| < 1$，即 $|z| > |a|$。

已知 $|a| < 1$，所以

$$X(z) = \frac{az}{1-az} + \frac{1}{1-az^{-1}} = \frac{1-a^2}{(1-az)(1-az^{-1})}, \quad |a| < |z| < \frac{1}{|a|}$$

给定 Z 变换 $X(z)$ 不能唯一地确定一个序列，只有同时给出收敛域才能唯一确定；$X(z)$ 在收敛域内解析，不能有极点，故右边序列的 Z 变换收敛域一定在模最大的有限极点所在圆之外；左边序列的 Z 变换收敛域一定在模最小的有限极点所在圆之内。

图 4.2 给出了四种不同类型序列的收敛域情况。

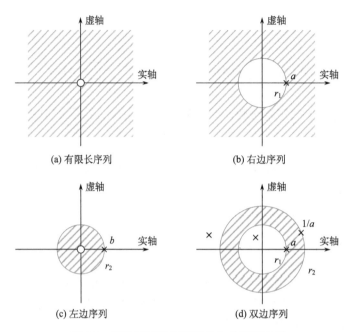

图 4.2　四种不同类型序列的收敛域示意图

表 4.1 给出了常见序列的 Z 变换表达式和收敛域，可以利用该表格完成简单的 Z 变换和 Z 反变换。

表 4.1　常见序列的 Z 变换和收敛域

序列	Z 变换		收敛域
$\delta(n)$	1	1	整个 Z 域
$u(n)$	$\dfrac{1}{1-z^{-1}}$	$\dfrac{z}{z-1}$	$\|z\| > 1$
$\delta(n-m)$	z^{-m}	z^{-m}	整个 Z 域，除了 0 和 ∞
$a^n u(n)$	$\dfrac{1}{1-az^{-1}}$	$\dfrac{z}{z-a}$	$\|z\| > \|a\|$
$-u(-n-1)$	$\dfrac{1}{1-z^{-1}}$	$\dfrac{z}{z-1}$	$\|z\| < 1$
$-a^n u(-n-1)$	$\dfrac{1}{1-az^{-1}}$	$\dfrac{z}{z-a}$	$\|z\| < \|a\|$

4.3 Z 反 变 换

Z 变换可以用来描述系统在 Z 域的性质，差分方程可以用来研究系统的时域性质。Z 变换的反变换构成了两者之间的关系。

4.3.1 Z 反变换定义

Z 反变换公式：

$$x(n) = Z^{-1}\big[X(z)\big] = \frac{1}{2\pi j}\oint_c X(z)z^{n-1}\mathrm{d}z \tag{4.3.1}$$

式中，积分围线 c 为收敛域内围绕原点的逆时针方向闭合曲线。

求 Z 反变换的方法通常有：围线积分法(留数法)、部分分式展开法、幂级数展开法(长除法)。

4.3.2 围线积分法(留数法)

根据复变函数理论，若函数 $X(z)$ 在环状区域 $R_{X_-} < |z| < R_{X_+}$ 内是解析的，则在此区域内 $X(z)$ 可展开成罗朗级数，即

$$X(z) = \sum_{n=-\infty}^{+\infty} C_n z^{-n}, \quad R_{X_-} < |z| < R_{X_+} \tag{4.3.2}$$

其中

$$C_n = \frac{1}{2\pi j}\oint_c X(z)z^{n-1}\mathrm{d}z, \quad n = 0, \pm 1, \pm 2, \cdots \tag{4.3.3}$$

积分围线 c 是收敛域内围绕原点的逆时针方向闭合曲线，则有

$$C_n = x(n) = \frac{1}{2\pi j}\oint_c X(z)z^{n-1}\mathrm{d}z, \quad c \in \big(R_{X_-}, R_{X_+}\big) \tag{4.3.4}$$

利用留数定理求围线积分，令

$$F(z) = X(z)z^{n-1} \tag{4.3.5}$$

单阶极点的留数：

$$\mathrm{Res}\big[F(z)\big]_{z=z_r} = \big[(z-z_r)F(z)\big]_{z=z_r} \tag{4.3.6}$$

N 阶极点的留数：

$$\mathrm{Res}\big[F(z)\big]_{z=z_r} = \frac{1}{(N-1)!}\frac{\mathrm{d}^{N-1}}{\mathrm{d}z^{N-1}}\Big[(z-z_r)^N F(z)\Big]_{z=z_r} \tag{4.3.7}$$

当 $F(z)$ 分母的阶次比分子的高二阶或二阶以上时，可以根据留数辅助定理改求围线 c 以外的极点的留数之和。假设 $F(z)$ 在 Z 平面上有 N 个极点，围线 c 内有 N_1 个极点，用 z_{1k} 表示；围线 c 外有 N_2 个极点，用 z_{2k} 表示，则下式成立：

$$\sum_{k=1}^{N_1}\mathrm{Res}\big[F(z)\big]_{z=z_{1k}} = -\sum_{k=1}^{N_2}\mathrm{Res}\big[F(z)\big]_{z=z_{2k}} \tag{4.3.8}$$

利用留数定理求围线积分，步骤归纳为

$$F(z) = X(z)z^{n-1} \tag{4.3.9}$$

假设 $F(z)$ 在 Z 平面上有 N 个极点，围线 c 内有 k 个极点，用 z_k 表示，则

$$x(n) = \sum_k \text{Res}\big[F(z)\big]_{z=z_k} \tag{4.3.10}$$

假设 $F(z)$ 在围线 c 外有 m 个极点，用 z_m 表示，同时 $F(z)$ 分母多项式 z 的阶次比分子的高二阶或二阶以上，则

$$x(n) = -\sum_m \text{Res}\big[F(z)\big]_{z=z_m} \tag{4.3.11}$$

【例题 4.7】 已知 $X(z) = \dfrac{z^2}{(2-z)\left(z-\dfrac{1}{2}\right)}, \dfrac{1}{2} < |z| < 2$，利用围线积分法，求其 Z 反变换。

【解】
$$x(n) = \frac{1}{2\pi j} \oint_c X(z)z^{n-1}\mathrm{d}z, \quad c \in \big(R_{X_-}, R_{X_+}\big)$$

根据步骤，令

$$F(z) = X(z)z^{n-1} = \frac{z^2}{(2-z)\left(z-\dfrac{1}{2}\right)}z^{n-1} = \frac{z^{n+1}}{(2-z)\left(z-\dfrac{1}{2}\right)}$$

当分母多项式 z 的阶次比分子的不高二阶或二阶以上时，$n \geqslant 0$，按照围线内极点的计算公式进行计算：如图 4.3 所示，$F(z)$ 在围线 c 内只有一阶极点 $z = 1/2$，则有

$$x(n) = \text{Res}\big[F(z)\big]_{z=\frac{1}{2}} = \left[(z-1/2)\frac{z^{n+1}}{(2-z)\left(z-\dfrac{1}{2}\right)}\right]_{z=\frac{1}{2}} = \frac{2^{-n}}{3}, \quad n \geqslant 0$$

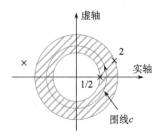

图 4.3　例题 4.7 收敛域示意图

当分母多项式 z 的阶次比分子的高二阶或二阶以上时，$n \leqslant -1$，按照围线内极点的计算公式进行计算：$F(z)$ 在围线 c 内有一阶极点 $z = 1/2$ 和 $-(n+1)$ 阶极点 $z = 0$，因此利用围线 c 外的一阶极点 $z = 2$ 进行计算：

$$x(n) = -\text{Res}\left[F(z)\right]_{z=2} = -\left[(z-2)\frac{z^{n+1}}{(2-z)\left(z-\frac{1}{2}\right)}\right]_{z=2} = \frac{2^{n+2}}{3}, \quad n \leqslant -1$$

得

$$x(n) = \frac{2^{-n}}{3}u(n) + \frac{2^{n+2}}{3}u(-n-1)$$

4.3.3 部分分式展开法

部分分式展开法

部分分式展开法是常用的 Z 反变换求解方法。$X(z)$ 是 z 的有理分式，可分解成部分分式：

$$X(z) = \frac{B(z)}{A(z)} = X_1(z) + X_2(z) + \cdots + X_k(z) \tag{4.3.12}$$

对式 (4.3.12) 各部分分式求 Z 反变换 (IZ)：

$$x(n) = \text{IZ}\left[X(z)\right] = \text{IZ}\left[X_1(z)\right] + \text{IZ}\left[X_2(z)\right] + \cdots + \text{IZ}\left[X_k(z)\right] \tag{4.3.13}$$

式中，$X(z)$ 可以写成一个有理分式的形式：

$$X(z) = \frac{B(z)}{A(z)} = \frac{\sum_{i=0}^{M} b_i z^{-i}}{1 + \sum_{i=1}^{N} a_i z^{-i}} \tag{4.3.14}$$

$$X(z) = \sum_{n=0}^{M-N} B_n z^{-n} + \sum_{k=1}^{N-r} \frac{A_k}{1 - z_k z^{-1}} + \sum_{k=1}^{r} \frac{C_k}{\left[1 - z_i z^{-1}\right]^k} \tag{4.3.15}$$

用留数定理求系数：

$$A_k = (1 - z_k z^{-1})X(z)\big|_{z=z_k} = (z - z_k)\frac{X(z)}{z} = \text{Res}\left[\frac{X(z)}{z}\right]_{z=z_k}, \quad k = 1, 2, \cdots, N-r \tag{4.3.16}$$

【例题 4.8】 已知

$$X(z) = \frac{5z^{-1}}{1 + z^{-1} - 6z^{-2}}, \quad 2 < |z| < 3$$

求 Z 反变换。

【解】

$$X(z) = \frac{5z^{-1}}{1 + z^{-1} - 6z^{-2}} = \frac{5z}{z^2 + z - 6} = \frac{5z}{(z-2)(z+3)}$$

$$\frac{X(z)}{z} = \frac{5}{(z-2)(z+3)} = \frac{A_1}{z-2} + \frac{A_2}{z+3}$$

$$A_1 = \text{Res}\left[\frac{X(z)}{z}\right]_{z=2} = (z-2) \cdot \frac{5}{(z-2)(z+3)}\bigg|_{z=2} = 1$$

$$A_2 = \text{Res}\left[\frac{X(z)}{z}\right]_{z=-3} = (z+3) \cdot \frac{5}{(z-2)(z+3)}\bigg|_{z=-3} = -1$$

$$\frac{X(z)}{z} = \frac{1}{z-2} + \frac{-1}{z+3}$$

$$X(z) = \frac{z}{z-2} + \frac{-z}{z+3} = \frac{1}{1-2z^{-1}} + \frac{-1}{1+3z^{-1}}$$

因为
$$2 < |z| < 3$$

$$Z\left[a^n u(n)\right] = \frac{1}{1-az^{-1}}, \quad |z| > |a|$$

$$Z\left[a^n u(-n-1)\right] = \frac{-1}{1-az^{-1}}, \quad |z| < |a|$$

$$\frac{1}{1-2z^{-1}} \xrightarrow{|z|>2} 2^n u(n)$$

$$\frac{-1}{1+3z^{-1}} \xrightarrow{|z|<3} (-3)^n u(-n-1)$$

所以
$$x(n) = 2^n u(n) + (-3)^n u(-n-1)$$

如果 $X(z)$ 只有一阶极点，则 $X(z)$ 展成

$$X(z) = A_0 + \sum_{m=1}^{k} \frac{A_m z}{z - z_m} \tag{4.3.17}$$

式 (4.3.17) 可以进一步写成

$$\frac{X(z)}{z} = \frac{A_0}{z} + \sum_{m=1}^{k} \frac{A_m}{z - z_m} \tag{4.3.18}$$

A_0、A_m 分别为 $X(z)$ 在 $z=0$，$z=z_m$ 处极点的留数，即

$$A_0 = \text{Res}\left[\frac{X(z)}{z}, 0\right] = X(0) \tag{4.3.19}$$

$$A_m = \text{Res}\left[\frac{X(z)}{z}, z_m\right] = \left[(z-z_m)\frac{X(z)}{z}\right]_{z=z_m} \tag{4.3.20}$$

如果 $X(z)$ 中含有高阶极点，设 $X(z)$ 含有 k 个一阶极点，1 个 s 阶极点 z_i，则 $X(z)$ 的表达式可以展成：

$$X(z) = \sum_{m=1}^{k} \frac{A_m z}{z - z_m} + \sum_{r=1}^{s} \frac{B_r z}{(z - z_i)^r} \tag{4.3.21}$$

其中，B_r 用式 (4.3.22) 确定

例题 1

$$B_r = \frac{1}{(s-r)!}\left[\frac{\mathrm{d}^{s-r}}{\mathrm{d}z^{s-r}}(z-z_i)^s \frac{X(z)}{z}\right]_{z=z_i} \tag{4.3.22}$$

4.3.4 幂级数展开法（长除法）

把 $X(z)$ 展开成幂级数形式，如下：

$$X(z) = \sum_{n=-\infty}^{+\infty} x(n)z^{-n} = \cdots + x(-1)z^1 + x(0)z^0 + x(1)z^{-1} + x(2)z^{-2} + \cdots \quad (4.3.23)$$

级数的系数对应序列 $x(n)$。根据收敛域判断 $x(n)$ 的性质，再展开成相应的 z 的幂级数，如表 4.2 所示。

例题 2

表 4.2　长除法 $X(z)$ 的排列形式

收敛域	序列 $x(n)$ 性质	$X(z)$ 展开成 z 的	$X(z)$ 的分子分母按 z 的
1. $\lvert z \rvert > R_{X_-}$	因果序列	负幂级数	降幂排列
2. $\lvert z \rvert < R_{X_+}$	左边序列	正幂级数	升幂排列
3. $R_{X_-} < \lvert z \rvert < R_{X_+}$	双边序列	拆分为因果序列和左边序列	

4.4　Z 变换的性质和定理

合理利用 Z 变换的性质和定理，可以简化 Z 变换的计算。

1. 线性

Z 变换的线性就是要满足比例性和可加性，若

$$Z\big[x(n)\big] = X(z), \quad R_{x_-} < \lvert z \rvert < R_{x_+} \quad (4.4.1)$$

$$Z\big[y(n)\big] = Y(z), \quad R_{y_-} < \lvert z \rvert < R_{y_+} \quad (4.4.2)$$

则有

$$Z\big[ax(n) + by(n)\big] = aX(z) + bY(z), \quad R_- < \lvert z \rvert < R_+ \quad (4.4.3)$$

式中，a，b 为任意常数，$R_- = \max\big[R_{x_-}, R_{y_-}\big]$，$R_+ = \min\big[R_{x_+}, R_{y_+}\big]$，即线性组合后的收敛域为各个序列 Z 变换的公共收敛域。这些组合中某些零点和极点相互抵消，则收敛域可能扩大。

2. 序列的移位特性

若序列 $x(n)$ 的 Z 变换为

$$Z\big[x(n)\big] = X(z), \quad R_{x_-} < \lvert z \rvert < R_{x_+} \quad (4.4.4)$$

则有

$$Z\big[x(n-m)\big] = z^{-m}X(z), \quad R_{x_-} < \lvert z \rvert < R_{x_+} \quad (4.4.5)$$

其中，m 为任意整数，m 为正则为延迟，m 为负则为超前。

【证明】　$Z\big[x(n-m)\big] = \sum_{n=-\infty}^{+\infty} x(n-m)z^{-n} = z^{-m}\sum_{k=-\infty}^{+\infty} x(k)z^{-k} = z^{-m}X(z)$

对双边序列，移位后收敛域不会发生变化；但是单边序列在 $z=0$ 或 $z=\infty$ 处收敛域可

能有变化。例如，$Z[\delta(n)]=1$，在 Z 平面处处收敛，但是 $Z[\delta(n-1)]=z^{-1}$，在 $z=0$ 处不收敛，而 $Z[\delta(n+1)]=z$，在 $z=\infty$ 处不收敛。

3. 频域移位性质

若

$$Z[x(n)]=X(z), \quad R_{X_-}<|z|<R_{X_+} \tag{4.4.6}$$

则有

$$Z[a^n x(n)]=\sum_{n=-\infty}^{+\infty}a^n x(n)z^{-n}=\sum_{n=-\infty}^{+\infty}x(n)(a^{-1}z)^{-n}=X(a^{-1}z) \tag{4.4.7}$$

收敛域为 $R_{X_-}<|a^{-1}z|<R_{X_+}$ 或 $|a|R_{X_-}<|z|<|a|R_{X_+}$，$a$ 可是复数。

此性质表明 $X(z)$ 如果在 $z=z_1$ 处为极点，则 $X(a^{-1}X)$ 将在 $a^{-1}z=z_1$，即 $z=az_1$ 处为极点。如果 a 为正实数，则表示 z 平面缩小或扩大，零极点在 z 平面沿径向移动；若 a 为复数，则在 z 平面上，零极点既有幅度伸缩，又有角度旋转，因此性质是一种 z 域尺度变换(the scaling in z-domain)。

4. 微分性质

若序列 $x(n)$ 的 Z 变换为

$$Z[x(n)]=X(z), \quad R_{X_-}<|z|<R_{X_+} \tag{4.4.8}$$

式(4.4.9)证明

则

$$Z[nx(n)]=-z\frac{\mathrm{d}X(z)}{\mathrm{d}z}, \quad R_{X_-}<|z|<R_{X_+} \tag{4.4.9}$$

5. 共轭性质

若

$$Z[x(n)]=X(z), \quad R_{X_-}<|z|<R_{X_+} \tag{4.4.10}$$

则

$$Z[x^*(n)]=X^*(z^*), \quad R_{X_-}<|z|<R_{X_+} \tag{4.4.11}$$

6. 反转性质

若

$$Z[x(n)]=X(z), \quad R_{X_-}<|z|<R_{X_+} \tag{4.4.12}$$

则

$$Z[x(-n)]=X(z^{-1}), \quad R_{X_-}<|z^{-1}|<R_{X_+} \tag{4.4.13}$$

【证明】 $Z[x(-n)]=\sum_{n=-\infty}^{+\infty}x(-n)z^{-n}=\sum_{n=-\infty}^{+\infty}x(n)z^n=\sum_{n=-\infty}^{+\infty}x(n)(z^{-1})^{-n}=X(z^{-1})$

$$R_{X_-}<|z^{-1}|<R_{X_+}$$

初值定理证明

7. 初值定理

如果 $x(n)$ 是因果序列，则有

$$x(0) = \lim_{z \to \infty} X(z) \tag{4.4.14}$$

8. 终值定理

如果 $x(n)$ 是因果序列，且其 Z 变换除在 $z = 1$ 处可以有一阶极点，其他极点均在单位圆内，则有

$$\lim_{n \to \infty} x(n) = \lim_{z \to 1} (z-1) X(z) \tag{4.4.15}$$

9. 有限项累加特性

设 $x(n)$ 为因果序列，即 $x(n) = 0$，$n < 0$，若

$$X(z) = Z[x(n)], \quad |z| > R_{X_-} \tag{4.4.16}$$

则

$$Z\left[\sum_{m=0}^{n} x(m) \right] = \frac{z}{z-1} X(z), \quad |z| > \max[R_{X_-}, 1] \tag{4.4.17}$$

10. 序列的卷积和（时域卷积和定理）

若

$$Z[x(n)] = X(z), \quad R_{X_-} < |z| < R_{X_+} \tag{4.4.18}$$

则

$$Z[h(n)] = H(z), \quad R_{h_-} < |z| < R_{h_+} \tag{4.4.19}$$

则

$$Z[x(n)*h(n)] = X(z) \cdot H(z), \quad \max[R_{X_-}, R_{h_-}] < |z| < \min[R_{X_+}, R_{h_+}] \tag{4.4.20}$$

【证明】
$$Z[x(n)*h(n)] = \sum_{n=-\infty}^{+\infty} [x(n)*h(n)] z^{-n} = \sum_{n=-\infty}^{+\infty} \left\{ \sum_{m=-\infty}^{+\infty} [x(m)h(n-m)] \right\} z^{-n}$$

$$= \sum_{m=-\infty}^{+\infty} x(m) \left\{ \sum_{n=-\infty}^{+\infty} h(n-m) z^{-(n-m)} \right\} z^{-m}$$

$$= H(z) \cdot \sum_{m=-\infty}^{+\infty} x(m) z^{-m} = X(z)H(z)$$

【例题 4.9】 已知 $x(n) = a^n u(n)$，$h(n) = b^n u(-n)$，$|a| < |b|$，求 $y(n) = x(n)*h(n)$。

【解】 由 Z 变换定理，得

$$X(z) = \frac{z}{z-a}, \quad |z| > |a|$$

$$H(z) = \frac{-b}{z-b}, \quad |z| < |b|$$

$$Y(z) = Z[x(n)*h(n)] = X(z) \cdot H(z) = \frac{-bz}{(z-b)(z-a)}$$

$$= \frac{b}{b-a} \cdot \frac{z}{z-a} - \frac{b}{b-a} \cdot \frac{z}{z-b}, \quad |a| < |z| < |b|$$

因为 $Y(z)$ 的收敛域为环形区域，故 $y(n)$ 是双边序列。

$$y(n) = Z^{-1}\left[Y(z)\right] = \frac{b}{b-a}a^n u(n) + \frac{b}{b-a}b^n u(-n-1)$$

11. 帕塞瓦尔定理

若

$$R_{X_-}R_{h_-} < 1 < R_{X_+}R_{h_+} \tag{4.4.21}$$

则

$$\sum_{n=-\infty}^{+\infty} x(n)h^*(n) = \frac{1}{2\pi \mathrm{j}}\oint_c X(v)H^*\left(\frac{1}{v^*}\right)v^{-1}\mathrm{d}v \tag{4.4.22}$$

其中，c 是在 $\max\left[R_{X_-}, \dfrac{1}{R_{h_+}}\right] < |z| < \min\left[R_{X_+}, \dfrac{1}{R_{h_-}}\right]$ 公共收敛域内的一条闭合围线。如果 $x(n) = h(n)$，则式 (4.4.22) 有

$$\sum_{n=-\infty}^{+\infty}\left|x(n)\right|^2 = \frac{1}{2\pi}\int_{-\pi}^{\pi}\left|X\left(\mathrm{e}^{\mathrm{j}\omega}\right)\right|^2\mathrm{d}\omega \tag{4.4.23}$$

上式表明：序列的能量等于频谱的能量。

【例题 4.10】 已知 LTI 系统的单位抽样响应：
$$h(n) = b^n u(n) - ab^{n-1}u(n-1)$$
求系统输入 $x(n) = a^n u(n)$ 的响应。

【解】 分析：本题需要求序列 $y(n) = x(n)*h(n)$，利用时域卷积定理求解。

$$X(z) = Z\left[x(n)\right] = Z\left[a^n u(n)\right] = \frac{z}{z-a}, \quad |z| > |a|$$

$$H(z) = Z\left[h(n)\right] = Z\left[b^n u(n) - ab^{n-1}u(n-1)\right] = Z\left[b^n u(n)\right] - aZ\left[b^{n-1}u(n-1)\right]$$

$$= \frac{z}{z-b} - az^{-1}\frac{z}{z-b} = \frac{z-a}{z-b}, \quad |z| > |b|$$

$$Y(z) = X(z)H(z) = \frac{z}{z-b}, \quad |z| > |b|$$

$$y(n) = x(n)*h(n) = \mathrm{IZ}\left[Y(z)\right] = b^n u(n)$$

习　　题

4-1 求以下各序列的 Z 变换和收敛域。

(1) $x(n) = \begin{cases} 6, 7, -3, & n = 0, 1, 2; \\ 0, & 其他 \end{cases}$;　　(2) $x(n) = \begin{cases} (0.5)^n, & n \geqslant 5 \\ 0, & 其他 \end{cases}$;

(3) $2^{-n}u(n)$;　　(4) $-2^n u(-n-1)$

(5) $x(n) = \dfrac{1}{n}, \quad n \geqslant 1$;　　(6) $|n||a|^n u(-n)$

4-2 求 $X(z) = \dfrac{z}{3z^2 - 4z + 1}$ 的反变换。

(1) $|z| > 1$;　　　(2) $|z| < \dfrac{1}{3}$;　　　(3) $\dfrac{1}{3} < |z| < 1$

4-3　$X(z) = \dfrac{1-a^2}{(1-az)(1-az^{-1})}$，$|a| < 1$，求 Z 反变换。

4-4　求反变换。

$$X(z) = \dfrac{z^2}{(4-z)\left(z - \dfrac{1}{4}\right)}, \quad |z| > 4$$

4-5　利用 Z 变换性质，求下述序列的 Z 变换：

(1) $(-1)^{-n} nu(n)$;　　　(2) $(n-1)^2 u(n-1)$;

(3) $na^{2n}u(n-2)$;　　　(4) $(n+1)^2 [u(n) - u(n-3)] * [u(n) - u(n-4)]$

4-6　已知差分方程为

$$y(n) = 0.9y(n-1) + x(n) + 0.9x(n-1)$$

(1) 求系统函数 $H(z)$ 和单位脉冲响应 $h(n)$;

(2) 求系统频率响应 $H(e^{j\omega})$;

(3) 当输入为 $x(n) = e^{j\omega_0 n}$ 时，求系统的输出。

4-7　设系统函数 $H(z) = \dfrac{1-0.5z^{-1}}{1+0.75z^{-1}+0.125z^{-2}}$，编写计算机仿真代码完成：

(1) 用极点分布判断系统是否稳定;

(2) 绘制系统的幅频特性和相频特性曲线;

(3) 绘制单位抽样响应序列 $h(n)$。

仿真代码和结果

4-8　用长除法、留数定理、部分分式法求以下 $X(z)$ 的 z 反变换。

$$y(n) = 0.9y(n-1) + x(n) + 0.9x(n-1)$$

(1) $X(z) = \dfrac{1 - \dfrac{1}{2}z^{-1}}{1 - \dfrac{1}{4}z^{-2}}$，$|z| > \dfrac{1}{2}$;　　　(2) $X(z) = \dfrac{1 - \dfrac{1}{4}z^{-1}}{1 - \dfrac{8}{15}z^{-1} + \dfrac{1}{15}z^{-2}}$，$\dfrac{1}{5} < |z| < \dfrac{1}{3}$

4-9　设 $X(z)$ 是 $x(n)$ 的 z 反变换，证明：$\dfrac{1}{2}[X(z) + X^*(z^*)]$ 是 $\mathrm{Re}[x(n)]$ 的 Z 变换。

第 5 章　系统函数及 QRS 复波检测应用

5.1　离散系统的系统函数特点

5.1.1　系统函数的定义

在时域中，可以用输入序列 $x(n)$ 与系统单位抽样响应 $h(n)$ 的线性卷积来描述线性时不变离散系统的输入输出关系，即

$$y(n) = x(n) * h(n) \tag{5.1.1}$$

利用时域卷积定理，对上述线性卷积等式两边进行 Z 变换，得到

$$Y(z) = X(z) \cdot H(z) \tag{5.1.2}$$

定义线性时不变系统的系统函数 $H(z)$ 如下：

$$H(z) = Y(z) / X(z) \tag{5.1.3}$$

可以看出，$H(z)$ 是单位抽样响应 $h(n)$ 的 Z 变换，即

$$H(z) = Z\big[h(n) \big] = \sum_{n=-\infty}^{+\infty} h(n) z^{-n} \tag{5.1.4}$$

系统的频率响应 $H(\mathrm{e}^{\mathrm{j}\omega})$ 定义为

$$H\big(\mathrm{e}^{\mathrm{j}\omega}\big) = \mathrm{FT}\big[h(n) \big] = \sum_{n=-\infty}^{+\infty} h(n) \mathrm{e}^{-\mathrm{j}\omega n} \tag{5.1.5}$$

比较系统函数和频率响应的关系式，令 $z = \mathrm{e}^{\mathrm{j}\omega}$，系统函数等于频率响应，即系统的频率响应是单位圆上的 Z 变换。

【例题 5.1】　已知一系统的 Z 变换为

$$H(z) = \frac{z^3 + 2z^2 + 1}{z(z-1)(z-0.5)}, \quad |z| > 1$$

编写 Matlab 程序，绘制系统幅频特性和相频特性曲线。

【解】　因为 $z = \mathrm{e}^{\mathrm{j}\omega}$，上式可以写为

$$H(z) = \frac{\mathrm{e}^{\mathrm{j}3\omega} + 2\mathrm{e}^{\mathrm{j}2\omega} + 1}{\mathrm{e}^{\mathrm{j}\omega}\big(\mathrm{e}^{\mathrm{j}\omega} - 1\big)\big(\mathrm{e}^{\mathrm{j}\omega} - 0.5\big)}$$

系统的幅频特性和相频特性曲线如图 5.1 所示。

5.1.2　因果稳定系统函数性质

因果系统的单位抽样响应为因果序列，其收敛域为

$$R_{X_-} < |z| \leqslant \infty \tag{5.1.6}$$

一个线性时不变系统稳定的充要条件是 $h(n)$ 必须满足绝对可和，即

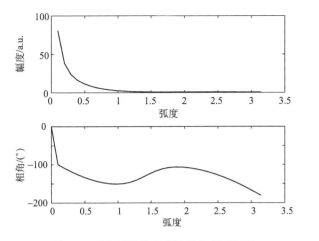

仿真代码

图 5.1　系统函数的幅频特性和相频特性

$$\sum_{n=-\infty}^{+\infty} \left| h(n) \right| < \infty \tag{5.1.7}$$

而 Z 变换的收敛域必须满足

$$\sum_{n=-\infty}^{+\infty} \left| h(n) z^{-n} \right| \leqslant \sum_{n=-\infty}^{+\infty} \left| h(n) \right| \left| z^{-n} \right| < \infty \tag{5.1.8}$$

当收敛域包含单位圆，即 $|z|=1$ 时，上述条件成立。

综上所述，一个因果稳定的线性时不变系统的系统函数 $H(z)$ 必须在从单位圆到∞的整个 z 域内收敛，即

$$1 \leqslant |z| \leqslant \infty \tag{5.1.9}$$

也就是说系统函数的全部极点必须在单位圆内。

5.1.3　系统函数和差分方程的关系

一个线性时不变系统可以用常系数线性差分方程来描述，其一般形式为

$$y(n) = \sum_{m=0}^{M} b_m x(n-m) + \sum_{i=1}^{N} a_i y(n-i) \tag{5.1.10}$$

设系统的初始状态为零，利用 Z 变换性质，直接对式(5.1.10)进行 Z 变换(线性和移位特性)，得

$$Y(z) = \sum_{m=0}^{M} b_m z^{-m} X(z) + \sum_{i=1}^{N} a_i z^{-i} Y(z) \tag{5.1.11}$$

$$Y(z) - \sum_{i=1}^{N} a_i z^{-i} Y(z) = \sum_{m=0}^{M} b_m z^{-m} X(z) \tag{5.1.12}$$

$$H(z) = \frac{Y(z)}{X(z)} = \frac{\sum_{m=0}^{M} b_m z^{-m}}{1 - \sum_{i=1}^{N} a_i z^{-i}} = \frac{\sum_{m=0}^{M} b_m z^{-m}}{\sum_{k=0}^{N} a_k z^{-k}} \tag{5.1.13}$$

将两个系统函数分子、分母多项式分别进行因式分解，可以构成级联型系统的表示方

式，得

$$H(z) = K \frac{\prod_{m=1}^{M} \left(1 - c_m z^{-1}\right)}{\prod_{k=1}^{N} \left(1 - d_k z^{-1}\right)} \tag{5.1.14}$$

式中，$z = c_m$ 为 $H(z)$ 的零点，$z = d_k$ 为 $H(z)$ 的极点，是由差分方程的系数 a_k 和 b_m 决定的，除了比例常数 K，系统函数完全由它的零点和极点来确定。级联系统能单独调整滤波器的第 k 对零极点，而不影响其他零极点，具有最少的存储器。

将系统函数进行因式分解并展开为部分分式形式，可以构成并联型系统的表示方式，得

$$H(z) = G + \sum_{k=1}^{N_1} \frac{A_k}{1 - c_k z^{-1}} + \sum_{k=1}^{N_2} \frac{f_{0k} + f_{1k} z^{-1}}{1 - e_{1k} z^{-1} - e_{2k} z^{-2}} \tag{5.1.15}$$

上述系统函数可以单独调整一对极点的位置，但不能单独调整零点位置。可以同时对输入信号进行并行计算，故运算速度最高。各并联基本环节的误差互相不影响，故运算误差最小。

【例题 5.2】 已知一线性时不变因果系统的差分方程为

$$y(n-1) - \frac{5}{2} y(n) + y(n+1) = x(n)$$

求系统的单位抽样响应 $h(n)$，该系统是否稳定？

【解】 $H(z) = \dfrac{Y(z)}{X(z)} = \dfrac{1}{z^{-1} - \dfrac{5}{2} + z} = \dfrac{z}{(z-2)\left(z - \dfrac{1}{2}\right)} = \dfrac{2}{3} \left(\dfrac{z}{z-2} - \dfrac{z}{z - \dfrac{1}{2}} \right)$

由题意知，系统是因果系统，因此 $h(n)$ 为因果序列，$H(z)$ 的收敛域为圆外部区域，即 $|z| > 2$。

所以

$$h(n) = \frac{2}{3} \left[2^n - 2^{-n} \right] u(n)$$

因为系统是因果的，收敛域为 $|z| > 2$，不包含单位圆 $|z| = 1$，所以系统是不稳定的。单位抽样响应序列和零极点图如图 5.2 所示。

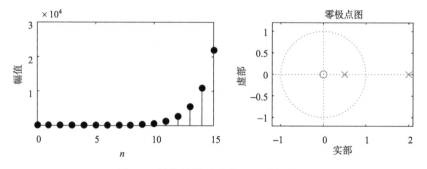

图 5.2 单位抽样响应序列和零极点图

5.1.4 系统的频率响应

系统的频率响应定义为

$$H\left(\mathrm{e}^{\mathrm{j}\omega}\right) = \sum_{n=-\infty}^{+\infty} h(n)\mathrm{e}^{-\mathrm{j}\omega n} \tag{5.1.16}$$

$H(\mathrm{e}^{\mathrm{j}\omega})$ 是 $h(n)$ 的傅里叶变换，称为系统的频率响应，描述的是复指数序列经过线性时不变系统后，复振幅(包括幅度和相位)的变化。

当系统输入为余弦(正弦)序列时，输出为同频的余弦(正弦)序列，其幅度受频率响应 $\left|H(\mathrm{e}^{\mathrm{j}\omega})\right|$ 加权，而输出的相位为输入相位与系统相位 $\arg[H(\mathrm{e}^{\mathrm{j}\omega})]$ 之和。

证明

【例题 5.3】 设一阶系统的差分方程为

$$y(n) = x(n) + \frac{1}{2}y(n-1)$$

求系统的频率响应。

【解】 将差分方程两端进行 Z 变换，得

$$H(z) = \frac{Y(z)}{X(z)} = \frac{1}{1 - \frac{1}{2}z^{-1}} = \frac{z}{z - \frac{1}{2}}, \quad |z| > \frac{1}{2}$$

这是因果系统，求出单位抽样响应为

$$h(n) = \left(\frac{1}{2}\right)^n u(n)$$

则

$$H\left(\mathrm{e}^{\mathrm{j}\omega}\right) = H(z)|_{z=\mathrm{e}^{\mathrm{j}\omega}} = \frac{1}{1 - \frac{1}{2}\mathrm{e}^{-\mathrm{j}\omega}} = \frac{1}{\left(1 - \frac{1}{2}\cos\omega\right) + \mathrm{j}\frac{1}{2}\sin\omega}$$

幅度响应

$$\left|H\left(\mathrm{e}^{\mathrm{j}\omega}\right)\right| = \left(\frac{5}{4} - \cos\omega\right)^{-1/2}$$

相频响应

$$\arg\left|H\left(\mathrm{e}^{\mathrm{j}\omega}\right)\right| = -\arctan\left(\frac{\frac{1}{2}\sin\omega}{1 - \frac{1}{2}\cos\omega}\right)$$

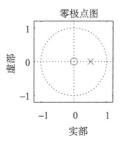
仿真代码

系统的极点在单位圆内，因此系统稳定。结果如图 5.3 所示。

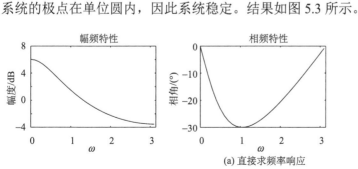

(a) 直接求频率响应

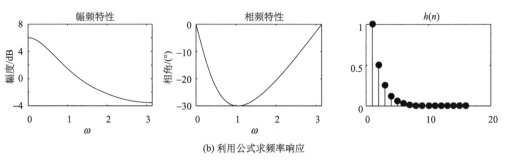

(b) 利用公式求频率响应

图 5.3　系统频率响应示意图

QRS 复波检测中
的滤波器分析

5.2　心电信号的 QRS 复波检测算法

5.2.1　心电信号介绍

心电信号(ECG)是评定心脏功能的一种重要信号,是对心脏疾病进行诊断和分类的重要依据。随着国家逐渐步入老龄化,与心脏相关的疾病越来越得到广泛的关注。心电信号参数指标的自动识别和分析具有非常重要的意义,可以及时发现患者的心脏问题,保障患者的生命安全。QRS 复波是心电信号中重要的波形,其中心电的 R-R 间期是很多心脏参数的重要指示指标,通过 R-R 间期可以有效识别早搏、心动过速、心搏徐缓、心律不齐、心房扑动和心室纤维颤动等心脏问题。例如,猝死是指意外突然发生的死亡,而动态心电图记录显示,心室颤动是心脏性猝死的主要表现形式,而室性心动过速总是其先导;其次为慢性心律失常或心室静止。寻求一种简单、快速的检测和诊断心律失常信号的方法是有一定现实意义的。依据美国心脏协会确定的标准,心电正常信号的幅值为 $10\mu V\sim4mV$,典型值大约为 1mV,大约 90% 的 ECG 频谱主要集中在 0.2～30Hz。图 5.4 给出了心电信号各个波形的示意图,在图中明确给出了 QRS 等相关波形的定义。

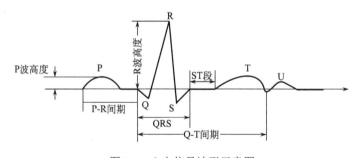

图 5.4　心电信号波形示意图

5.2.2　技术原理与步骤

本实验采用的 QRS 复波检测算法首先由 Pan 和 Tompkins 于 1984 年在 *IEEE Transactions on Biomedical Engineering* 上发表,后来 Hamilton 和 Tompkins 对此作出了进一步的描述,开发了相关分析软件。该算法通过分析斜率、幅度和宽度识别 QRS 复波,QRS 检测器实现步骤如图 5.5 所示。

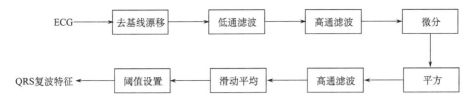

图 5.5 QRS 检测器的滤波步骤

原始的 ECG 信号的采样频率是 360Hz。ECG 信号处理过程主要包括三个线性相位数字滤波器。第一个为整数型带通滤波器，主要由级联的低通滤波器和高通滤波器构成，它的作用主要是噪声的滤除。第二个是微分滤波器。经过幅度平方以后，第三个滤波器是滑动平均滤波器。最后通过自适应阈值的选择，识别出 QRS 复波。

5.2.3 低通滤波器设计

QRS 主要能量的通频带为 5～15Hz，低通滤波器和高通滤波器级联在一起，以形成带通滤波器。二阶低通滤波器的传递函数为

$$H(z) = \frac{1}{36} \cdot \frac{\left(1-z^{-6}\right)^2}{\left(1-z^{-1}\right)^2} = \frac{1}{36} \cdot \frac{1-2z^{-6}+z^{-12}}{1-2z^{-1}+z^{-2}} \tag{5.2.1}$$

设 $f_s = 200$Hz 为采样周期，此滤波器的差分方程为

$$y(n) = 2y(n-1) - y(n-2) + \frac{1}{36} \cdot \left[x(n) - 2x(n-6) + x(n-12) \right] \tag{5.2.2}$$

低通滤波器频率响应曲线如图 5.6 所示。

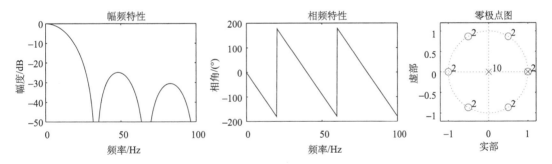

图 5.6 低通滤波器频率响应曲线（截止频率约为 11Hz，增益为 36dB）

5.2.4 高通滤波器设计

高通滤波器的实现是由一个带延迟的全通滤波器减去一个一阶低通滤波器构成的。低通滤波器是一个整数型滤波器，其传递函数为

$$H_{\mathrm{lp}}(z) = \frac{Y(z)}{X(z)} = \frac{1-z^{-32}}{1-z^{-1}} \tag{5.2.3}$$

其差分方程为

$$y(n) = y(n-1) + x(n) - x(n-32) \tag{5.2.4}$$

从原始信号中减去除以直流增益的低通滤波器的输出，得到的高通滤波器传递函数为

$$H_{\mathrm{hp}}(z) = \frac{Y(z)}{X(z)} = z^{-16} - \frac{H_{\mathrm{lp}}(z)}{32} \tag{5.2.5}$$

仿真代码

$$H_{\mathrm{hp}}(z) = \frac{-1 + 32z^{-16} - 32z^{-17} + z^{-32}}{32 - 32z^{-1}} \tag{5.2.6}$$

其差分方程为

$$y(n) = y(n-1) + \frac{1}{32} \cdot \left[-x(n) + 32x(n-16) - 32x(n-17) + x(n-32) \right] \tag{5.2.7}$$

高通滤波器频率响应曲线如图 5.7 所示。

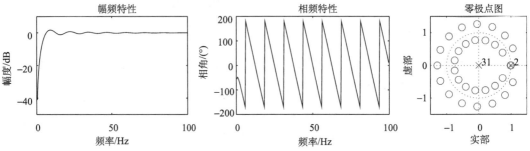

图 5.7 高通滤波器频率响应曲线（截止频率约为 5Hz，增益为 32dB）

由低通滤波器和高通滤波器组成的带通滤波器框图如图 5.8 所示。

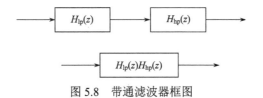

图 5.8 带通滤波器框图

带通滤波器系统函数为

$$H_{\mathrm{bp}}(z) = H_{\mathrm{lp}}(z) \cdot H_{\mathrm{hp}}(z) \tag{5.2.8}$$

系统时域卷积表达式为

$$h_{\mathrm{bp}}(n) = h_{\mathrm{lp}}(n) * h_{\mathrm{hp}}(n) \tag{5.2.9}$$

带通滤波器频率响应曲线如图 5.9 所示。

仿真代码

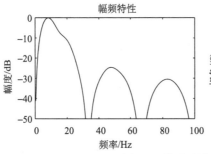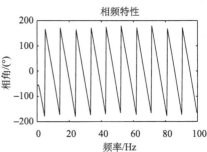

图 5.9 带通滤波器频率响应曲线

5.2.5 微分滤波器设计

信号滤波后，经过微分可得到 QRS 复波的斜率信号。五点微分的传递函数为

$$H(z) = 0.1 \cdot \left(2 + z^{-1} - z^{-3} - 2z^{-4}\right) \tag{5.2.10}$$

微分滤波器频率响应曲线如图 5.10 所示。

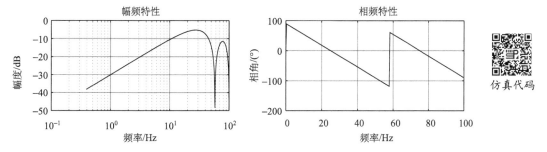

图 5.10　微分滤波器频率响应曲线

5.2.6 平方函数

在微分滤波以后，信号序列逐点平方，该运算是非线性操作，方程为

$$y(nT) = \left[x(nT)\right]^2 \tag{5.2.11}$$

该运算使信号数据点为正值，并且非线性地放大了微分处理器的输出，突出了信号中的高频分量(主要是 QRS 复波频率)。

5.2.7 滑动平均滤波器

对于 $f_s = 200\text{Hz}$ 滑动窗口长度 $N = 7$，传递函数为

$$H(z) = \frac{1}{7}\left(1 + z^{-1} + z^{-2} + z^{-3} + z^{-4} + z^{-5} + z^{-6}\right) \tag{5.2.12}$$

对于采样频率 $f_s > 200\text{Hz}$，则对应的滑动窗口长度为 $N = \text{Int}\left(7 \times \dfrac{f_s}{256}\right)$。滑动平均滤波器频率响应曲线如图 5.11 所示。

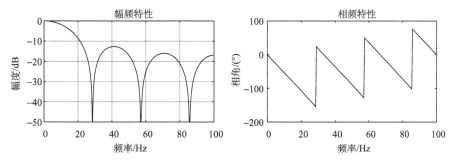

图 5.11　滑动平均滤波器频率响应曲线

为了克服高频噪声，再对结果采用 10 点的中值滤波器进行处理。中值滤波基本原理是：序列中一点的值用该点的一个区域中所有点值的中间值代替。

设有一个序列的区域为 $\{x_1(n), x_2(n), x_3(n), \cdots, x_N(n)\}$，将该区域序列进行排序，获得序列为 $\{x_{i1}(n) \leqslant x_{i2}(n) \leqslant x_{i3}(n) \leqslant \cdots \leqslant x_{iN}(n)\}$，则

$$y(n) = \mathrm{med}\{x_1(n), x_2(n), x_3(n), \cdots, x_N(n)\}$$
$$= \begin{cases} x_{i\frac{N+1}{2}}(n), & N\text{为奇数} \\ \dfrac{1}{2}\left[x_{i\frac{N}{2}}(n) + x_{i(\frac{N}{2}+1)}(n)\right], & N\text{为偶数} \end{cases} \tag{5.2.13}$$

5.2.8 设置阈值与周期识别

对于 BIT 数据库，可以设置阈值为 0.2，对于 5.2.7 节中的处理结果，大于该阈值的就判断为 QRS 群波。数据来自网络 http://www.physionet.org/physiobank/database/mitdb。

RR 周期识别的算法很多，5.3 节给出了 RR 周期识别的一种算法实例。

5.3 QRS 复波检测实例

图 5.12 为 ECG 原始信号和去除基线漂移后的信号，经过一系列处理的信号如图 5.13～图 5.15 所示，最终识别的结果如图 5.16 所示。

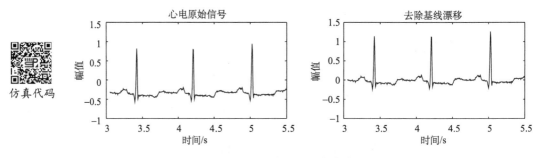

图 5.12 ECG 原始信号和去除基线漂移后的信号

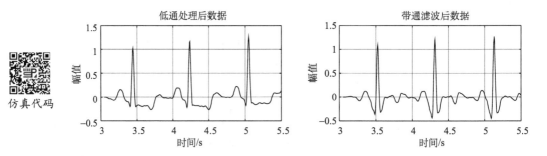

图 5.13 低通处理后和带通滤波后的 ECG 信号

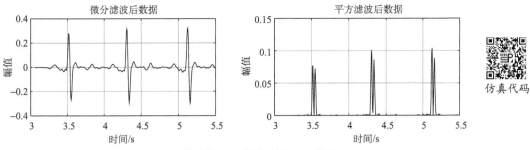

图 5.14 微分和平方滤波后的 ECG 信号

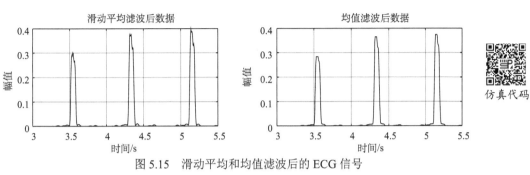

图 5.15 滑动平均和均值滤波后的 ECG 信号

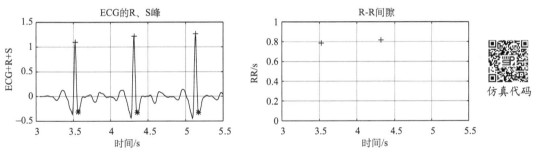

图 5.16 ECG 信号的 R-R 间隙识别结果

习　　题

5-1 编写计算机仿真代码，绘制下列序列的频谱特性：

$$X(z) = \frac{3z^2 + 0.1z + 0.87}{(z + 0.6)(z - 0.3)^2}$$

5-2 已知系统函数 $H(z) = z(z^2 + 1)$，收敛域为 $|z| > 1$。

(1) 该系统是否是因果的？为什么？

(2) 该系统是否是稳定的？为什么？

(3) 求单位取样响应 $h(n)$。

(4) 求实现该系统的差分方程。

(5) 该系统是否是线性的？为什么？

(6) 该系统是否是时不变的？为什么？

5-3 编写计算机仿真代码，实现 QRS 复波检测。

第 6 章　傅里叶变换

6.1　傅里叶变换的四种表示形式

傅里叶变换描述了以时间为自变量的序列与以频率为自变量的频谱之间的一种变换关系。根据自变量时间和频率取连续值或离散值的不同，就形成了不同形式的傅里叶变换对。

6.1.1　非周期的连续时间、连续频率——傅里叶变换

非周期连续时间信号 $x(t)$ 和它的频谱函数 $X(j\Omega)$ 构成的傅里叶变换对为

正变换
$$X(j\Omega) = \int_{-\infty}^{+\infty} x(t) e^{-j\Omega t} dt \tag{6.1.1}$$

反变换
$$x(t) = \frac{1}{2\pi} \int_{-\infty}^{+\infty} X(j\Omega) e^{j\Omega t} d\Omega \tag{6.1.2}$$

以连续时间矩形脉冲为例，时域和幅频特性曲线如图 6.1 所示。

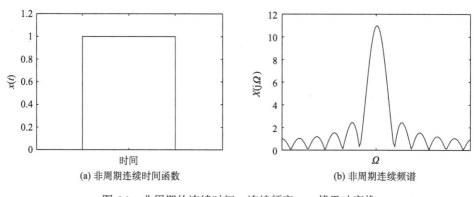

(a) 非周期连续时间函数　　　　　　　(b) 非周期连续频谱

图 6.1　非周期的连续时间、连续频率——傅里叶变换

6.1.2　周期的连续时间、离散频率——傅里叶级数

周期为 T_0 的连续时间信号 $x(t)$ 的傅里叶级数展开的系数为 $X(jk\Omega_0)$，构成的傅里叶变换对如下：

正变换
$$X(jk\Omega_0) = \frac{1}{T_0} \int_{-T_0/2}^{T_0/2} x(t) e^{-jk\Omega_0 t} dt \tag{6.1.3}$$

反变换
$$x(t) = \sum_{k=-\infty}^{+\infty} X(jk\Omega_0) e^{jk\Omega_0 t} \tag{6.1.4}$$

$X(jk\Omega_0)$ 是以角频率 Ω_0 为间隔的离散函数，形成频域的离散频谱，Ω_0 与时间信号的周期之间的关系为 $\Omega_0 = 2\pi F_0 = 2\pi/T_0$。

傅里叶级数将连续时间周期函数分解为无穷多个角频率为 Ω_0 整数倍的谐波，k 为各次谐波序号。其时域和幅频特性曲线如图 6.2 所示。

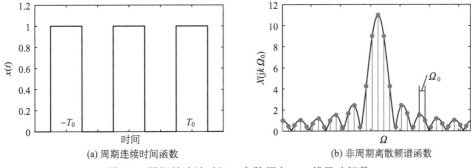

(a) 周期连续时间函数　　　　　　　(b) 非周期离散频谱函数

图 6.2　周期的连续时间、离散频率——傅里叶级数

6.1.3　非周期的离散时间、连续频率——序列的傅里叶变换

非周期离散时间信号的傅里叶变换就是序列的傅里叶变换，其变换对为

正变换
$$X\left(\mathrm{e}^{\mathrm{j}\omega}\right)=\sum_{n=-\infty}^{+\infty}x(n)\mathrm{e}^{-\mathrm{j}\omega n} \qquad (6.1.5)$$

反变换
$$x\left(n\right)=\frac{1}{2\pi}\int_{-\pi}^{\pi}X(\mathrm{e}^{\mathrm{j}\omega})\mathrm{e}^{\mathrm{j}\omega n}\mathrm{d}\omega \qquad (6.1.6)$$

式中，ω 是数字频率。

如果序列 $x(n)$ 是模拟信号 $x(t)$ 经过抽样得到的，抽样时间间隔为 T_s，抽样频率为 f_s，抽样角频率为 $\Omega_s=2\pi/T_s$，由于数字频率 ω 与模拟角频率 Ω 之间的关系为 $\omega=\Omega T$，因此抽样数字频率 $\omega_s=\Omega_s T_s$，则上面的变换对也可写成：

正变换
$$X(\mathrm{e}^{\mathrm{j}\Omega T})=\sum_{n=-\infty}^{+\infty}x(nT)\mathrm{e}^{-\mathrm{j}n\Omega T} \qquad (6.1.7)$$

反变换
$$x(nT)=\frac{1}{\Omega_s}\int_{-\Omega_s/2}^{\Omega_s/2}X(\mathrm{e}^{\mathrm{j}\Omega T})\mathrm{e}^{\mathrm{j}n\Omega T}\mathrm{d}\Omega \qquad (6.1.8)$$

仍以连续时间矩形脉冲为例：结果表明，时域的离散造成频域的周期延拓，而时域的非周期性对应于频域的连续性。其离散时间序列和幅频特性曲线如图 6.3 所示。

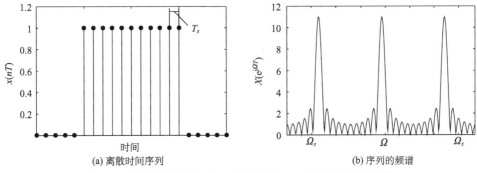

(a) 离散时间序列　　　　　　　　(b) 序列的频谱

图 6.3　非周期的离散时间、连续频率——序列的傅里叶变换

6.1.4 离散时间、离散频率——离散傅里叶变换

假如序列 $x(n)$ 是模拟信号 $x(t)$ 经过抽样得到的，抽样时间间隔为 T_s，则频率函数的周期为 $\Omega_s = 2\pi / T_s$；如果频率函数也是离散的，其抽样间隔为 Ω_0，则与时间函数的周期 T_0 关系为 $\Omega_0 = 2\pi / T_0$。当时间函数序列一个周期内的抽样点数为 N 时，有

$$N = \frac{T_0}{T_s} = \frac{\Omega_s}{\Omega_0} \tag{6.1.9}$$

式 (6.1.9) 表明在频域中频谱函数的一个周期内的抽样点数也为 N，即离散傅里叶变换的时间序列和频率序列的周期都是 N，可以得到表示一个周期内的常用的离散傅里叶变换对如下：

正变换
$$X(k) = \sum_{n=0}^{N-1} x(n) \mathrm{e}^{-\mathrm{j}\frac{2\pi}{N}nk} \tag{6.1.10}$$

反变换
$$x(n) = \frac{1}{N}\sum_{k=0}^{N-1} X(k) \mathrm{e}^{\mathrm{j}\frac{2\pi}{N}nk} \tag{6.1.11}$$

其离散时间序列和幅频特性曲线如图 6.4 所示。表 6.1 归纳总结了四种形式的傅里叶变换。

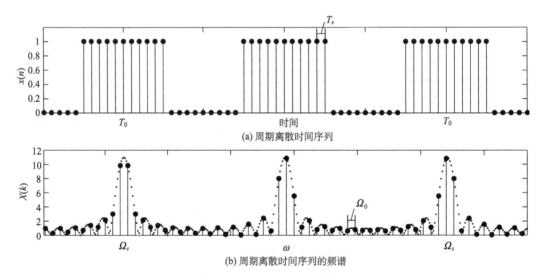

图 6.4 离散时间、离散频率——离散傅里叶变换

表 6.1 四种傅里叶变换形式归纳表

	时间函数	频率函数
傅里叶变换	连续和非周期	非周期和连续
傅里叶级数	连续和周期(T_0)	非周期和离散($\Omega_0 = 2\pi/T_0$)
序列的傅里叶变换	离散(T)和非周期	周期($\Omega_s = 2\pi/T$)和连续
离散傅里叶变换	离散(T)和周期(T_0)	周期($\Omega_s = 2\pi/T$)和离散($\Omega_0 = 2\pi/T_0$)

6.2 周期序列的离散傅里叶级数

6.2.1 周期序列

一个周期为 N 的周期序列 $\tilde{x}(n)$，对于所有 n 满足：$\tilde{x}(n)=\tilde{x}(n+kN)$，$k$ 为整数，N 为正整数。定义 $n=0$ 到 $N-1$ 为周期序列 $\tilde{x}(n)$ 的主值区间，而主值区间内的 N 个样本值组成的有限长序列称为 $\tilde{x}(n)$ 的主值序列。

对于一个长度为 N 的有限长序列 $x(n)$，如将其以 N 为周期进行周期性延拓，则可得

$$\tilde{x}(n)=\sum_{r=-\infty}^{+\infty}x(n+rN)=x\big((n)\big)_N=x\big(n[\mathrm{mod}\,N]\big) \tag{6.2.1}$$

由于周期序列不是绝对可和的，无论 z 取任何值，其 Z 变换都是不收敛的，即

$$\sum_{n=-\infty}^{+\infty}\big|\tilde{x}(n)\big|\big|z^{-n}\big|\to\infty \tag{6.2.2}$$

因此周期序列不能用 Z 变换法或傅里叶变换进行讨论。

周期延拓时，如果延拓的周期 N 与有限长序列的长度不同，序列可能会发生一定的变化，有可能产生混叠。信号周期延拓实例如下。

设一个长度为 M 的有限长序列 $x(n)$，表述如下：

$$x(n)=\begin{cases}x(n), & 0\leqslant n\leqslant M-1\\ 0, & n\text{为其他值}\end{cases} \tag{6.2.3}$$

以 N 为周期进行延拓，得到周期序列表述：

$$\tilde{x}_N(n)=\sum_{r=-\infty}^{+\infty}x(n+rN)=x\big((n)\big)_N \tag{6.2.4}$$

再取主值区间的序列为

$$x_N(n)=\tilde{x}_N(n)\cdot R_N(n) \tag{6.2.5}$$

序列 $x_N(n)$ 与 $x(n)$ 之间有下列关系：

(1) 若 $N\geqslant M$，则 $x_N(n)=x(n)$，如图 6.5 所示。

(2) 若 $N<M<2N$，则 $x_N(n)\begin{cases}\neq x(n), & 0\leqslant n\leqslant M-N-1\\ =x(n), & M-N\leqslant n\leqslant N-1\end{cases}$，如图 6.6 所示。

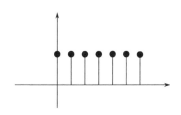

图 6.5　有限长序列示意图

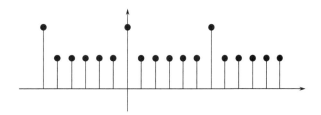

图 6.6　混叠时序列周期延拓示意图

6.2.2　离散傅里叶级数

令 $W_N = \mathrm{e}^{-\mathrm{j}\frac{2\pi}{N}}$，则离散傅里叶级数变换对可写成：

正变换
$$\tilde{X}(k) = \mathrm{DFS}\big[\tilde{x}(n)\big] = \sum_{n=0}^{N-1}\tilde{x}(n)\mathrm{e}^{-\mathrm{j}\frac{2\pi}{N}nk} = \sum_{n=0}^{N-1}\tilde{x}(n)W_N^{nk} \tag{6.2.6}$$

反变换
$$\tilde{x}(n) = \mathrm{IDFS}\big[\tilde{X}(k)\big] = \frac{1}{N}\sum_{k=0}^{N-1}\tilde{X}(k)\mathrm{e}^{\mathrm{j}\frac{2\pi}{N}nk} = \frac{1}{N}\sum_{n=0}^{N-1}\tilde{X}(k)W_N^{-nk} \tag{6.2.7}$$

离散傅里叶级数表明 $\tilde{X}(k)$ 是以 N 为周期的周期序列，其基波成分为 $\mathrm{e}^{\mathrm{j}\frac{2\pi}{N}n}$，$k$ 次谐波成分为 $\mathrm{e}^{\mathrm{j}\frac{2\pi}{N}nk}$，$\tilde{X}(k)$ 为 DFS 的 k 次谐波分量的复系数。由于 $\tilde{X}(k)$ 的周期性，当已知 $0 \rightarrow N-1$ 次谐波成分后，根据周期性就可以确定其余的谐波分量。因此，无论时域还是频域中都只有 N 个序列值是独立的。

傅里叶级数算子定义为
$$W_N^{kn} = \mathrm{e}^{-\mathrm{j}\frac{2\pi}{N}nk} \tag{6.2.8}$$

周期性
$$W_N^{kn} = W_N^{(k+N)n} = W_N^{k(n+N)} \tag{6.2.9}$$

对称性
$$W_N^{-kn} = \big(W_N^{kn}\big)^* = W_N^{(N-k)n} = W_N^{k(N-n)} \tag{6.2.10}$$

正交性
$$\sum_{k=0}^{N-1}W_N^{kn} = \begin{cases} N, & n = rN, r\text{为整数} \\ 0, & \text{其他}n \end{cases} \tag{6.2.11}$$

当 $N = rM$ 时，$W_N^r = W_{N/r}^1 = W_M^1$；另外，$W_N^0 = 1$，$W_N^{N/2} = -1$，$W_N^{N/4} = -\mathrm{j}$。

【例题 6.1】　已知序列 $x(n) = R_4(n)$，将 $x(n)$ 以 $N = 8$ 为周期进行周期延拓成 $\tilde{x}(n)$，求 $\tilde{x}(n)$ 的 DFS，并绘制出相应的结果。

【解】　解法 1：数值解
$$\tilde{X}(k) = \sum_{n=0}^{N-1}\tilde{x}(n)W_N^{nk} = \sum_{n=0}^{7}\tilde{x}(n)W_8^{nk} = \sum_{n=0}^{3}W_8^{nk} = 1 + \mathrm{e}^{-\mathrm{j}\frac{2\pi}{8}k} + \mathrm{e}^{-\mathrm{j}\frac{2\pi}{8}2k} + \mathrm{e}^{-\mathrm{j}\frac{2\pi}{8}3k}$$

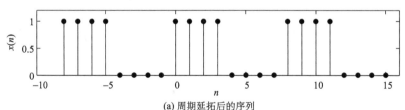

解法 2：公式解

(a) 周期延拓后的序列

(b) 傅里叶级数

图 6.7　周期延拓序列及傅里叶级数

$$\tilde{X}(0) = 4, \qquad \tilde{X}(1) = 1 - j\left(\sqrt{2} + 1\right), \qquad \tilde{X}(2) = 0, \qquad \tilde{X}(3) = 1 - j\left(\sqrt{2} - 1\right)$$

$$\tilde{X}(4) = 0, \qquad \tilde{X}(5) = 1 + j\left(\sqrt{2} - 1\right), \qquad \tilde{X}(6) = 0, \qquad \tilde{X}(7) = 1 + j\left(\sqrt{2} + 1\right)$$

结果如图 6.7 所示。

6.2.3 周期卷积特性

两个周期都为 N 的周期序列 $\tilde{x}_1(n)$ 和 $\tilde{x}_2(n)$ ，它们卷积的结果也是周期为 N 的周期序列，即

$$\tilde{y}(n) = \sum_{m=0}^{N-1} \tilde{x}_1(m)\tilde{x}_2(n-m) \tag{6.2.12}$$

式中，m 的取值由 $0 \sim (N-1)$ ，因此称为周期卷积。

周期序列 $\tilde{x}_1(n)$ 和 $\tilde{x}_2(n)$ 的周期为 $N = 6$ ，其周期卷积示意图如图 6.8 所示。

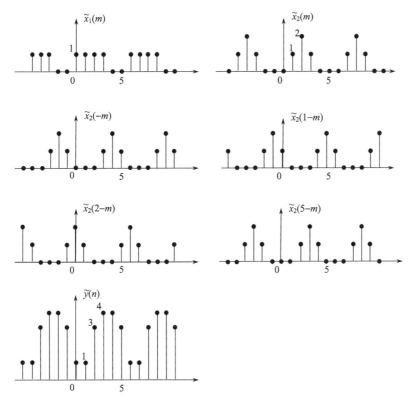

图 6.8 两个周期序列（$N = 6$）的周期卷积过程

1. 时域卷积特性

周期卷积与 DFS 的关系如下。

设

$$\tilde{X}_1(k) = \mathrm{DFS}\left[\tilde{x}_1(n)\right] \tag{6.2.13}$$

$$\tilde{X}_2(k) = \mathrm{DFS}\left[\tilde{x}_2(n)\right] \tag{6.2.14}$$

$$\tilde{Y}(k) = \mathrm{DFS}\left[\tilde{y}(n)\right] \tag{6.2.15}$$

若

$$\tilde{y}(n) = \sum_{m=0}^{N-1} \tilde{x}_1(m)\tilde{x}_2(n-m) \tag{6.2.16}$$

式(6.2.17)证明

则有

$$\tilde{Y}(k) = \tilde{X}_1(k) \cdot \tilde{X}_2(k) \tag{6.2.17}$$

【例题 6.2】 已知序列 $x_1(n) = R_4(n)$，$x_2(n) = (n+1)R_5(n)$ 分别将序列以 6 为周期延拓成周期序列 $\tilde{x}_1(n)$ 和 $\tilde{x}_2(n)$，编写仿真代码求这两个周期序列的周期卷积和。

求解示意图及
仿真代码

【解】 表 6.2 给出了利用表格法求圆周卷积的情况。

表 6.2　表格法圆周卷积表

n/m	⋯	−4	−3	−2	−1	0	1	2	3	4	5	6	7	⋯	
$\tilde{x}_1(n/m)$	⋯	1	1	0	0	1	1	1	1	0	0	1	1	⋯	
$\tilde{x}_2(n/m)$	⋯	3	4	5	0	1	2	3	4	5	0	1	2	⋯	$\tilde{y}(n)$
$\tilde{x}_2(-m)$	⋯	5	4	3	2	1	0	5	4	3	2	1	0	⋯	10
$\tilde{x}_2(1-m)$	⋯	0	5	4	3	2	1	0	5	4	3	2	1	⋯	8
$\tilde{x}_2(2-m)$	⋯	1	0	5	4	3	2	1	0	5	4	3	2	⋯	6
$\tilde{x}_2(3-m)$	⋯	2	1	0	5	4	3	2	1	0	5	4	3	⋯	10
$\tilde{x}_2(4-m)$	⋯	3	2	1	0	5	4	3	2	1	0	5	4	⋯	14
$\tilde{x}_2(5-m)$	⋯	4	3	2	1	0	5	4	3	2	1	0	5	⋯	12

2. 频域卷积特性

对于时域周期序列的乘积，同样对应于频域的周期卷积。

若

$$\tilde{y}(n) = \tilde{x}_1(n) \cdot \tilde{x}_2(n) \tag{6.2.18}$$

式(6.2.18)证明

则

$$\tilde{Y}(k) = \mathrm{DFS}\left[\tilde{y}(n)\right] = \frac{1}{N}\sum_{l=0}^{N-1} \tilde{X}_1(l)\tilde{X}_2(k-l) \tag{6.2.19}$$

6.3　离散傅里叶变换

由于长度为 N 的有限长序列可以看作周期是 N 的周期序列的一个周期，因此利用 DFS 计算周期序列的一个周期，就可以得到有限长序列的离散傅里叶变换。

设 $x(n)$ 是长度为 N 的有限长序列，可以把它看作以 N 为周期的周期序列 $\tilde{x}(n)$ 的一个主周期，而将 $\tilde{x}(n)$ 看作 $x(n)$ 以 N 为周期进行周期延拓得到，即

$$x(n) = \begin{cases} \tilde{x}(n), & 0 \leqslant n \leqslant N-1 \\ 0, & \text{其他} \end{cases} = \tilde{x}(n) \cdot R_N(n) \tag{6.3.1}$$

同理

$$\tilde{X}(k) = X((k))_N \tag{6.3.2}$$

$$X(k) = \tilde{X}(k) \cdot R_N(k) \tag{6.3.3}$$

离散傅里叶变换的正变换定义为

$$X(k) = \tilde{X}(k) \cdot R_N(k) = \left\{ \text{DFS}\left[\tilde{x}(n)\right] \right\} \cdot R_N(k)$$

$$= \left[\sum_{n=0}^{N-1} x((n))_N W_N^{nk} \right] \cdot R_N(k) = \sum_{n=0}^{N-1} x(n) W_N^{nk}, \quad 0 \leqslant k \leqslant N-1 \tag{6.3.4}$$

反变换定义为

$$x(n) = \tilde{x}(n) \cdot R_N(n) = \left\{ \text{IDFS}\left[\tilde{X}(k)\right] \right\} \cdot R_N(n)$$

$$= \left[\frac{1}{N} \sum_{k=0}^{N-1} X((k))_N W_N^{-nk} \right] \cdot R_N(n) = \frac{1}{N} \sum_{k=0}^{N-1} X(k) W_N^{-nk}, \quad 0 \leqslant n \leqslant N-1 \tag{6.3.5}$$

注意：长度为 N 的有限长序列可通过补零增长成为长度为 N_1 的有限长序列

$$x(n) = \begin{cases} x(n), & 0 \leqslant n \leqslant N-1 \\ 0, & \text{其他} \end{cases} \tag{6.3.6}$$

$$x_1(n) = \begin{cases} x(n), & 0 \leqslant n \leqslant N-1 \\ 0, & N \leqslant n \leqslant N_1-1 \\ 0, & \text{其他} \end{cases} \tag{6.3.7}$$

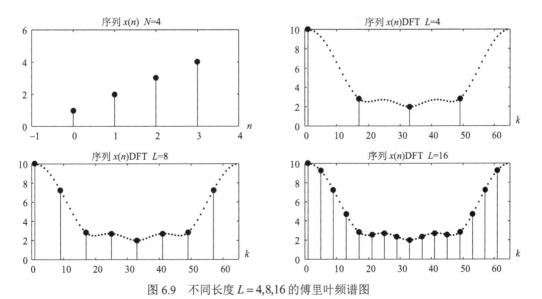

图 6.9 不同长度 $L = 4,8,16$ 的傅里叶频谱图

$$X_1(k) = \text{DFT}\left[x_1(n)\right] = \sum_{n=0}^{N_1-1} x_1(n) W_{N_1}^{kn} = \sum_{n=0}^{N-1} x(n) W_{N_1}^{kn} \tag{6.3.8}$$

【例题 6.3】 已知序列 $x(n) = \{1,2,3,4\}$，求序列的 4 点，8 点，16 点 DFT，并分析序列补零以后频谱的改变情况。

仿真代码

【解】 结果如图 6.9 所示。

序列增加点数，频谱没有发生改变。但是频谱的分辨率提高了。当点数变为无穷时，即成为模拟信号的傅里叶变换。

6.4 离散傅里叶变换的性质

假定 $x_1(n)$ 和 $x_2(n)$ 都是 N 点的有限长序列，有

$$X_1(k) = \text{DFT}\left[x_1(n)\right] \tag{6.4.1}$$

$$X_2(k) = \text{DFT}\left[x_2(n)\right] \tag{6.4.2}$$

6.4.1 线性

若两个有限长序列 $x_1(n)$ 和 $x_2(n)$ 的线性组合为

$$x_3(n) = ax_1(n) + bx_2(n) \tag{6.4.3}$$

则有

$$\text{DFT}\left[ax_1(n) + bx_2(n)\right] = aX_1(k) + bX_2(k) \tag{6.4.4}$$

式中，a,b 为任意常数。

说明：(1)若 $x_1(n)$ 和 $x_2(n)$ 的长度均为 N，则 $x_3(n)$ 的长度为 N。

(2)若 $x_1(n)$ 和 $x_2(n)$ 的长度不等，$x_1(n)$ 的长度为 N_1，$x_2(n)$ 的长度为 N_2，则 $x_3(n)$ 的长度为 $N = \max[N_1, N_2]$，离散傅里叶变换的长度必须按 N 来计算。

6.4.2 序列的圆周移位

有限长序列 $x(n)$ 的圆周移位是以它的长度 N 为周期，将其延拓成周期序列 $\tilde{x}(n)$，并将周期序列进行移位，然后取主值区间（$n = 0$ 到 $N-1$）上的序列值。因而一个有限长序列的右圆周移位定义为

$$x\left((n-m)\right)_N R_N(n) = \tilde{x}(n-m) R_N(n) \tag{6.4.5}$$

(1)时域移位定理。

$$\text{DFT}\left[x(n-m)\right] = \text{DFT}\left[x\left((n-m)\right)_N R_N(n)\right] = W_N^{mk} X(k) \tag{6.4.6}$$

【证明】 由周期序列的时域移位性质

$$\text{DFS}\left[\tilde{x}(n-m)\right] = W_N^{mk} \tilde{X}(k) \tag{6.4.7}$$

由于有限长序列的 DFT 就是周期序列 DFS 在频域中的主值序列，有

$$\text{DFT}\left[x(n-m)\right] = \text{DFS}\left[\tilde{x}(n-m)\right] R_N(k) = W_N^{mk} \tilde{X}(k) \tag{6.4.8}$$

（2）频域移位定理。

若

$$X(k) = \mathrm{DFT}\big[x(n)\big] \tag{6.4.9}$$

则

$$\mathrm{IDFT}\Big[X\big((k-l)\big)_N R_N(n)\Big] = W_N^{-nl} x(n) \tag{6.4.10}$$

上式称为频率移位定理，也称为调制定理，此定理说明时域序列的调制等效于频域的圆周移位。示意图如图 6.10 所示。

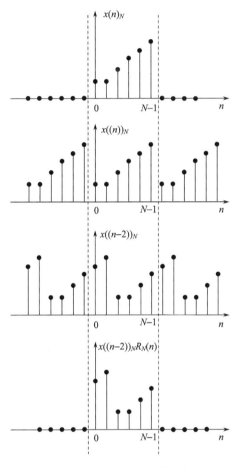

图 6.10　序列的圆周移位示意图

6.4.3　共轭对称性

由于 DFT 运算量很大，在实际应用中应尽可能减少傅里叶变换的次数。采用序列的共轭对称性，可以有效减少运算量。序列的傅里叶变换的对称性质中提到，任意序列可表示成 $x_e(n)$ 和 $x_o(n)$ 之和：

$$x(n) = x_e(n) + x_o(n) \tag{6.4.11}$$

其中，$x_e(n)$ 为共轭偶对称序列，$x_o(n)$ 为共轭奇对称序列，定义为

$$x_e(n) = x_e^*(-n) = \frac{1}{2}\left[x(n) + x^*(-n)\right] \tag{6.4.12}$$

$$x_o(n) = -x_o^*(-n) = \frac{1}{2}\left[x(n) - x^*(-n)\right] \tag{6.4.13}$$

对于周期序列 $\tilde{x}(n)$ 的圆周共轭偶对称序列和圆周共轭奇对称序列如下：

$$\tilde{x}_e(n) = \frac{1}{2}\left[\tilde{x}(n) + \tilde{x}^*(-n)\right] \tag{6.4.14}$$

$$\tilde{x}_o(n) = \frac{1}{2}\left[\tilde{x}(n) - \tilde{x}^*(-n)\right] \tag{6.4.15}$$

其中，$\tilde{x}(n) = x\big((n)\big)_N$，$\tilde{x}^*(-n) = x^*\big((N-n)\big)_N$。

圆周共轭对称序列示意图如图 6.11 所示。

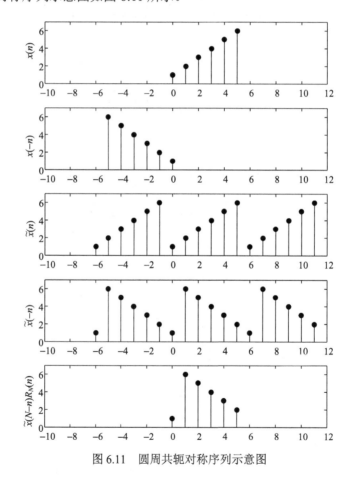

图 6.11　圆周共轭对称序列示意图

同样可以证明

$$\tilde{x}_e(n) = \tilde{x}_e^*(-n)，\quad \tilde{x}_o(n) = -\tilde{x}_o^*(-n)$$

则有限长序列的圆周共轭对称分量和圆周共轭反对称分量定义为

$$x_{ep}(n) = \tilde{x}_e(n) \cdot R_N(n) = \frac{1}{2}\left[x((n))_N + x^*((N-n))_N\right] \cdot R_N(n) \tag{6.4.16}$$

$$x_{op}(n) = \tilde{x}_o(n) \cdot R_N(n) = \frac{1}{2}\left[x((n))_N - x^*((N-n))_N\right] \cdot R_N(n) \tag{6.4.17}$$

证明

由于满足 $\tilde{x}(n) = \tilde{x}_e(n) + \tilde{x}_o(n)$，有

$$x(n) = \tilde{x}(n) \cdot R_N(n) = \left[\tilde{x}_e(n) + \tilde{x}_o(n)\right] \cdot R_N(n) = x_{ep}(n) + x_{op}(n) \tag{6.4.18}$$

【例题 6.4】 设 $x_1(n)$ 和 $x_2(n)$ 都是实数序列，用一次 DFT 运算，试求 $X_1(k)$ 和 $X_2(k)$。

【解】 先利用这两个实数序列构成复序列，有

$$y(n) = x_1(n) + jx_2(n)$$

$$\text{DFT}\left[y(n)\right] = Y(k) = \text{DFT}\left[x_1(n)\right] + j\text{DFT}\left[x_2(n)\right] = X_1(k) + jX_2(k)$$

又

$$x_1(n) = \text{Re}\left[y(n)\right]$$

故

$$X_1(k) = \text{DFT}\left\{\text{Re}\left[y(n)\right]\right\} = \text{DFT}\left\{\frac{1}{2}\left[y(n) + y^*(n)\right]\right\} = \frac{1}{2}\left[Y(k) + Y^*(N-k)\right] = Y_{ep}(k)$$

同理

$$x_2(n) = \text{Im}\left[y(n)\right]$$

故

$$X_2(k) = \text{DFT}\left\{\text{Im}\left[y(n)\right]\right\} = \text{DFT}\left\{\frac{1}{2j}\left[y(n) - y^*(n)\right]\right\} = \frac{1}{2j}\left[Y(k) - Y^*(N-k)\right] = \frac{1}{j}Y_{op}(k)$$

因此可以用一次 DFT 计算出 $Y(k)$，利用循环移位求出 $Y^*(N-k)$，然后用上面的公式计算出 $X_1(k)$ 和 $X_2(k)$。

6.4.4 圆周卷积

1. 时域圆周卷积

设 $x_1(n)$ 和 $x_2(n)$ 都是 N 点的有限长序列，有

$$X_1(k) = \text{DFT}\left[x_1(n)\right] \tag{6.4.19}$$

$$X_2(k) = \text{DFT}\left[x_2(n)\right] \tag{6.4.20}$$

若

$$Y(k) = X_1(k) \cdot X_2(k) \tag{6.4.21}$$

则

$$y(n) = \text{IDFT}\left[Y(k)\right] = \left[\sum_{m=0}^{N-1} x_1(m) x_2((n-m))_N\right] R_N(n)$$

$$= \left[\sum_{m=0}^{N-1} x_2(m) x_1((n-m))_N\right] R_N(n) \tag{6.4.22}$$

此卷积过程与周期卷积和的过程是一致的，只不过这里要取结果的主值序列。公式中的 $x_2\big((n-m)\big)_N$ 只在 $0 \leqslant n-m \leqslant N-1$ 范围内取值，因而是圆周移位，因此这个卷积和称为圆周卷积和。

2. 频域圆周卷积

利用时域与频域的对称性，得到频域圆周卷积定理。

若

$$y(n) = x_1(n) \cdot x_2(n) \tag{6.4.23}$$

则

$$\begin{aligned}
Y(k) = \mathrm{DFT}\big[y(n)\big] &= \frac{1}{N}\left[\sum_{l=0}^{N-1} X_1(l) X_2\big((k-l)\big)_N\right] R_N(k) \\
&= \frac{1}{N}\left[\sum_{l=0}^{N-1} X_2(l) X_1\big((k-l)\big)_N\right] R_N(k)
\end{aligned} \tag{6.4.24}$$

3. 圆周相关定理

若

$$R_{xy}(k) = X(k) \cdot Y^*(k) \tag{6.4.25}$$

则

$$\begin{aligned}
r_{xy}(m) = \mathrm{IDFT}\big[R_{xy}(k)\big] &= \left[\sum_{n=0}^{N-1} x(n) y^*\big((n-m)\big)_N\right] R_N(n) \\
&= \left[\sum_{n=0}^{N-1} y^*(n) x\big((n+m)\big)_N\right] R_N(n)
\end{aligned} \tag{6.4.26}$$

6.4.5 用圆周卷积求线性卷积

用圆周卷积求
线性卷积推导
过程

如果信号 $x(n)$ 和单位抽样响应 $h(n)$ 都是有限长序列，那么是否能用圆周卷积的运算来代替线性卷积运算呢？下面就这个问题加以讨论：设 $x_1(n)$ 是 N_1 点的有限长序列，$x_2(n)$ 是 N_2 点的有限长序列。

(1) $x_1(n)$ 和 $x_2(n)$ 的线性卷积：

$$y_l(n) = \sum_{m=-\infty}^{+\infty} x_1(m) x_2(n-m) = \sum_{m=0}^{N-1} x_1(m) x_2(n-m) \tag{6.4.27}$$

$x_1(m)$ 的非零区间为 $0 \leqslant m \leqslant N_1-1$，$x_2(n-m)$ 的非零区间为 $0 \leqslant n-m \leqslant N_2-1$，将两个不等式相加，得到 $0 \leqslant n \leqslant N_1+N_2-2$。

(2) $x_1(n)$ 和 $x_2(n)$ 的圆周卷积：假设 $x_1(n)$ 和 $x_2(n)$ 进行 L 圆周卷积，$L > \max(N_1, N_2)$，再讨论 L 等于何值时，圆周卷积才能代表线性卷积。将两个序列都补零为长度为 L 点的序列，即

$$x_1(n) = \begin{cases} x_1(n), & 0 \leqslant n \leqslant N_1-1 \\ 0, & N_1 \leqslant n \leqslant L-1 \end{cases} \tag{6.4.28}$$

$$x_2(n) = \begin{cases} x_2(n), & 0 \leqslant n \leqslant N_2-1 \\ 0, & N_2 \leqslant n \leqslant L-1 \end{cases} \tag{6.4.29}$$

则

$$y(n) = \left[\sum_{m=0}^{L-1} x_1(m) x_2\big((n-m)\big)_L \right] R_L(n) \tag{6.4.30}$$

将任一序列(这里采用 $x_2(n)$)变成 L 点周期延拓序列，即

$$\tilde{x}_2(n) = x_2\big((n)\big)_L = \sum_{r=-\infty}^{+\infty} x_2(n+rL) \tag{6.4.31}$$

$$y(n) = \left[\sum_{m=0}^{L-1} x_1(m) x_2\big((n-m)\big)_L \right] R_L(n) = \left[\sum_{m=0}^{L-1} x_1(m) \sum_{r=-\infty}^{+\infty} x_2(n+rL-m) \right] R_L(n)$$

$$= \left[\sum_{r=-\infty}^{+\infty} \sum_{m=0}^{L-1} x_1(m) x_2(n+rL-m) \right] R_L(n) = \left[\sum_{r=-\infty}^{+\infty} y_l(n+rL) \right] R_L(n) \tag{6.4.32}$$

因此 L 点的圆周卷积 $y(n)$ 是线性卷积 $y_1(n)$ 以 L 为周期的周期延拓序列的主值序列。

结论：若 $L \geqslant N_1 + N_2 - 1$，则 L 点圆周卷积能代表线性卷积。

不同点数圆周卷积示意图如图 6.12 所示。

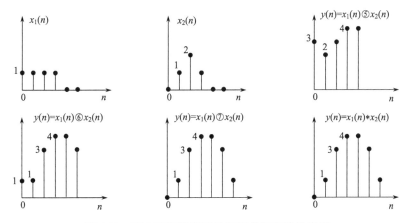

图 6.12　两个有限长序列的圆周卷积和线性卷积

6.4.6　线性卷积求解方法总结

时域直接求解法

$$y(n) = x(n) * h(n) = \sum_{m=-\infty}^{+\infty} x(m) h(n-m) \tag{6.4.33}$$

Z 变换法

$$X(z) = \mathrm{ZT}\big[x(n)\big], \quad H(z) = \mathrm{ZT}\big[h(n)\big]$$

$$y(n) = \mathrm{IZT}\big[Y(z)\big] = \mathrm{IZT}\big[X(z) \cdot H(z)\big]$$

DFT 法

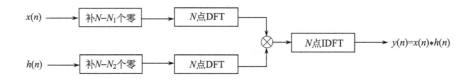

6.5 频域采样

6.5.1 DFT 与 Z 变换

一个有限长序列 $x(n)$，满足收敛条件，所以有

$$X(z) = \sum_{n=0}^{N-1} x(n) z^{-n} \qquad (6.5.1)$$

令 $z = \mathrm{e}^{\mathrm{j}\omega}$，式 (6.5.1) 得

$$X(\mathrm{e}^{\mathrm{j}\omega}) = \sum_{n=0}^{N-1} x(n) \mathrm{e}^{-\mathrm{j}\omega n} \qquad (6.5.2)$$

$$X(k) = \sum_{n=0}^{N-1} x(n) W_N^{kn} = \sum_{n=0}^{N-1} x(n) \mathrm{e}^{-\mathrm{j}\frac{2\pi}{N} nk} \qquad (6.5.3)$$

$$X(k) = X(z)\big|_{z=\mathrm{e}^{\mathrm{j}\frac{2\pi}{N}k}} = X(\mathrm{e}^{\mathrm{j}\omega})\big|_{\omega=\frac{2\pi}{N}k} \qquad (6.5.4)$$

6.5.2 抽样 Z 变换——频域抽样理论

时域抽样定理：在满足奈奎斯特定理条件下，时域抽样信号可以不失真地还原连续信号。

任意绝对可和的非周期序列 $x(n)$，其 Z 变换

$$X(z) = \sum_{n=0}^{N-1} x(n) z^{-n}$$

对 $X(z)$ 在单位圆上 N 点等间隔抽样，得周期序列：

$$\tilde{X}(k) = X(z)\big|_{z=W_N^{-k}} = \sum_{n=-\infty}^{\infty} x(n) W_N^{kn} \qquad (6.5.5)$$

分析：$\tilde{X}(k)$ 和 $x(n)$ 如何才能一一对应。

令 $\tilde{x}_N(n)$ 为 $\tilde{X}(k)$ 的 IDFS：

$$\tilde{x}_N(n) = \mathrm{IDFS}\left[\tilde{X}(k)\right] = \frac{1}{N}\sum_{k=0}^{N-1}\tilde{X}(k) W_N^{-kn} = \frac{1}{N}\sum_{k=0}^{N-1}\left[\sum_{m=-\infty}^{+\infty} x(m) W_N^{km}\right] W_N^{-kn}$$

$$= \sum_{m=-\infty}^{+\infty} x(m)\left[\frac{1}{N}\sum_{k=0}^{N-1} W_N^{(m-n)k}\right] = \sum_{r=-\infty}^{+\infty} x(n+rN) \qquad (6.5.6)$$

$$\frac{1}{N}\sum_{k=0}^{N-1} W_N^{(m-n)k} = \begin{cases} 1, & m = n + rN\ (r \text{为任意整数}) \\ 0, & \text{其他} m \end{cases} \qquad (6.5.7)$$

由频域抽样序列 $\tilde{X}(k)$ 还原得到的周期序列是原非周期序列 $x(n)$ 的周期延拓序列，其周期为频域抽样点数 N。所以时域抽样造成频域周期延拓。同样，频域抽样造成时域周期延拓。

$x(n)$ 为无限长序列——混叠失真；$x(n)$ 为有限长序列，长度为 M。$N \geqslant M$，不失真；$N < M$，混叠失真。

频率采样定理：若序列长度为 M，则只有当频域采样点数：$N \geqslant M$ 时，才有

$$\tilde{x}_N(n) R_N(n) = \mathrm{IDFS}\left[\tilde{X}(k)\right] R_N(n) = x(n)$$

即可由频域采样 $X(k)$ 不失真地恢复原信号 $x(n)$，否则产生时域混叠现象。

6.5.3 内插公式

用频域采样 $X(k)$ 表示 $X(z)$ 的内插公式。

M 点有限长序列 $x(n)$，频域 N 点等间隔抽样，且 $N \geqslant M$。

$$X(z) = \sum_{n=0}^{M-1} x(n) z^{-n} = \sum_{n=0}^{N-1} x(n) z^{-n} = \sum_{n=0}^{N-1}\left[\frac{1}{N}\sum_{k=0}^{N-1} X(k) W_N^{-nk}\right] z^{-n} = \frac{1}{N}\sum_{k=0}^{N-1} X(k)\left[\sum_{n=0}^{N-1} W_N^{-nk} z^{-n}\right]$$

$$= \frac{1}{N}\sum_{k=0}^{N-1} X(k)\frac{1 - W_N^{-Nk} z^{-N}}{1 - W_N^{-k} z^{-1}} = \frac{1 - z^{-N}}{N}\sum_{k=0}^{N-1}\frac{X(k)}{1 - W_N^{-k} z^{-1}} \tag{6.5.8}$$

内插公式：

$$X(z) = \frac{1 - z^{-N}}{N}\sum_{k=0}^{N-1}\frac{X(k)}{1 - W_N^{-k} z^{-1}} \tag{6.5.9}$$

内插函数：

$$\Phi_k(z) = \frac{1}{N}\cdot\frac{1 - z^{-N}}{1 - W_N^{-k} z^{-1}} \tag{6.5.10}$$

则内插公式简化为

$$X(z) = \sum_{k=0}^{N-1} X(k)\Phi_k(z) \tag{6.5.11}$$

零点：

$$z = \mathrm{e}^{\mathrm{j}\frac{2\pi}{N} r}, \qquad r = 1, 2, \cdots, N-1 \tag{6.5.12}$$

极点：

$$z = \mathrm{e}^{\mathrm{j}\frac{2\pi}{N} k}, \qquad k = 1, 2, \cdots, N-1 \tag{6.5.13}$$

$z=1$ 处，零极点重合，所以既非零点也非极点。

$$z = 0, \qquad N-1 \text{ 阶重极点} \tag{6.5.14}$$

用频域采样 $X(k)$ 表示 $X(\mathrm{e}^{\mathrm{j}\omega})$ 的内插公式

$$X\left(\mathrm{e}^{\mathrm{j}\omega}\right) = X(z)\big|_{z=\mathrm{e}^{\mathrm{j}\omega}} = \sum_{k=0}^{N-1} X(k)\Phi_k\left(\mathrm{e}^{\mathrm{j}\omega}\right) \tag{6.5.15}$$

$$\Phi_k\left(\mathrm{e}^{\mathrm{j}\omega}\right)=\Phi_k\left(z\right)\big|_{z=\mathrm{e}^{\mathrm{j}\omega}}=\frac{1}{N}\cdot\frac{\sin\left[N\left(\dfrac{\omega}{2}-\dfrac{\pi}{N}k\right)\right]}{\sin\left(\dfrac{\omega}{2}-\dfrac{\pi}{N}k\right)}\cdot\mathrm{e}^{\mathrm{j}\frac{\pi}{N}k(N-1)}\mathrm{e}^{-\mathrm{j}\frac{N-1}{2}\omega} \tag{6.5.16}$$

内插函数：

$$\Phi\left(\omega\right)=\frac{1}{N}\cdot\frac{\sin\left(\omega N/2\right)}{\sin\left(\omega/2\right)}\mathrm{e}^{-\mathrm{j}\left(\frac{N-1}{2}\right)\omega} \tag{6.5.17}$$

内插函数的幅频特性和相频特性如图 6.13 所示。
内插公式：

$$X\left(\mathrm{e}^{\mathrm{j}\omega}\right)=\sum_{k=0}^{N-1}X\left(k\right)\Phi\left(\omega-\frac{2\pi}{N}k\right) \tag{6.5.18}$$

$$\Phi\left(\omega-\frac{2\pi}{N}k\right)=\begin{cases}1,&\omega=\dfrac{2\pi}{N}k=\omega_k\\[2mm]0,&\omega=\dfrac{2\pi}{N}i=\omega_i,\quad i\neq k\end{cases} \tag{6.5.19}$$

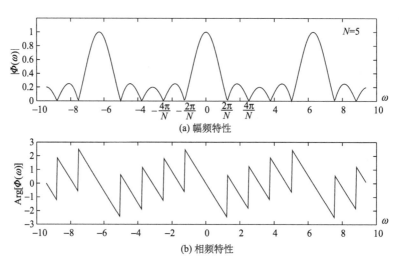

图 6.13　内插函数的幅频特性和相频特性

6.6　脑电 α、β、θ、δ 波段的提取

6.6.1　技术原理

脑电波 (Electroencephalogram，EEG) 是大量神经元同步发生的突触后电位总和，是脑神经细胞的电生理活动在大脑皮层或头皮表面的总体反映。脑电波可以通过专用的脑电记录仪进行采集。在许多脑电研究中，研究者一般提取 δ(0.5～3Hz)、θ(4～7Hz)、α(8～13Hz)、 β（14～30Hz）四个重要的脑电波段进行分析。但这并不代表脑电仅由这四个波段组成，研究表明在觉醒并专注于某一事时，常可见一种频率较 β 波更高的 γ 波，其频率为 30～80Hz，波幅范围不定；而在睡眠时还可出现另一些波形较为特殊的正常脑电波，如驼峰波、σ 波、λ 波、κ-复合波、μ 波等。脑电波是脑科学的基础理论研究，脑电波监测广泛运用于临床实践中，例如老年人群退行性疾病的早期检验和诊断。

科学研究发现，上述 δ、θ、α、β 脑电波对应大脑的四种不同状态。δ 波：深度睡眠脑波状态。当人的大脑频率处于 δ 波时，为深度睡眠、无意识状态。人的睡眠品质好坏与否与 δ 波有非常直接的关系。θ 波：深度放松、无压力的潜意识状态。当人的大脑频率处于 θ 波时，人的意识中断，身体深沉放松，对于外界的信息呈现高度的受暗示状态，即被催眠状态。θ 波对触发深沉记忆、强化长期记忆等帮助极大。α 波：学习与思考的最佳脑波状态。当人的大脑频率处于 α 波时，人的意识清醒，但身体却是放松的，它提供意识与潜意识的"桥梁"。α 波被认为是人们学习与思考的最佳脑波状态。β 波：紧张、压力、脑疲劳时的脑波状态。人清醒时，大部分时间大脑频率处于 β 波状态。随着 β 波的增加，身体逐渐呈紧张状态，削减了体内免疫系统能力，能量消耗加剧，易疲倦。适当的 β 波对注意力提升以及认知行为的发展有积极作用。

从脑电波中提取上述几个波段的方法有许多种，这里采用快速傅里叶变换（FFT）的方法对上述四个波段进行提取。

6.6.2 仿真结果

首先采集或者从网上下载 EEG 信号，这里以某一个通道为例进行分析，其他通道的分析方法类似。作为工程实际应用，需要关注 EEG 时域信号的点数，然后是采样频率，由这两个参数获得信号持续的时间。然后根据 EEG 信号的特点，选择合适的点数进行 DFT 变换，获得 $X(k)$，通过采样频率，确定频域横轴所对应的频率。本例使用矩形窗的理想带通滤波器直接截取四种波形的频段，获得相应的时域信号 $X_{\alpha\beta\delta\theta}(k)$。最后对各个频段进行傅里叶反变换，获得对应频段的时域信号 $x_{\alpha\beta\delta\theta}(n)$，通过与采样频率的关系获得与时间相关的序列。分析流程图如图 6.14 所示。

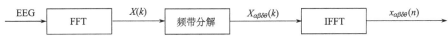

图 6.14　脑电信号的分析流程图

本例的采样频率为 256Hz，选择了长度为 4s 的时域信号，对其进行 FFT。时域信号和对应的频域信号如图 6.15 所示。

采用理想的矩形窗带通函数，直接处理图 6.15 的频谱，分别获得如图 6.16 所示的四个脑电频段的频谱。

对图 6.16 所示的四个频段频谱进行傅里叶反变换，获得如图 6.17 的 δ、θ、α、β 脑电波信号。图中可以明显看出，频率越高的信号在时域中的震荡越显著。

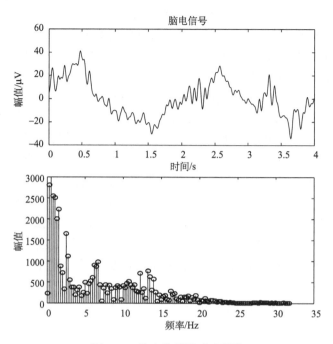

图 6.15　脑电信号及对应频谱

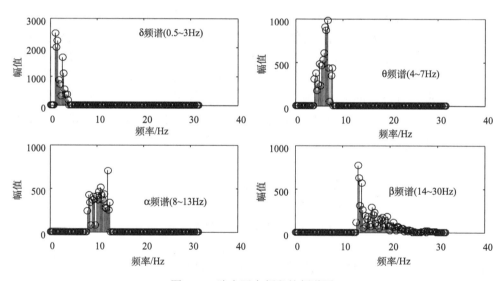

图 6.16　脑电四个频段的频谱图

　　本实验调用了信号处理工具箱中的 fft.m 文件,用于把脑电信号从时域转化到频域,以便对不同波段频率对应的脑电信号进行滤波提取。

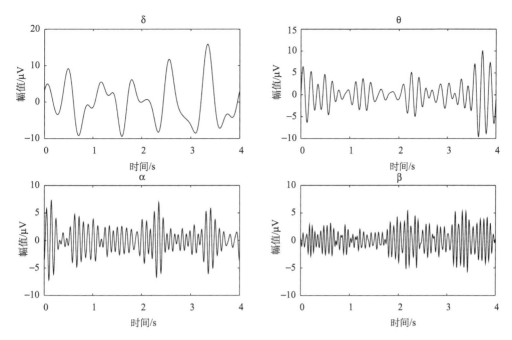

图 6.17　脑电四个频段的时域信号

习　题

6-1　已知 $x(n)=\{14,12,10,8,6,10\}$ 是周期为 6 的序列，试求 DFS 的系数。

6-2　设

$$x(n)=\begin{cases}n+1, & 0\leqslant n\leqslant 4\\ 0, & \text{其他}\end{cases}$$

$$h(n)=R_4(n-2)$$

令 $\tilde{x}(n)=x((n))_6$，$\tilde{h}(n)=h((n))_6$。试求 $\tilde{x}(n)$ 和 $\tilde{h}(n)$ 的周期卷积，并作图。

6-3　已知 $x(n)=\{2,4,6,1,5\}$。

(1) 计算 $X(\mathrm{e}^{\mathrm{j}\omega})=\mathrm{DTFT}[x(n)]$ 以及 $X(k)=\mathrm{DFT}[x(n)]$，比较二者的关系；

(2) 将 $x(n)$ 补零为 $x_0(n)=\{2,4,6,1,5,0,0,0\}$，计算 $X_0(\mathrm{e}^{\mathrm{j}\omega})=\mathrm{DTFT}[x_0(n)]$ 以及 $X_0(k)=\mathrm{DFT}[x_0(n)]$。

(3) 比较结果 (1) 和 (2)，并编写计算机仿真代码进行仿真。

6-4　已知序列 $x(n)=\{1,0,1,1,2\}$，试画出

(1) $x(n)*x(n)$；(2) $x(n)⑤x(n)$；(3) $x(n)⑩x(n)$

6-5　设 $\mathrm{DFT}[x(n)]=X(k)$，求证：$\mathrm{DFT}[X(k)]=Nx(N-n)$。

6-6　$x(n)$ 为长度为 N 的有限长序列。$x_{\mathrm{ep}}(n)$，$x_{\mathrm{op}}(n)$ 分别为 $x(n)$ 的圆周共轭偶对称序列和奇对称序列，即

$$x_{\mathrm{ep}}(n)=x_{\mathrm{ep}}^*(N-n)=\frac{1}{2}\big[x(n)+x^*(N-n)\big]$$

$$x_{\mathrm{op}}(n) = -x_{\mathrm{op}}^*(N-n) = \frac{1}{2}\left[x(n) - x^*(N-n)\right]$$

求证：$\mathrm{DFT}\left[x_{\mathrm{ep}}(n)\right] = \mathrm{Re}\left[X(k)\right]$，$\mathrm{DFT}\left[x_{\mathrm{op}}(n)\right] = \mathrm{jIm}\left[X(k)\right]$。

6-7 已知序列 $h(n) = R_4(n)$，$x(n) = nR_4(n)$。编写计算机仿真代码计算下列各式：

(1) $y_c(n) = h(n)④x(n)$；(2) $y_c(n) = h(n)⑧x(n)$；(3) $y(n) = h(n)*x(n)$

6-8 验证频域采样定理。设时域离散信号为 $x(n) = \begin{cases} a^{|n|}, & |n| \le L \\ 0, & |n| > L \end{cases}$，其中 $a = 0.9$，$L = 10$。

(1) 计算并绘制信号 $x(n)$ 的波形；

(2) 已知 $X(\mathrm{e}^{\mathrm{j}\omega}) = \mathrm{FT}\left[x(n)\right] = x(0) + 2\sum_{n=1}^{L} x(n)\cos\omega n$，按照 $N = 30$ 对 $X(\mathrm{e}^{\mathrm{j}\omega})$ 采样得到 $C_k = X(\mathrm{e}^{\mathrm{j}\omega})\big|_{\omega = \frac{2\pi}{N}k}$，$k = 0, 1, 2, \cdots, N-1$；

(3) 计算并图示周期序列 $\tilde{x}(n) = \frac{1}{N}\sum_{k=0}^{N-1} C_k \mathrm{e}^{\mathrm{j}\left(\frac{2\pi}{N}\right)kn}$，试根据频域采样定理解释序列 $\tilde{x}(n)$ 与 $x(n)$ 的关系；

(4) 计算并图示周期序列 $\tilde{y}(n) = \sum_{m=-\infty}^{+\infty} x(n+mN)$，比较 $\tilde{x}(n)$ 与 $\tilde{y}(n)$，验证 (3) 中的解释；

(5) 对于 $N = 15$，重复 (2)～(4)。

仿真代码和结果
(6-7)

仿真代码和结果
(6-8)

第7章 快速傅里叶变换

7.1 直接计算 DFT 的问题及改进途径

7.1.1 直接 DFT 计算效率

长度为 N 的序列 $x(n)$ 的 DFT 定义为

$$X(k) = \text{DFT}\big[x(n)\big] = \sum_{n=0}^{N-1} x(n) W_N^{nk}, \quad 0 \leqslant k \leqslant N-1 \tag{7.1.1}$$

傅里叶反变换定义为

$$x(n) = \text{IDFT}\big[X(k)\big] = \frac{1}{N} \sum_{k=0}^{N-1} X(k) W_N^{-nk}, \quad 0 \leqslant n \leqslant N-1 \tag{7.1.2}$$

式中，算子 $\sum\limits_{n=0}^{N-1} x(n) W_N^{nk}$ 的运算量由表 7.1 表示。

表 7.1 傅里叶变换算子的运算量分析

	复数乘法	复数加法
一个 $X(k)$	N	$N-1$
N 个 $X(k)$（N 点 DFT）	N^2	$N(N-1)$

设两个复数为 $(a + jb)$ 和 $(c + jd)$，a，b，c，d 为实数，复数相乘表达式如下：

$$(a + jb)(c + jd) = (ac - bd) + j(ad + cb) \tag{7.1.3}$$

则实数的运算次数如表 7.2 所示。

表 7.2 傅里叶变换算子的实数运算量分析

	实数乘法	实数加法
一次复乘	4	2
一次复加		2
一个 $X(k)$	$4N$	$2N + 2(N-1) = 2(2N-1)$
N 个 $X(k)$（N 点 DFT）	$4N^2$	$2N(2N-1)$

另外，利用 W_N^{nk} 的特性也可以减少运算量：

$$W_N^{nk} = \text{e}^{-j\frac{2\pi}{N}nk} \tag{7.1.4}$$

对称性

$$\left(W_N^{nk}\right)^* = W_N^{-nk} = W_N^{(N-n)k} = W_N^{n(N-k)} \tag{7.1.5}$$

【证明】 $\quad W_N^{(N-n)k} = W_N^{Nk} W_N^{-nk}$，$\qquad W_N^{n(N-k)} = W_N^{nN} W_N^{-nk}$

周期性

$$W_N^{nk} = W_N^{(N+n)k} = W_N^{n(N+k)} \tag{7.1.6}$$

可约性

$$W_N^{nk} = W_{mN}^{mnk} ; \quad W_N^{nk} = W_{N/m}^{nk/m} \tag{7.1.7}$$

【证明】

$$W_{mN}^{mnk} = \mathrm{e}^{-\mathrm{j}\frac{2\pi}{mN}mnk}$$

特殊点

$$W_N^0 = 1 \quad W_N^{N/2} = -1 \quad W_N^{\left(k+\frac{N}{2}\right)} = -W_N^k \tag{7.1.8}$$

【证明】

$$W_N^{N/2} = \mathrm{e}^{-\mathrm{j}\frac{2\pi}{N}\cdot\frac{N}{2}} = \mathrm{e}^{-\mathrm{j}\pi} = -1$$

7.1.2　FFT 算法的基本思想

利用 DFT 系数的特性，合并 DFT 运算中的某些项，不断地把长序列 DFT 转换为短序列 DFT，从而减少其运算量。FFT 算法分类：时间抽选法（Decimation-In-Time，DIT）和频率抽选法（Decimation-In-Frequency，DIF）。

7.2　按时间抽选的基-2FFT 算法

7.2.1　算法原理

设序列点数 $N = 2^L$，L 为整数。若不满足，则补零，N 为 2 的整数幂的 FFT 算法称为基-2FFT 算法。

将序列 $x(n)$ 按 n 的奇偶分成两组：

$$\begin{cases} x(2r) = x_1(r) \\ x(2r+1) = x_2(r) \end{cases}, \quad r = 0,1,\cdots,\frac{N}{2}-1 \tag{7.2.1}$$

则 $x(n)$ 的 DFT 为

$$\begin{aligned}
X(k) &= \sum_{\substack{n=0 \\ n为偶数}}^{N-1} x(n)W_N^{nk} + \sum_{\substack{n=0 \\ n为奇数}}^{N-1} x(n)W_N^{nk} \\
&= \sum_{r=0}^{\frac{N}{2}-1} x(2r)W_N^{2rk} + \sum_{r=0}^{\frac{N}{2}-1} x(2r+1)W_N^{(2r+1)k} \\
&= \sum_{r=0}^{\frac{N}{2}-1} x_1(r)\left(W_N^2\right)^{rk} + W_N^k \sum_{r=0}^{\frac{N}{2}-1} x_2(r)\left(W_N^2\right)^{rk} \tag{7.2.2} \\
&= \sum_{r=0}^{\frac{N}{2}-1} x_1(r)W_{N/2}^{rk} + W_N^k \sum_{r=0}^{\frac{N}{2}-1} x_2(r)W_{N/2}^{rk} \\
&= X_1(k) + W_N^k X_2(k), \quad r,k = 0,1,\cdots,\frac{N}{2}-1
\end{aligned}$$

式中，$x_1(r) = x(2r)$，$x_2(r) = x(2r+1)$，$r = 0,1,\cdots,N/2-1$，分别为 n 为偶数和奇数的序列。注意式 (7.2.2) 中 $k = 0,1,\cdots,N/2-1$，仅仅包括前半部分。

再利用周期性求 $X(k)$ 的后半部分：

因为 $X_1(k),X_2(k)$ 是以 $N/2$ 为周期的，所以

$$X_1\left(k+\frac{N}{2}\right) = X_1(k)，\qquad X_2\left(k+\frac{N}{2}\right) = X_2(k)$$

又利用式 (7.1.8) 中的特殊点性质：

$$W_N^{k+N/2} = W_N^{N/2}W_N^k = -W_N^k \tag{7.2.3}$$

所以式 (7.2.2) 可以改写为

$$\begin{cases} X(k) = X_1(k) + W_N^k X_2(k) \\ X\left(k+\dfrac{N}{2}\right) = X_1(k) - W_N^k X_2(k) \end{cases}, \quad k = 0,1,\cdots,N/2-1 \tag{7.2.4}$$

对应式 (7.2.4) 的蝶形图及运算结构如图 7.1 所示，通过该蝶形运算结构，可以描述输入输出及系数的关系。

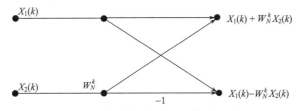

图 7.1　时间抽取法蝶形运算流图符号

将 $N = 8$ 点的 FFT 转换为 $N/2$ 点 FFT 的蝶形运算如图 7.2 所示。图 7.2 中包含两个 $N/2$ 点 DFT 和 $N/2$ 个蝶形运算单元。参照表 7.1，每个 $N/2$ 点 DFT 需要 $(N/2)^2$ 次复数乘法和 $(N/2-1)N/2$ 次复数加法运算，每个蝶形只有一次复数乘法和两次复数加法运算，如表 7.3 所示。由此可见，当 DFT 长度减少一半时，其运算量近似减少了一半。因此，逐步将长序列减少为短序列，从而提高 DFT 的运算效率。

表 7.3　傅里叶变换分解后的运算量分析

	复数乘法	复数加法
一个 $N/2$ 点 DFT	$(N/2)^2$	$(N/2-1)N/2$
两个 $N/2$ 点 DFT	$N^2/2$	$N(N/2-1)$
一个蝶形	1	2
$N/2$ 个蝶形	$N/2$	N
总计	$N^2/2 + N/2 \approx N^2/2$	$N(N/2-1)+N \approx N^2/2$

若此时 $N/2$ 仍为偶数，进一步分解：$N/2 \rightarrow N/4$。则有

$$\begin{cases} x_1(2l) = x_3(l) \\ x_1(2l+1) = x_4(l) \end{cases}, \quad l = 0,1,\cdots,N/4-1 \tag{7.2.5}$$

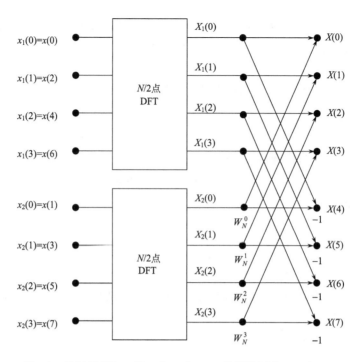

图 7.2 按时间抽取，将一个 N 点 DFT 分解为两个 $N/2$ 点 DFT

式中，序列 $x_3(l)$ 和 $x_4(l)$ 分别为第一次分解的偶数序列中的偶数序列和奇数序列。

对应的 $N/4$ 点的 FFT 蝶形运算为

$$\begin{cases} X_1(k) = X_3(k) + W_{N/2}^k X_4(k) \\ X_1\left(k+\dfrac{N}{4}\right) = X_3(k) - W_{N/2}^k X_4(k) \end{cases}, \quad k=0,1,\cdots,N/4-1 \tag{7.2.6}$$

式中，$X_3(k)$ 和 $X_4(k)$ 为 $N/4$ 点的 DFT：

$$\begin{cases} X_3(k) = \mathrm{DFT}\big[x_3(l)\big] = \mathrm{DFT}\big[x_1(2l)\big] \\ X_4(k) = \mathrm{DFT}\big[x_4(l)\big] = \mathrm{DFT}\big[x_1(2l+1)\big] \end{cases}, \quad l=0,1,\cdots,N/4-1 \tag{7.2.7}$$

对应的 $N/4$ 点的 FFT 蝶形运算如图 7.3 所示，综合的蝶形运算如图 7.4 所示。

同理，可以对第一次分解获得的奇数序列进行 DFT 运算：

$$\begin{cases} X_2(k) = X_5(k) + W_{N/2}^k X_6(k) \\ X_2\left(k+\dfrac{N}{4}\right) = X_5(k) - W_{N/2}^k X_6(k) \end{cases}, \quad k=0,1,\cdots,N/4-1 \tag{7.2.8}$$

式中，$X_5(k)$ 和 $X_6(k)$ 分别是序列 $x_5(l)$ 和 $x_6(l)$ 对应的 $N/4$ 点的 DFT 运算：

$$\begin{cases} X_5(k) = \mathrm{DFT}\big[x_5(l)\big] = \mathrm{DFT}\big[x_2(2l)\big] \\ X_6(k) = \mathrm{DFT}\big[x_6(l)\big] = \mathrm{DFT}\big[x_2(2l+1)\big] \end{cases}, \quad l=0,1,\cdots,N/4-1 \tag{7.2.9}$$

式中，序列 $x_5(l)$ 和 $x_6(l)$ 分别对应奇数序列中的偶数序列和奇数序列：

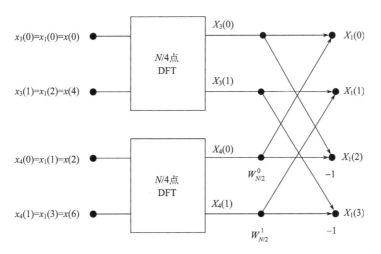

图 7.3 由两个 $N/4$ 点 DFT 组合成一个 $N/2$ 点 DFT

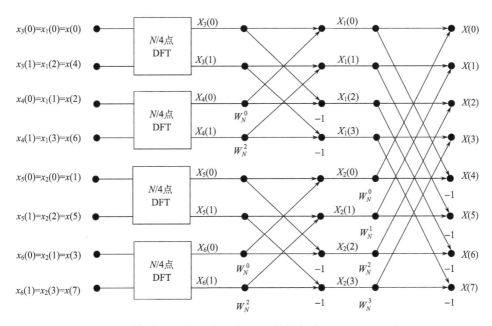

图 7.4 按时间抽取，将一个 N 点 DFT 分解为四个 $N/4$ 点 DFT（$N=8$）

$$\begin{cases} x_2(2l) = x_5(l) \\ x_2(2l+1) = x_6(l) \end{cases}, \quad l = 0,1,\cdots,N/4-1 \tag{7.2.10}$$

统一系数的下标为 N：$W_{N/2}^k \rightarrow W_N^{2k}$，获得 $N/4$ 点的 FFT 蝶形运算如图 7.4 所示。

这样逐级分解，直到 2 点 DFT。

当 $N=8$ 时，即分解到 $X_3(k)$，$X_4(k)$，$X_5(k)$，$X_6(k)$，$k=0,1$。

$$X_3(k) = \sum_{l=0}^{N/4-1} x_3(l) W_{N/4}^{lk} = \sum_{l=0}^{1} x_3(l) W_{N/4}^{lk}, \quad k = 0,1 \tag{7.2.11}$$

式（7.2.11）展开为

$$\begin{cases} X_3(0) = x_3(0)W_2^0 + W_2^0 x_3(1) = x(0) + W_N^0 x(4) \\ X_3(1) = x_3(0)W_2^0 + W_2^1 x_3(1) = x(0) - W_N^0 x(4) \end{cases} \qquad (7.2.12)$$

同理

$$X_4(k) = \sum_{l=0}^{N/4-1} x_4(l)W_{N/4}^{lk} = \sum_{l=0}^{1} x_4(l)W_{N/4}^{lk}, \quad k = 0,1 \qquad (7.2.13)$$

式(7.2.13)展开为

$$\begin{cases} X_4(0) = x_4(0)W_2^0 + W_2^0 x_4(1) = x(2) + W_N^0 x(6) \\ X_4(1) = x_4(0)W_2^0 + W_2^1 x_4(1) = x(2) - W_N^0 x(6) \end{cases} \qquad (7.2.14)$$

加上两点 DFT 的蝶形运算，N 点 FFT 按时间抽选的蝶形运算图如图 7.5 所示。

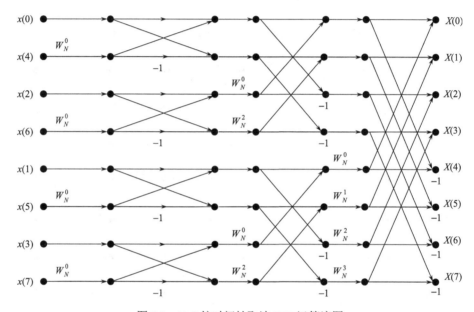

图 7.5 $N=8$ 按时间抽取法 FFT 运算流图

7.2.2 运算量

当 $N = 2^L$ 时，共有 L 级蝶形，每级 $N/2$ 个蝶形，每个蝶形有 1 次复数乘法和 2 次复数加法。

复数乘法：

$$m_F = \frac{N}{2}L = \frac{N}{2}\log_2 N$$

复数加法：

$$\alpha_F = NL = N\log_2 N$$

FFT 计算次数与 DFT 计算次数比较，得到

$$\frac{m_F(\text{DFT})}{m_F(\text{FFT})} = \frac{N^2}{\frac{N}{2}\log_2 N} = \frac{2N}{\log_2 N} \qquad (7.2.15)$$

绘制式(7.2.15)如图 7.6 所示。从图 7.6 可以看出，随着 DFT 运算点数的增加，FFT 算法的运算效率明显提升。因此，对工程上长度较长的数列进行 DFT 运算时，尽量采用 FFT 算法以提高运算的效率。例如，当 $N=1024$ 时，直接计算 DFT 需要 100 万次运算，而 FFT 算法仅需要 5120 次运算。

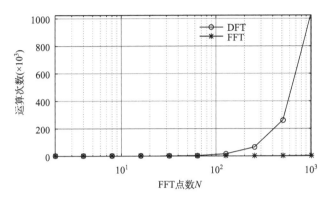

图 7.6　直接计算 DFT 和 FFT 算法效率比

7.2.3　算法特点

1. 原位计算

流图中各蝶形的输入量和输出量是互不相重的，任何一个输入量计算后都不需要保存，因此可以将结果直接保存在原来存储输入序列的单元中，实现原位计算，这样可以节约内存单元。

$$\begin{cases} X_m(k) = X_{m-1}(k) + X_{m-1}(j)W_N^r \\ X_m(j) = X_{m-1}(k) - X_{m-1}(j)W_N^r \end{cases} \qquad (7.2.16)$$

式中，m 为第 m 级迭代，k, j 为数据所在的行数。

图 7.7 给出了原位运算的示意图。

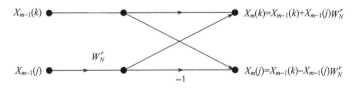

图 7.7　按时间抽取蝶形运算结构图

2. 倒位序

倒位序或者码位颠倒，就是将二进制数的最高有效位到最低有效位的位序颠倒排列而重新构成的二进制数。倒位序基本原理如表 7.4 所示。

表 7.4   倒位序基本原理表

倒位序 $\hat{n}=(n_0 n_1 n_2)_2$		自然序 $n=(n_2 n_1 n_0)_2$	
000	0	0	000
100	4	1	001
010	2	2	010
110	6	3	011
001	1	4	100
101	5	5	101
011	3	6	110
111	7	7	111

倒位序与存储单元的对应关系如图 7.8 所示。

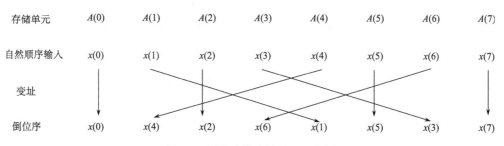

图 7.8   倒位序的变址处理示意图

3. 蝶形运算

对 $N=2^L$ 点 FFT，输入倒位序，输出自然序，第 m 级运算每个蝶形的两节点距离为 2^{m-1}。第 m 级运算为

$$\begin{cases} X_m(k)=X_{m-1}(k)+X_{m-1}(k+2^{m-1})W_N^r \\ X_m(k+2^{m-1})=X_{m-1}(k)-X_{m-1}(k+2^{m-1})W_N^r \end{cases} \tag{7.2.17}$$

式中，W_N^r 的确定：蝶形运算两节点的第一个节点为 k 值，表示成 L 位二进制数，左移 $L-m$ 位，把右边空出的位置补零，结果为 r 的二进制数。

$$r=(k)_2 \cdot 2^{L-m} \tag{7.2.18}$$

4. 存储单元

输入序列 $x(n)$：N 个存储单元。系数 W_N^r：$N/2$ 个存储单元。在编写程序的时候，尽量使用 W_N^r 的表达方式，否则会增加存储单元。

7.2.4   DIT 算法的其他形式流图

请扫二维码查看本节内容。

DIT 算法的其
他形式流图

7.3 按频率抽选的基-2FFT 算法

7.3.1 算法原理

设序列点数 $N = 2^L$ ，L 为整数。将 $X(k)$ 按 k 的奇偶分组前，先将输入 $x(n)$ 按 n 的顺序分成前后两半：

$$X(k) = \sum_{n=0}^{N-1} x(n) W_N^{nk} = \sum_{n=0}^{N/2-1} x(n) W_N^{nk} + \sum_{n=N/2}^{N-1} x(n) W_N^{nk}$$

$$= \sum_{n=0}^{N/2-1} x(n) W_N^{nk} + \sum_{n=0}^{N/2-1} x\left(n + \frac{N}{2}\right) W_N^{\left(n+\frac{N}{2}\right)k}$$

$$= \sum_{n=0}^{N/2-1} \left[x(n) + x\left(n + \frac{N}{2}\right) W_N^{Nk/2} \right] W_N^{nk}$$

考虑到 $W_N^{N/2} = -1$ ，上式写为

$$X(k) = \sum_{n=0}^{N/2-1} \left[x(n) + (-1)^k x\left(n + \frac{N}{2}\right) \right] W_N^{nk} \qquad k = 0,1,\cdots,N-1 \qquad (7.3.1)$$

式 (7.3.1) 按 k 的奇偶将 $X(k)$ 分成两部分：

$$\begin{cases} k = 2r \\ k = 2r+1 \end{cases}, \quad r = 0,1,\cdots,\frac{N}{2}-1 \qquad (7.3.2)$$

$$X(2r) = \sum_{n=0}^{N/2-1} \left[x(n) + x\left(n + \frac{N}{2}\right) \right] W_N^{nk}$$

$$= \sum_{n=0}^{N/2-1} \left[x(n) + x\left(n + \frac{N}{2}\right) \right] W_{N/2}^{nr} \qquad (7.3.3)$$

$$X(2r+1) = \sum_{n=0}^{N/2-1} \left[x(n) - x\left(n + \frac{N}{2}\right) \right] W_N^{n(2r+1)}$$

$$= \sum_{n=0}^{N/2-1} \left\{ \left[x(n) - x\left(n + \frac{N}{2}\right) \right] W_N^{n} \right\} W_{N/2}^{nr} \qquad (7.3.4)$$

令

$$\begin{cases} x_1(n) = x(n) + x\left(n + \frac{N}{2}\right) \\ x_2(n) = \left[x(n) - x\left(n + \frac{N}{2}\right) \right] W_N^{n} \end{cases}, \quad n = 0,1,\cdots,\frac{N}{2}-1 \qquad (7.3.5)$$

则 $X(2r)$ 和 $X(2r+1)$ 分别是 $x_1(n)$ 和 $x_2(n)$ 的 $N/2$ 点 DFT，记为 $X_1(k)$ 和 $X_2(k)$。按频率抽选的蝶形运算如图 7.9 所示，$N/2$ 点 DFT 的蝶形运算如图 7.10 所示。

若 $N/2$ 仍为偶数，进一步分解：$N/2 \to N/4$ 。则有

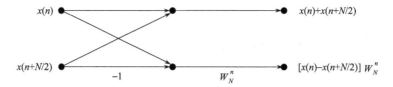

图 7.9　按频率抽选的蝶形运算流图

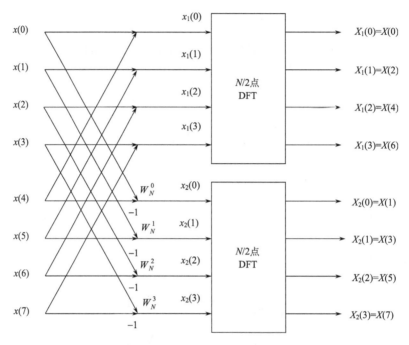

图 7.10　按频率抽选 $N/2$ 点 DFT 的蝶形运算流图

$$\begin{cases} x_3(n) = x_1(n) + x_1\left(n + \dfrac{N}{4}\right) \\ x_4(n) = \left[x_1(n) - x_1\left(n + \dfrac{N}{4}\right)\right]W_{N/2}^n \end{cases}, \quad n = 0,1,\cdots,\dfrac{N}{4}-1 \tag{7.3.6}$$

式(7.3.6)定义序列的 DFT 为

$$\begin{cases} X_3(k) = X_1(2k) = \mathrm{DFT}\left[x_3(n)\right] \\ X_4(k) = X_1(2k+1) = \mathrm{DFT}\left[x_4(n)\right] \end{cases}, \quad k = 0,1,\cdots,\dfrac{N}{4}-1 \tag{7.3.7}$$

相应的蝶形运算流图如图 7.11 所示。

同理

$$\begin{cases} X_5(k) = X_2(2k) = \mathrm{DFT}\left[x_5(n)\right] \\ X_6(k) = X_2(2k+1) = \mathrm{DFT}\left[x_6(n)\right] \end{cases}, \quad k = 0,1,\cdots,\dfrac{N}{4}-1 \tag{7.3.8}$$

其中

$$\begin{cases} x_5(n) = x_2(n) + x_2\left(n + \dfrac{N}{4}\right) \\ x_6(n) = \left[x_2(n) - x_2\left(n + \dfrac{N}{4}\right)\right]W_{N/2}^n \end{cases}, \quad k = 0,1,\cdots,\frac{N}{4}-1 \qquad (7.3.9)$$

按频率抽选 $N/4$ 点 DFT 的蝶形运算流图如图 7.11 所示。

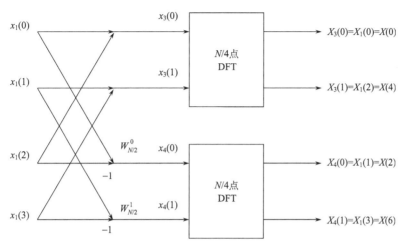

图 7.11　按频率抽选 $N/4$ 点 DFT 的蝶形运算流图

此时，按频率抽选的蝶形运算图如图 7.12 所示。整个流程图被分为 2 级蝶形运算和 1 级 $N/4$ 点的 FFT 运算。前两级蝶形运算中，每级有 $N/2$ 个蝶形单元。

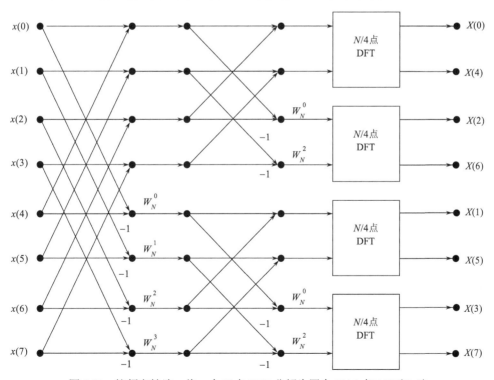

图 7.12　按频率抽选，将一个 N 点 DFT 分解为四个 $N/4$ 点 DFT（$N=8$）

逐级分解，直到 2 点 DFT。当 $N=8$ 时，即分解到 $x_3(n)$，$x_4(n)$，$x_5(n)$，$x_6(n)$，$n=0,1$。

$$X_3(k) = \sum_{l=0}^{N/4-1} x_3(l) W_{N/4}^{lk} = \sum_{l=0}^{1} x_3(l) W_{N/4}^{lk}, \quad k=0,1 \tag{7.3.10}$$

$$\begin{cases} X(0) = X_3(0) = x_3(0)W_2^0 + W_N^0 x_3(1) = x_3(0) + x_3(1) \\ X(4) = X_3(1) = x_3(0)W_2^0 + W_2^1 x_3(1) = \left[x_3(0) - x_3(1) \right] W_N^0 \end{cases} \tag{7.3.11}$$

$$X_4(k) = \sum_{l=0}^{N/4-1} x_4(l) W_{N/4}^{lk} = \sum_{l=0}^{1} x_4(l) W_{N/4}^{lk}, \quad k=0,1 \tag{7.3.12}$$

$$\begin{cases} X(2) = X_4(0) = x_4(0)W_2^0 + W_2^0 x_4(1) = x_4(0) + x_4(1) \\ X(6) = X_4(1) = x_4(0)W_2^0 + W_2^1 x_4(1) = \left[x_4(0) - x_4(1) \right] W_N^0 \end{cases} \tag{7.3.13}$$

分解为 2 点 FFT 后的蝶形流图如图 7.13 所示。整个流程图被分为 $\log_2 N$ 级蝶形运算，每级有 $N/2$ 个蝶形单元。

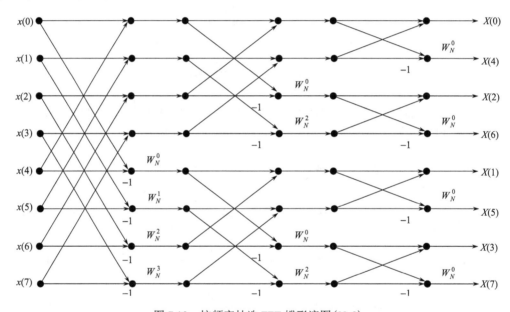

图 7.13　按频率抽选 FFT 蝶形流图（$N=8$）

7.3.2　算法特点

1. 原位计算

L 级蝶形运算，每级 $N/2$ 个蝶形，每个蝶形结构：

$$\begin{cases} X_m(k) = X_{m-1}(k) + X_{m-1}(j) \\ X_m(j) = \left[X_{m-1}(k) - X_{m-1}(j) \right] W_N^r \end{cases} \tag{7.3.14}$$

式中，m 为第 m 级迭代，k 和 j 为数据所在的行数，如图 7.14 所示。

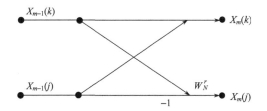

图 7.14 按频率抽选基本蝶形运算单元

2. 蝶形运算

对 $N = 2^L$ 点 FFT，输入自然序，输出倒位序，两节点距离：$2^{L-m} = N/2^m$。第 m 级运算为

$$\begin{cases} X_m\left(k\right) = X_{m-1}\left(k\right) + X_{m-1}\left(k + \dfrac{N}{2^m}\right) \\ X_m\left(k + \dfrac{N}{2^m}\right) = \left[X_{m-1}\left(k\right) - X_{m-1}\left(k + \dfrac{N}{2^m}\right)\right]W_N^r \end{cases} \tag{7.3.15}$$

W_N^r 的确定方法：蝶形运算两节点的第一个节点为 k 值，表示成 L 位二进制数，左移 $m-1$ 位，把右边空出的位置补零，结果为 r 的二进制数。

$$r = \left(k\right)_2 \cdot 2^{m-1} \tag{7.3.16}$$

7.4 DIT 与 DIF 的异同

1. 基本蝶形不同

L 级蝶形运算，每级 $N/2$ 个蝶形，每个蝶形结构不同：DIT 为先复乘后加减；DIF 为先减后复乘。DIF 与 DIT 蝶形运算结构互为转置关系。转置：将流图的所有支路方向都反向，并且交换输入与输出，但节点变量值不变。图 7.15 给出了 DIF 和 DIT 的基本蝶形运算单元。

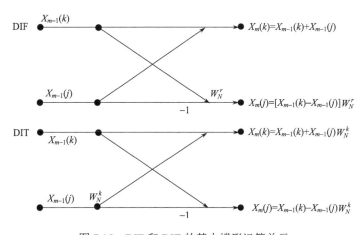

图 7.15 DIF 和 DIT 的基本蝶形运算单元

2. 相同点

(1)运算量相同。

$$m_F = \frac{N}{2}\log_2 N \tag{7.4.1}$$

$$a_F = N\log_2 N \tag{7.4.2}$$

(2)都可原位运算，存储单元一样。

7.5　IFFT 算法

7.5.1　修改系数实现 DFT 计算 IDFT

比较 DFT 和 IDFT 的运算公式：

IDFT

$$x(n) = \frac{1}{N}\sum_{k=0}^{N-1} X(k) W_N^{-nk} \tag{7.5.1}$$

DFT

$$X(k) = \mathrm{DFT}\big[x(n)\big] = \sum_{n=0}^{N-1} x(n) W_N^{nk} \tag{7.5.2}$$

令 $W_N^{nk} = W_N^{-nk} \times \dfrac{1}{N}$，可以完成式 (7.5.2) DFT 到式 (7.5.1) IDFT 的转换。其中可以令 $\dfrac{1}{N} = \left(\dfrac{1}{2}\right)^L$，进行逐级分解，如图 7.16 所示。

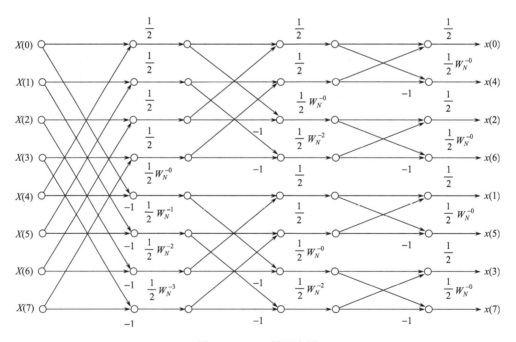

图 7.16　IFFT 蝶形流图

7.5.2 修改方程实现 DFT 计算 IDFT

由式(7.5.1)已知 IDFT 定义为

$$x(n) = \frac{1}{N}\sum_{k=0}^{N-1}X(k)W_N^{-nk}$$

对式(7.5.1)两边求共轭，得

$$x^*(n) = \frac{1}{N}\sum_{k=0}^{N-1}X^*(k)W_N^{nk} \tag{7.5.3}$$

对式(7.5.3)两边再取共轭，得

$$x(n) = \frac{1}{N}\left[\sum_{k=0}^{N-1}X^*(k)W_N^{nk}\right]^* \tag{7.5.4}$$

由式(7.5.2)可得

$$\mathrm{DFT}\left[X^*(k)\right] = \sum_{n=0}^{N-1}X^*(k)W_N^{nk} \tag{7.5.5}$$

考虑式(7.5.5)，式(7.5.4)改写为

$$x(n) = \frac{1}{N}\left[\sum_{k=0}^{N-1}X^*(k)W_N^{nk}\right]^* = \frac{1}{N}\left\{\mathrm{DFT}\left[X^*(k)\right]\right\}^* \tag{7.5.6}$$

对于傅里叶序列 $X(k)$，可以利用图 7.17 的流程，直接调用 FFT 子程序计算 IFFT。

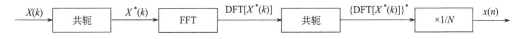

图 7.17 直接调用 FFT 子程序计算 IFFT 流图

7.5.3 结果倒排实现利用 DFT 计算 IDFT

由式(6.2.9)的对称性可知

$$W_N^{-kn} = W_N^{k(N-n)} \tag{7.5.7}$$

则式(7.5.1)可以写为

$$x(n) = \frac{1}{N}\sum_{k=0}^{N-1}X(k)W_N^{-nk} = \frac{1}{N}\sum_{k=0}^{N-1}X(k)W_N^{(N-n)k} \tag{7.5.8}$$

参照式(7.5.2)的定义，可得

$$\mathrm{DFT}\left[X(k)\right] = \sum_{k=0}^{N-1}X(k)W_N^{nk} = x_1(n) \tag{7.5.9}$$

由式(7.5.9)可得

$$x_1(N-n) = \sum_{k=0}^{N-1}X(k)W_N^{(N-n)k} \tag{7.5.10}$$

考虑式(7.5.10)，式(7.5.8)推导为

$$x(n) = \frac{1}{N}\sum_{k=0}^{N-1}X(k)W_N^{-nk} = \frac{1}{N}\sum_{k=0}^{N-1}X(k)W_N^{(N-n)k} = \frac{1}{N}x_1(N-n) \tag{7.5.11}$$

式(7.5.11)表明，对于傅里叶序列 $X(k)$，直接进行 FFT 运算获得 $x_1(n)$，结果顺序倒排，乘以 $1/N$，即可以获得时序序列 $x(n)$。

7.6　线性卷积的快速实现

7.6.1　线性卷积的 FFT 算法

序列 $x(n)$ 和 $h(n)$ 的线性卷积如下：

$$y(n) = \sum_{m=0}^{M-1}h(m)x(n-m) \tag{7.6.1}$$

式中，$x(n)$ 的长度为 L，$h(n)$ 的长度为 M，则式(7.6.1)的运算量近似为：$m_d = LM$。

若系统满足线性相位，即

$$h(n) = \pm h(M-1-n) \tag{7.6.2}$$

则直接计算其线性卷积 $y(n)$ 需运算量：$m_d = LM/2$。

为了提高运算效率，采用 FFT 法以圆周卷积代替线性卷积进行卷积的计算。对于上述 $x(n)$ 和 $h(n)$ 序列，具体计算步骤如下。

步骤 1：设置圆周卷积的长度为 N，满足 $N = 2^m \geqslant M+L-1$。

步骤 2：通过补零，将序列 $x(n)$ 和 $h(n)$ 变为长度为 N 的序列，即

$$x(n) = \begin{cases} x(n), & 0 \leqslant n \leqslant L-1 \\ 0, & L \leqslant n \leqslant N-1 \end{cases} \tag{7.6.3}$$

$$h(n) = \begin{cases} h(n), & 0 \leqslant n \leqslant M-1 \\ 0, & M \leqslant n \leqslant N-1 \end{cases} \tag{7.6.4}$$

则满足 $y(n) = x(n)*h(n) = x(n) \circledN h(n)$。

步骤 3：进行序列 $x(n)$、$h(n)$ 的 FFT 运算和序列 $Y(k)$ 的 IFFT 运算。

$$H(k) = \text{FFT}\big[h(n)\big], \quad \frac{N}{2}\log_2 N \tag{7.6.5}$$

$$X(k) = \text{FFT}\big[x(n)\big], \quad \frac{N}{2}\log_2 N \tag{7.6.6}$$

$$Y(k) = H(k)X(k), \quad N \tag{7.6.7}$$

$$y(n) = \text{IFFT}\big[Y(k)\big], \quad \frac{N}{2}\log_2 N \tag{7.6.8}$$

总的运算量为：$m_F = \frac{3}{2}N\log_2 N + N$。比较直接计算 m_d 和 FFT 法计算 m_F 的运算效率：

$$K_m = \frac{m_d}{m_F} = \frac{ML}{\frac{3}{2}N\log_2 N + N} \tag{7.6.9}$$

讨论：当 $L \gg M$ ，则 $N = M + L - 1 \approx L$ ，有

$$K_m = \frac{2M}{2 + 3\log_2 L} \tag{7.6.10}$$

当 $M = 64$ ， L 的变化范围为 $[1, 10240]$ 时，效率曲线按照式(7.6.9)计算后结果如图 7.18 所示。此例中，当 $L \leqslant 8$ 时，计算效率没有体现；当 $L > 8$ 时，随着点数的增加，FFT 运算效率快速增加；当 $L \approx 1024 \gg M = 64$ 时，计算效率开始下降。

由于在实际中往往存在 $L \gg M$ ，如果此时仍然按照上述方法进行计算，会因为大量补零而失去有效性，同时也不符合实际情况。此时需要采用分段卷积法，即将 $x(n)$ 分成许多与 $h(n)$ 长度可比的小段，然后用 FFT 算法实现，包括重叠相加法和重叠保留法。

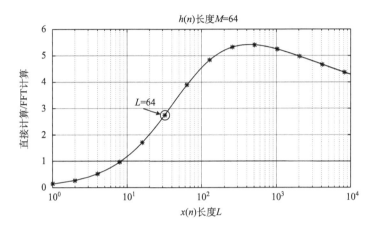

图 7.18　DFT 与 FFT 计算效率对比

7.6.2　重叠相加法

已知单位抽样响应序列 $h(n)$ 的长度 M ，即

$$h(n) = \begin{cases} h(n), & 0 \leqslant n \leqslant M-1 \\ 0, & \text{其他} n \end{cases}, \quad n = 0, 1, \cdots \tag{7.6.11}$$

对长序列 $x(n)$ 分段，每段 L 点， L 与 $h(n)$ 的长度 M 等数量级，如下：

$$x_i(n) = \begin{cases} x(n), & iL \leqslant n \leqslant (i+1)L-1 \\ 0, & \text{其他} n \end{cases}, \quad i = 0, 1, \cdots \tag{7.6.12}$$

式(6.4.32)可知，令 $N = 2^m \geqslant M + L - 1$ ，圆周卷积可以代替线性卷积，得

$$y(n) = \sum_i y_i(n) = \sum_i \left[x_i(n) * h(n) \right] = \sum_i \left[x_i(n) \otimes h(n) \right] \tag{7.6.13}$$

采用式(7.6.5)～式(7.6.8)完成式(7.6.13)的运算的步骤如下：
(1) $X_i(k) = \text{FFT}\left[x_i(n) \right]$ ；
(2) $H(k) = \text{FFT}\left[h(n) \right]$ ；
(3) $Y_i(k) = X_i(k) \cdot H(k)$ ；
(4) $y_i(n) = \text{IFFT}\left[Y_i(k) \right]$ ；

(5) $y(n) = \sum_i y_i(n)$。

运算过程如图 7.19 所示。式 (7.6.13) 表明，只要将 $x(n)$ 的每一段分别与 $h(n)$ 卷积，然后将结果相加就可以得到输出序列 $y(n)$。

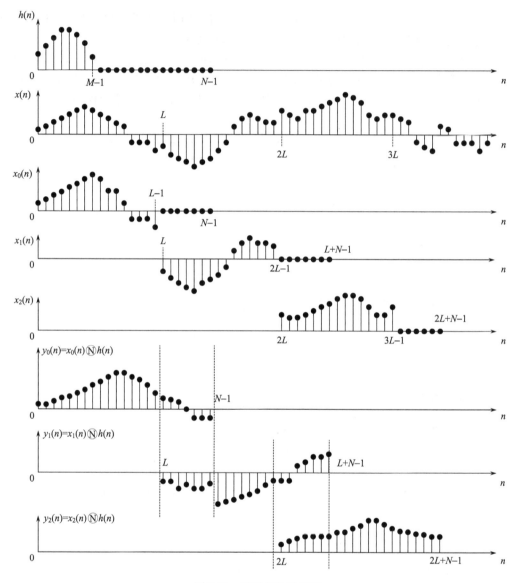

图 7.19　重叠相加法图示

7.6.3　重叠保留法

设序列 $h(n)$ 的长度 M，如式 (7.6.11) 所示。在图 7.20 中，对长序列 $x(n)$ 分段时相邻两段有 $M-1$ 个点重叠，即每段开始的 $M-1$ 个点是前一段的最后 $M-1$ 个点。首先右移序列 $M-1$ 个点，得

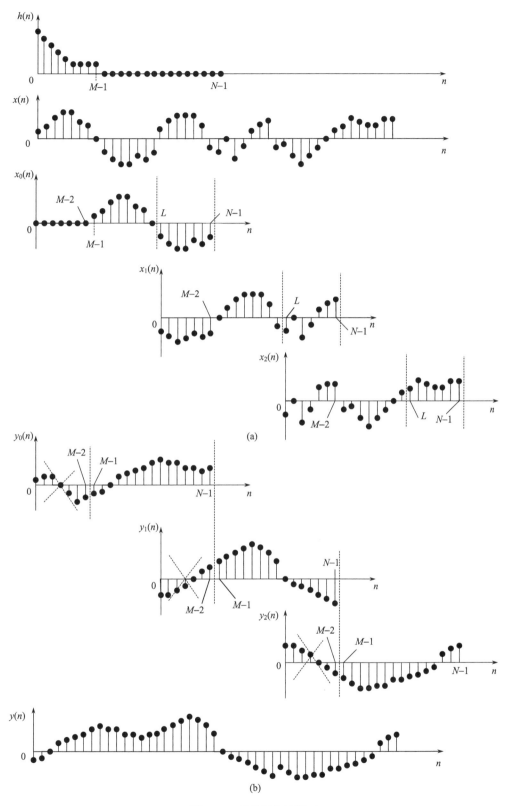

图 7.20　重叠保留法图示

$$x(n) = \begin{cases} 0, & 0 \leqslant n \leqslant M-2 \\ x\big[n-(M-1)\big], & n \geqslant M-1 \end{cases} \tag{7.6.14}$$

然后对右移后的序列 $x(n)$ 进行分段，每段长度为 N，得

$$x_i(n) = \begin{cases} x(n+iL), & 0 \leqslant n \leqslant N-1 \\ 0, & \text{其他} \end{cases} \tag{7.6.15}$$

式中，$N = L+M-1$。每一段序列 $x_i(n)$ 长度为 N，与长度为 M 的序列 $h(n)$ 进行 N 点的圆周卷积：

$$y_i(n) = x_i(n) \otimes h(n) \tag{7.6.16}$$

$x_i(n)$ 和 $h(n)$ 线性卷积记为 $y_{il}(n)$ 的长度为 $N' = N+M-1$。考虑式(6.4.32)，有

$$y_i(n) = \begin{cases} \text{混叠}, & 0 \leqslant n \leqslant N'-N-1 = M-2 \\ y_{il}(n), & M-1 \leqslant n \leqslant N-1 \end{cases} \tag{7.6.17}$$

因此需要舍弃 $y_i(n)$ 的前 $M-1$ 个点，再将 $y_i(n)$ 顺次连接，即得 $y(n)$，即

$$y(n) = \sum_{i=-\infty}^{+\infty} y_i(n-iL+M-1) \tag{7.6.18}$$

7.7 FFT 算法的计算机实现

FFT 算法的
计算机实现

请扫二维码查看本节内容。

习 题

7-1 绘制 $N = 16$ 点的 DIT 和 DIF 蝶形图。

7-2 编写计算机仿真代码，实现 7.5 节中的 IFFT 算法。

7-3 如果一个数字信号处理芯片计算一次复数乘法需要 20ns，计算一次复数加法需要 5ns，问直接计算 DFT 和快速 FFT 的时间是多少？

7-4 编写直接计算 DFT 的计算机仿真代码，并比较 $N = 4,8,16,\cdots,1024$ 的 DFT 和 FFT 运算效率。

7-5 编写频率抽取基-2FFT 快速算法程序。

7-6 编写时间抽取基-2FFT 快速算法程序。

第8章 信号的傅里叶变换工程问题与实践

8.1 傅里叶变换的频谱泄漏

8.1.1 频谱泄漏定义

由于采样会导致信号的频谱产生错误。频谱泄漏就是对时域截断，使频谱变宽拖尾的现象。由于频谱泄漏(leakage)，离散后的信号频谱只能是模拟信号频谱的近似。尽管有一些方法能够最小化频谱泄漏，如增加 $x(n)$ 长度和缓慢截断，但是不能彻底地消除该现象。因此，必须彻底理解频谱泄漏对傅里叶变换结果的影响。DFT 被严格限制在采样频率为 f_s 的 N 点的运算序列，此时分析频率(analysis frequency) $f_{analysis}(k)$ 定义为

$$f_{analysis}(k) = \frac{kf_s}{N}, \quad k = 0, 1, 2, \cdots, N-1 \tag{8.1.1}$$

式中，f_s/N 定义为频率分辨率。

DFT 能够准确反映出信号频率的前提是信号中包括的能量能够准确地对应在分析频率上，也就是 kf_s/N。如果输入信号的能量在 kf_s/N 之间，如 $1.5f_s/N$，则 DFT 无法准确地反映信号的频率，从而产生频谱泄漏。

8.1.2 频谱泄漏实例

假设对图 8.1(a)中的序列进行 64 点的 DFT，该序列频率对应为 3。图 8.1(b)的 DFT 表明该序列的直流分量为 0，所有能量都落在 $k=3$ 的频率上。

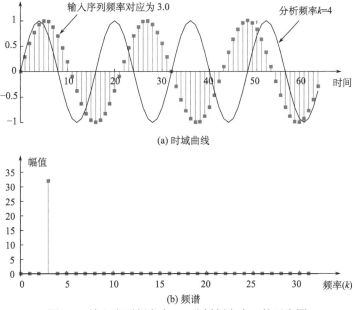

图 8.1 输入序列频率为 3，分析频率为 4 的示意图

图 8.1(a) 中的实线是分析频率为 4 的曲线，该分量与序列(频率 3)的乘积为 0，也就说明信号中不含有频率为 4 的分量。

图 8.2(a) 给出了一个频率为 3.4、长度为 64 的周期序列。由于频率不是整数倍，所以频谱就向其他频率进行了泄漏，如图 8.2(b) 所示。$k=4$ 对应的频率不再为零，因为输入序列和 $k=4$ 的分析频率的乘积不再为零。这就是频谱泄漏——导致输入信号的频率不再严格地对应真实的频率，而是泄漏到了其他的频率上。同时，当分析有限长的信号时，频率泄漏是不可能避免的。

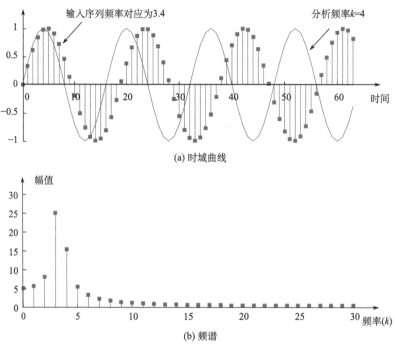

图 8.2　输入序列频率为 3.4，分析频率为 4 的示意图

8.1.3　频谱泄漏的原因

这里需要通过仔细研究频谱泄漏的原因，从而寻找最小化频率泄漏的办法。首先观察任意一个正弦信号的幅频特性。对于一个频率为 m 长度为 N 的正弦信号，其幅频响应 $X(k)$ 可以表示为

$$X(k) \approx \frac{N}{2} \cdot \frac{\sin\left[\pi(m-k)\right]}{\pi(m-k)} \tag{8.1.2}$$

$X(k)$ 曲线如图 8.3 所示，它可以用来帮助我们理解泄漏是如何发生的。图 8.3(a) 的曲线包括主瓣和周期性的旁瓣。DFT 实际上是连续信号频谱的采样。当 DFT 对应的输入序列具有 m 频率的时候，没有泄漏发生。

通过实例我们可以再次阐述对于输入频率不在整数倍的频率上所发生的现象。假设一个 8kHz 的正弦序列，幅值为 1，采样频率是 32kHz。对其进行 32 点的 DFT 运算，其频率分辨率为 $f_s/N = 1.0\text{kHz}$。在图 8.4(a) 中可以看出 8kHz 的信号出现在了 8kHz 的位置，没

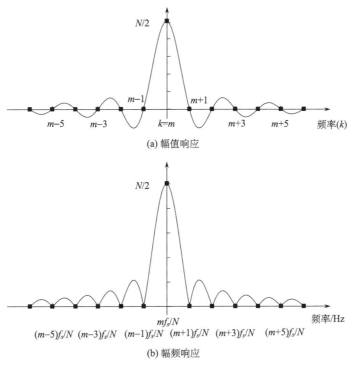

(a) 幅值响应

(b) 幅频响应

图 8.3　频率为 m 长度为 N 的实余弦序列的幅频响应

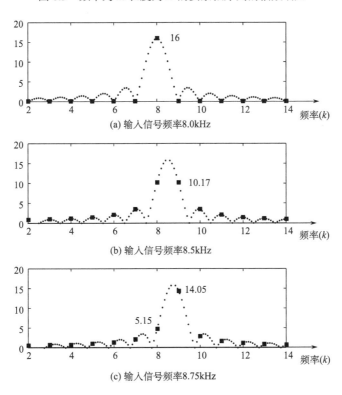

(a) 输入信号频率8.0kHz

(b) 输入信号频率8.5kHz

(c) 输入信号频率8.75kHz

图 8.4　DFT 频谱响应

有阐述频谱泄漏。当信号为 8.5kHz 时，图 8.4(b) 给出了频谱泄漏现象。当信号为 8.75kHz 时，图 8.4(c) 给出了频谱泄漏现象。采用计算机画出了 DFT 的频谱，因为频谱是离散的，所以产生了频谱泄漏现象。

8.1.4 利用窗函数减少频谱泄漏

窗函数被用来减少频谱泄漏。其基本原理是通过最小化公式(8.1.2)中函数的旁瓣幅值。也就是说在进行信号截断的时候，采用窗函数使信号首尾变化得不那么剧烈。对于一个无限长的信号，其傅里叶变换只能是其中有限长的一段。在截断信号的时候，可以采用将信号与一个窗函数进行乘积的方法，窗函数外面的信号为零。图 8.3 中公式(8.1.2)对应的曲线，实际上是加了矩形窗(rectangular window)以后的频谱。可以看出，矩形窗通过 1 和 0 直接截断了原来无限长的信号，从而导致了旁瓣的产生。为了最小化由于旁瓣导致的频谱泄漏，可以通过选择其他的窗函数来改变旁瓣的大小。这里有很多窗函数可以使用，如汉宁窗(Hanning window)。

8.1.5 窗函数实例

汉宁窗被用来截断图 8.2(a) 中的频率 3.4 的信号，结果显示在图 8.5(a) 中。截断后的信号的 DFT 如图 8.5(b) 所示。对比与矩形窗截断的频谱，正如我们所期待的，频谱的泄漏明显减少——旁瓣幅值变小。

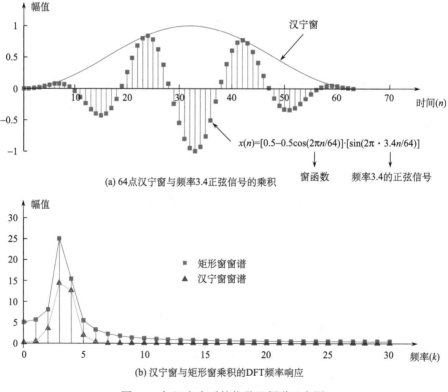

图 8.5　加汉宁窗后的信号及频谱示意图

可以采用窗函数来区分两个在频率上靠得比较近的信号。幅值为 0.1 的 64 个采样的频率为 7 的正弦信号和幅值为 1 的频率为 3.4 的正弦信号混叠在一起。使用汉宁窗对信号进行截断，如图 8.6(a) 所示。当使用矩形窗进行截断时，DFT 如图 8.6(b) 方框曲线所示，由于频谱泄漏，频率为 7 的频谱，无法很好地识别。然而，从汉宁窗截断的信号的 DFT (图 8.6(b) 中三角曲线) 可以看出，频率为 7 的频谱可以识别出来。通过这个实例说明，工程上信号的截断，对信号的真实频谱的影响很大。我们必须考虑由于截断所导致的频谱泄漏对于真实频谱的影响。

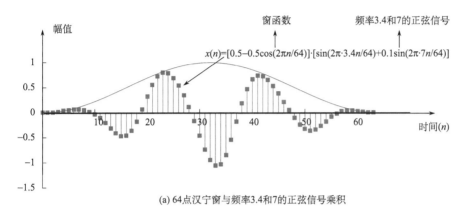

仿真代码

(a) 64 点汉宁窗与频率 3.4 和 7 的正弦信号乘积

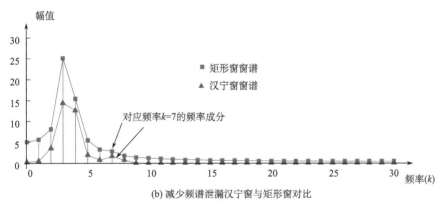

(b) 减少频谱泄漏汉宁窗与矩形窗对比

图 8.6　通过使用窗函数提高信号的检测灵敏度

8.2　实数序列的快速频谱计算方法

利用傅里叶变换的性质，可以提高实数序列的傅里叶变换的运算效率。基本思路是：尽量减少直接的 FFT 运算次数；把长的 FFT 转换为短的 FFT 进行计算。

8.2.1　两个 N 点的实数 FFT 运算

设 $a(n)$，$b(n)$ 是两个长度为 N 的实数序列，将其分别作为实部和虚部构造复数序列 $x(n)$：

$$x(n) = a(n) + \mathrm{j}b(n), \quad n = 0,1,2,\cdots,N-1 \tag{8.2.1}$$

对 $x(n)$ 进行 N 点的 FFT 运算：

$$X(k) = \sum_{n=0}^{N-1} x(n) e^{-j\frac{2\pi}{N}kn} = X_r(k) + j X_i(k) \tag{8.2.2}$$

根据 FFT 变换的性质，可以由 $X(k)$ 获得实部 $a(n)$ 和虚部 $b(n)$ 的傅里叶变换，公式如下：

$$X_a(k) = \frac{X^*(N-k) + X(k)}{2} \tag{8.2.3}$$

$$X_b(k) = \frac{j\left[X^*(N-k) - X(k)\right]}{2} \tag{8.2.4}$$

进一步简化为

$$X_a(k) = \frac{X_r(N-k) + X_r(k) + j\left[X_i(k) - X_i(N-k)\right]}{2} \tag{8.2.5}$$

$$X_b(k) = \frac{X_i(N-k) + X_i(k) + j\left[X_r(N-k) - X_r(k)\right]}{2} \tag{8.2.6}$$

【例题 8.1】 已知两个序列：

$$x_{\text{in1}}(t) = \sin(2\pi \cdot 1000 \cdot t) + 0.5\sin\left(2\pi \cdot 2000 \cdot t + \frac{3\pi}{4}\right)$$

$$x_{\text{in2}}(t) = \sin(2\pi \cdot 500 \cdot t) + 0.5\sin\left(2\pi \cdot 1500 \cdot t + \frac{3\pi}{4}\right)$$

仿真代码

编写计算机仿真代码，仿真两个 N 点的实数 FFT 运算方法。结果如图 8.7 所示。

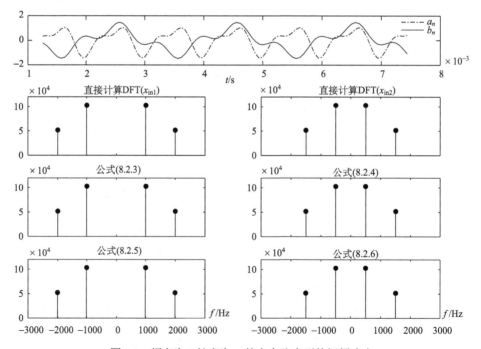

图 8.7 频率为 k 长度为 N 的实余弦序列的幅频响应

算法效率分析如表 8.1 所示，运算效率曲线如图 8.8 所示。

表 8.1　两个 N 点的实数 FFT 运算效率

	实数乘法次数	实数加法次数
2 个 N 点复数 FFT	$4N \cdot \log_2 N$	$6N \cdot \log_2 N$
2 个 N 点实数 FFT	$2N \cdot \log_2 N + N$	$3N \cdot \log_2 N + 2N$
实数乘法运算效率	$\dfrac{4N \cdot \log_2 N - \left(2N \cdot \log_2 N + N\right)}{4N \cdot \log_2 N} = \dfrac{2 \cdot \log_2 N - 1}{4 \cdot \log_2 N} \cdot 100\%$	
全部运算效率	$\dfrac{5 \cdot \log_2 N - 3}{10 \cdot \log_2 N} \cdot 100\%$	

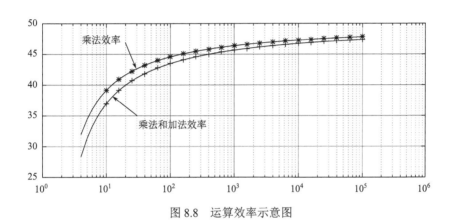

图 8.8　运算效率示意图

8.2.2　2N 点的实数 FFT 运算

设 $a(n)$ 是长度为 $2N$ 的实数序列，可以按照 n 的奇偶分别作为实部和虚部构造复数序列 $x(n)$：

$$x(n) = a(2n) + ja(2n+1), \quad n = 0,1,2,\cdots,N-1 \tag{8.2.7}$$

$$\mathrm{FFT}\big[x(n)\big] = X(k) = X_r(k) + jX_i(k), \quad k = 0,1,2,\cdots,N-1 \tag{8.2.8}$$

序列 $a(n)$ 的 FFT 为

$$\mathrm{FFT}\big[a(n)\big] = X_a(k) = X_{a,\mathrm{real}}(k) + jX_{a,\mathrm{imag}}(k), \quad k = 0,1,2,\cdots,2N-1 \tag{8.2.9}$$

可以由 N 点的 $X(k)$ 序列获得 $2N$ 点的 $X_a(k)$ 序列的前半部分（$k = 0,1,2,\cdots,N-1$）：

$$X_r^+(k) = \frac{X_r(k) + X_r(N-k)}{2} \tag{8.2.10}$$

$$X_r^-(k) = \frac{X_r(k) - X_r(N-k)}{2} \tag{8.2.11}$$

$$X_i^+(k) = \frac{X_i(k) + X_i(N-k)}{2} \tag{8.2.12}$$

$$X_i^-(k) = \frac{X_i(k) - X_i(N-k)}{2} \qquad (8.2.13)$$

进一步 $X_a(k)$ 可以表示为

$$X_{a,\text{real}}(k) = X_r^+(k) + \cos\left(\frac{\pi k}{N}\right) \cdot X_i^+(k) - \sin\left(\frac{\pi k}{N}\right) \cdot X_r^-(k) \qquad (8.2.14)$$

$$X_{a,\text{imag}}(k) = X_i^-(k) - \sin\left(\frac{\pi k}{N}\right) \cdot X_i^+(k) - \cos\left(\frac{\pi k}{N}\right) \cdot X_r^-(k) \qquad (8.2.15)$$

【例题 8.2】 已知序列：$x_{\text{in}}(t) = \sin(2\pi \cdot 1000 \cdot t) + 0.5\sin\left(2\pi \cdot 2000 \cdot t + \frac{3\pi}{4}\right)$

编写计算机仿真代码，仿真 $2N$ 点的实数 FFT 运算方法 $N=4$，结果如图 8.9 所示。

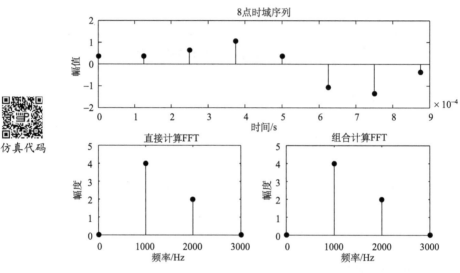

图 8.9 $2N$ 点的实数 FFT 运算方法 $N=4$

$2N$ 点实数 FFT 运算效率分析如表 8.2 所示，曲线如图 8.10 所示。

表 8.2 $2N$ 点实数 FFT 运算效率分析表

	实数乘法次数	实数加法次数
$2N$ 点复数 FFT	$4N \cdot (\log_2 N + 1)$	$6N \cdot (\log_2 N + 1)$
$2N$ 点实数 FFT	$2N \cdot \log_2 N + 8N$	$3N \cdot \log_2 N + 8N$
实数乘法运算效率	$\dfrac{\log_2 N - 2}{2 \cdot \log_2 N + 2} \cdot 100\%$	
全部运算效率	$\dfrac{5 \cdot \log_2 N - 6}{10 \cdot (\log_2 N + 1)} \cdot 100\%$	

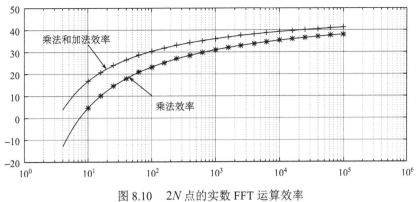

图 8.10 2N 点的实数 FFT 运算效率

8.3 信号的移位频谱特性

对于周期信号，在满足采样定理的情况下，任意截取一段信号进行频谱分析，它们的频谱存在何种差异。

【例题 8.3】 已知序列：$x_{in}(t) = \sin(2\pi \cdot 1000 \cdot t) + 0.5\sin\left(2\pi \cdot 2000 \cdot t + \dfrac{3\pi}{4}\right)$

编写计算机仿真代码，仿真任意 $N = 8$ 序列的幅频特性和相频特性，结果如图 8.11 所示。

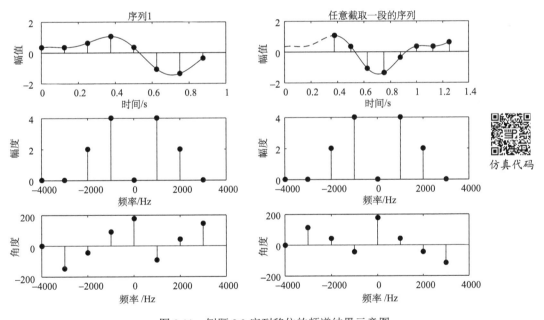

图 8.11 例题 8.3 序列移位的频谱结果示意图

从图 8.11 可以看出：任意截取的一段序列长度正好等于周期序列的周期，则具有相同的幅频特性，相频特性上反映的是信号的相位差。

8.4　模拟信号频谱分析方法与流程

8.4.1　模拟信号的傅里叶变换思路

对模拟信号的频谱分析就是计算信号的傅里叶变换。但是对于计算机来说，信号都是离散的，因此不能直接计算模拟信号的傅里叶变换。可以通过对模拟信号的采样，实现利用 DFT 完成模拟信号的频谱分析，具体思路如图 8.12 所示。

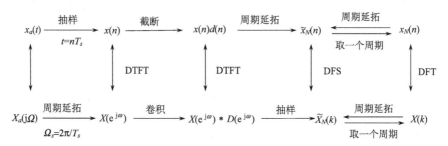

图 8.12　模拟信号的傅里叶变换思路

8.4.2　频率响应的参数选择

满足时域抽样定理：$f_s \geqslant 2f_m$；频域抽样分辨率：$F_0 = 1/T_0$，采样点数

$$N = \frac{T_0}{T_s} = \frac{f_s}{F_0} \tag{8.4.1}$$

信号可分析的最高频率 f_m 与频率分辨率 f_s 之间的矛盾：要增加信号最高频率 f_m 则需要增加 f_s；此时若 N 给定，则 F_0 必增加，即分辨率下降；要提高频率分辨率，即 F_0 减少；当 N 给定时，若 f_s 减小，不产生混叠，f_m 必减小。

同时提高信号最高频率和频率分辨率，需增加采样点数 N。对于模拟周期信号要求截取的长度是周期的倍数。

【例题 8.4】　假设模拟 $x_a(t) = \cos(2\pi f t + \varphi)$，式中 $f = 2\text{kHz}$，$\varphi = \pi/4$，使用 DFT 分析信号的频谱。

【解】　周期信号 $x_a(t)$ 的周期 $T = 1/f = 0.5\text{ms}$，最小采样频率 $f_{sm} = 2f = 4\text{kHz}$，实际的采样频率取 f_{sm} 的 3~4 倍，即 $f_s = 16\text{kHz}$。满足对于模拟周期信号要求截取的长度是周期的倍数，即 $T_0 = T = 0.5\text{ms}$。由式 (8.4.1) 可知，点数 $N = T_0/T_s = T_0 f_s = 0.5 \times 16 = 8$。得到离散时间序列为

$$x(n) = x_a(nT_s) = \cos(2\pi f n T_s + \varphi) = \cos\left(\frac{\pi n}{4} + \frac{\pi}{4}\right), \quad n = 0,1,2,\cdots,7$$

对 $x(n)$ 做 8 点 FFT 计算，横轴频率分辨率 $F_0 = f_s/N = 2\text{kHz}$，横轴坐标为 nF_0，$n = 0,1,2,\cdots,7$；做 16 点 FFT 计算，横轴频率分辨率 $F_0 = f_s/N = 1\text{kHz}$，横轴坐标为 nF_0，$n = 0,1,2,\cdots,15$。

另设截取长度为 $T_0 = T = 0.75\text{ms}$，点数 $N = T_0/T_s = T_0 f_s = 0.75 \times 16 = 12$。此时，对 $x(n)$

做 12 点 FFT 计算，横轴频率分辨率 $F_0 = f_s / N = 4/3 \text{kHz}$，横轴坐标为 nF_0, $n = 0,1,2,\cdots,11$。

若截取长度为 $T_0 = T = 2.75 \text{ms}$ ，点数 $N = T_0/T_s = T_0 f_s = 2.75 \times 16 = 44$ 。

此时，对 $x(n)$ 做 44 点 FFT 计算，横轴频率分辨率 $F_0 = f_s / N = 4/11 \text{kHz}$，横轴坐标为 nF_0, $n = 0,1,2,\cdots,43$ 。

详解

不同长度的模拟信号的傅里叶频谱如图 8.13 所示。

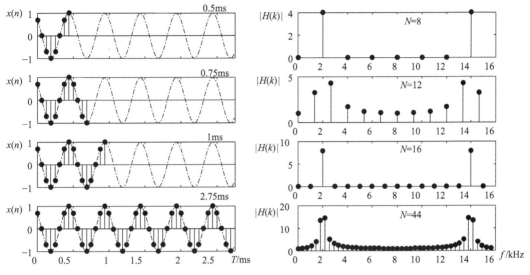

图 8.13　不同长度的模拟信号的傅里叶频谱

8.5　序列插值后的频谱变化

序列的插值后的频谱如何变化呢？在此，以一个例子进行说明。

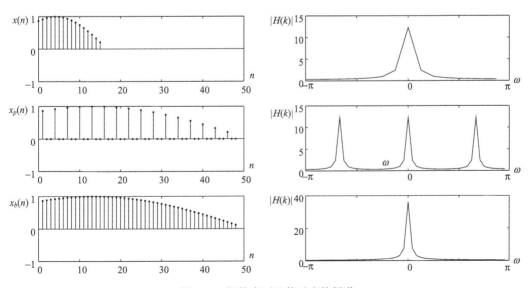

图 8.14　插值序列及其对应的频谱

【例题 8.5】 已知序列 $x(n)$ 的表达式为

$$x(n) = \cos\left(2\pi n \frac{f}{f_s} - \frac{\pi}{6}\right)$$

其中，$n = 0,1,2,\cdots,15$，信号频率 $f = 2\text{Hz}$，采样频率 $f_s = 100\text{Hz}$。将 $x(n)$ 的两点之间插入两个 0，获得长度为 48 的序列 $x_p(n)$；将 $x(n)$ 的两点之间插入两个真实的 $x(n)$ 值，同样获得长度为 48 的序列 $x_b(n)$。编写计算机仿真程序绘制上述三个时域序列，并分析其频谱的差别。

仿真代码

【解】 结果如图 8.14 所示。

图 8.14 表明，两点之间插入 0 的频谱，再经过低通滤波后，获得的频谱和直接插值获得的频谱一致。

8.6 声音信号的合成与频谱分析实例

8.6.1 钢琴音与信号处理

钢琴音可以由计算机模拟合成，基本原理是运用声学理论，由一系列基本函数（正弦函数）及在此基频下的信号叠加来实现乐器的声音。同时，可以用时域上的包络线进行修饰，以模拟琴弦振动的自然衰减，这样可以使乐音各音符间衔接和谐。频谱合成法在乐器仿真、声音合成领域日趋占据重要的地位，其基本原理是一系列基本函数及其时变幅度乘积的叠加。其中加法合成是一种经典的算法，广泛地用于乐器音色的研究。合成声由正弦波分量叠加而得，正弦波的参数包括时变的幅度和频率。图 8.15 为"铃儿响叮当"一段音乐的截屏曲线，这是时域的信号，从中无法看出具体是什么音符。然而我们的听觉系统将时域信号转换到了频域，从而通过频率的信息听懂了相应的音符。那么音乐信号是如何合成的？时域和频域是什么关系？在此，希望通过对时域信号的频谱分析回答这个问题。

声音信号频谱
分析实例

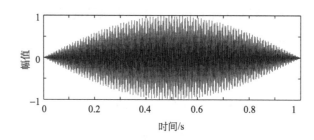

图 8.15 一段音乐的时域信号

对于序列 $x(n)$、$x_1(n)$ 和 $x_2(n)$，信号叠加有下列关系：

$$x(n) = x_1(n) + x_2(n) \tag{8.6.1}$$

其对应的傅里叶变换为 $X(k)$、$X_1(k)$ 和 $X_2(k)$，其频率叠加有下列关系：

$$X(k) = \sum_{n=0}^{N-1} x(n)\mathrm{e}^{-\mathrm{j}\frac{2\pi}{N}kn} = \sum_{n=0}^{N-1}[x_1(n) + x_2(n)]\mathrm{e}^{-\mathrm{j}\frac{2\pi}{N}kn}$$

$$= \sum_{n=0}^{N-1} x_1(n)\mathrm{e}^{-\mathrm{j}\frac{2\pi}{N}kn} + \sum_{n=0}^{N-1} x_2(n)\mathrm{e}^{-\mathrm{j}\frac{2\pi}{N}kn} = X_1(k) + X_2(k) \tag{8.6.2}$$

对于频率为 1Hz 和 3Hz 的两个信号及其叠加信号的频谱如图 8.16 所示。

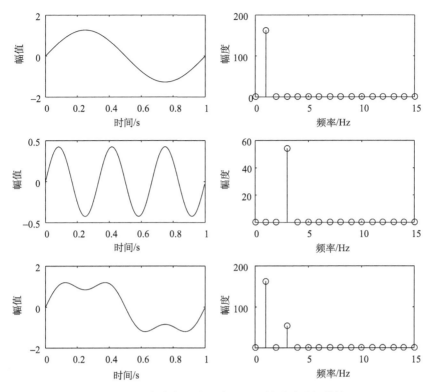

图 8.16 对应式(8.6.1)和式(8.6.2)的时域叠加特性

同理，对于两个频域叠加的信号

$$X(k) = X_1(k) + X_2(k) \tag{8.6.3}$$

$$x(n) = \sum_{k=0}^{N-1} X(k) e^{j\frac{2\pi}{N}nk} = \sum_{k=0}^{N-1} [X_1(k) + X_2(k)] e^{j\frac{2\pi}{N}nk}$$

$$= \sum_{k=0}^{N-1} X_1(k) e^{j\frac{2\pi}{N}nk} + \sum_{k=0}^{N-1} X_2(k) e^{j\frac{2\pi}{N}nk} = x_1(n) + x_2(n) \tag{8.6.4}$$

如序列由 1Hz、3Hz、5Hz、7Hz 信号组成(图 8.17(a))，傅里叶反变换后获得的时序信号如图 8.17(b) 所示。

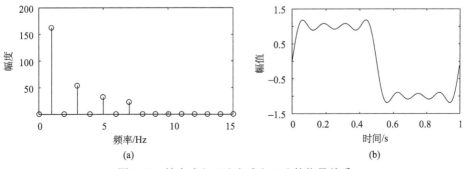

(a)   (b)

图 8.17 符合式(8.6.3)和式(8.6.4)的信号关系

将图 8.17(a) 中的四种频率信号进行提取，然后四个频率分别做傅里叶反变换，得到如图 8.18 对应的时域信号。

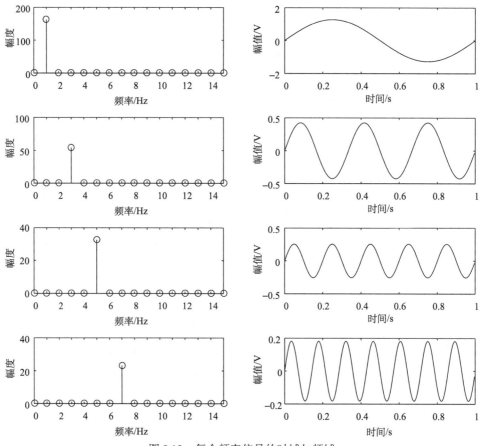

图 8.18　复合频率信号的时域与频域

再将图 8.18 右侧一列的四个时域信号进行叠加，获得图 8.19 所示的信号。从而通过图 8.17 和图 8.18 阐述了式 (8.6.4)。

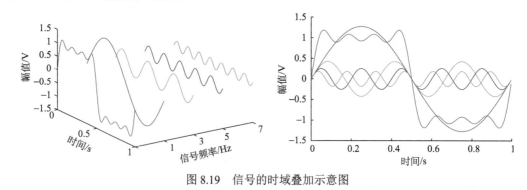

图 8.19　信号的时域叠加示意图

8.6.2　语音和钢琴音实例

下面通过钢琴音的计算机模拟和实际信号分析，来阐述信号叠加的原理。表 8.3 给出了钢琴按键对应的主频率。

表 8.3　钢琴按键对应的主频率

音名	键号	频率	键号	频率	键号	频率	键号	频率	键号	频率	键号	频率
A	1	27.500	13	55.000	25	110.000	37	220.000	49	440.000	61	880.000
B	3	30.868	15	61.735	27	123.471	39	246.942	51	493.883	63	987.767
C	4	32.703	16	65.406	28	130.813	40	261.626	52	523.251	64	1046.502
D	6	36.708	18	73.416	30	146.832	42	293.665	54	587.330	66	1174.659
E	8	41.203	20	82.407	32	164.814	44	329.628	56	659.255	68	1318.510
F	9	43.654	21	87.307	33	174.614	45	349.228	57	698.456	69	1396.913
G	11	48.999	23	97.999	35	195.998	47	391.995	59	783.991	71	1567.982

采用表 8.3 中的频率在时域中构造正弦信号，分别模拟钢琴的 C、D、E、F 音名，也就是 Do、Re、Mi 和 Fa。然后对上述四个音名的时域信号进行傅里叶变换，如图 8.20 所示。可以看出，频谱信号产生了频谱泄漏。在工程中，这种频谱泄漏是难以克服的。我们分析后认为，此频谱能够真实地反映音名的频谱，因此是符合要求的。

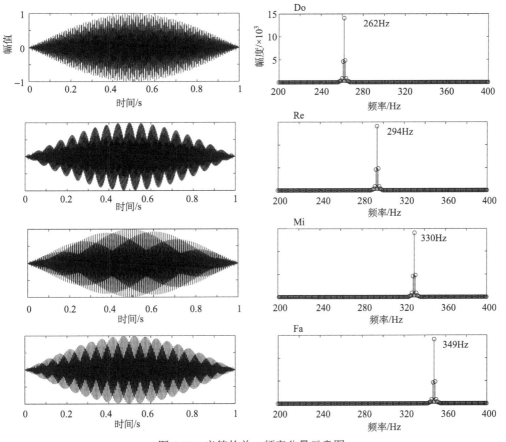

图 8.20　音符的单一频率分量示意图

以音名 Do 为例，为了保证声音的饱和，真正钢琴仿真的时候需要加入倍频信号。如图 8.21 右列中间频谱所示，合成的信号除了主频在 $F_0 = 261.626\text{Hz}$ 外，还引入了倍频信号 nF_0，$n = 1, 2, 3, \cdots$。为了验证这个倍频的结果，录制了钢琴音名为 Do 时的时域信号（图 8.21 左侧第三幅）进行分析。对该图进行傅里叶变换获得对应的频谱，可以发现信号的频谱由主谱 $F_0 = 261.626\text{Hz}$ 和倍频信号 nF_0，$n = 1, 2, 3, \cdots$ 组成。同时为了避免声音的突然中断，采用梭形波进行信号的整形。

对于人类声音我们的听觉系统能够进行识别，包括识别语音、语义，识别不同的人。因此表明声音有着特有的频率特性。频率越高我们听到的声音就越尖，但人耳最高可以听到 20000Hz 的声音，超过这个频率的声音称为超声波；频率越低听到的声音越低沉，但最低只能听见 20Hz 的声音，低于这个频率的声音称为次声波。同时，声音的大小与频率无关，它与波幅有关，也就是说声波蕴含的能量越多声音就越大。

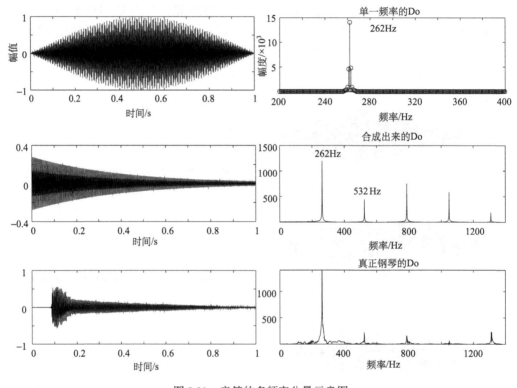

图 8.21　音符的多频率分量示意图

8.7　信号频段非单位圆频谱分析实例

FFT 是一种很好的信号频谱分析工具，但是其存在一定的局限性：无法研究信号的某一频段，不能实现对该频段密集抽样，提高分辨率；无法研究非单位圆上的抽样值；无法快速实现需要准确计算 N 点 DFT，且 N 为大的素数等。这里就介绍线性调频 Z 变换（CZT）算法：对 Z 变换采用螺线抽样。

8.7.1 算法原理

N 点有限长序列，其 Z 变换：

$$X(z) = \sum_{n=0}^{N-1} x(n) z^{-n} \tag{8.7.1}$$

沿 z 平面上的一段螺线作等分角抽样点 z_k：

$$z_k = AW^{-k}, \quad k = 0,1,\cdots,M-1 \tag{8.7.2}$$

其中

$$A = A_0 e^{j\theta_0}, \qquad W = W_0 e^{-j\phi_0} \tag{8.7.3}$$

M 为要分析的复频谱点数，则抽样点为

$$z_k = A_0 W_0^{-k} e^{j(\theta_0 + k\phi_0)} \tag{8.7.4}$$

基本原理如图 8.22 所示。

式 (8.7.4) 中，A_0 为起始抽样点的矢量半径长度；θ_0 为起始抽样点的相角；ϕ_0 为相邻抽样点的角度差，$\phi_0 > 0$ 为逆时针，$\phi_0 < 0$ 为顺时针；W_0 为螺线的伸展率，$W_0 > 1$ 为螺线内缩，$W_0 < 1$ 为螺线外伸，$W_0 = 1$ 为半径为 A_0 的一段圆弧，若又有 $A_0 = 1$，则表示单位圆上的一段圆弧；若又有 $\theta_0 = 0$，$\phi_0 = 2\pi / N$，$M = N$，即为序列的 DFT。

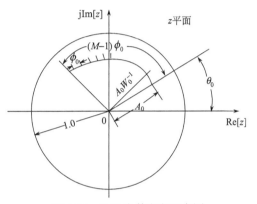

图 8.22　CZT 参数定义示意图

8.7.2 算法实现

求抽样点处的 Z 变换：

$$X(z_k) = \sum_{n=0}^{N-1} x(n) z_k^{-n} = \sum_{n=0}^{N-1} x(n) A^{-n} W^{nk}, \quad k = 0,1,\cdots,M-1 \tag{8.7.5}$$

式 (8.7.5) 运算次数为：NM 次复乘，$(N-1)M$ 次复加。

为了采用 FFT 运算，推导如下。

令

$$nk = \frac{1}{2}\Big[n^2 + k^2 - (k-n)^2 \Big] \tag{8.7.6}$$

代入式 (8.7.5) 得

$$\begin{aligned}
X(z_k) &= \sum_{n=0}^{N-1} x(n) A^{-n} W^{\frac{n^2}{2}} W^{-\frac{(k-n)^2}{2}} W^{\frac{k^2}{2}} \\
&= W^{\frac{k^2}{2}} \sum_{n=0}^{N-1} \left[x(n) A^{-n} W^{\frac{n^2}{2}} \right] W^{-\frac{(k-n)^2}{2}}
\end{aligned} \tag{8.7.7}$$

令 $g(n) = x(n)A^{-n}W^{\frac{n^2}{2}}$ ，代入式(8.7.7)得

$$X(z_k) = W^{\frac{k^2}{2}} \sum_{n=0}^{N-1} g(n)h(k-n) = W^{\frac{k^2}{2}} [g(k)*h(k)], \quad k = 0,1,\cdots,M-1 \tag{8.7.8}$$

系统框图如图 8.23 所示。

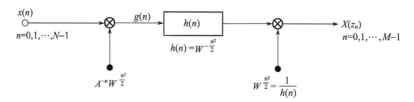

图 8.23 CZT 快速计算系统框图

8.7.3 CZT 算法的优点

N，M 可为不相等的任意数；ϕ_0 任意，易调整频率分辨率；周线可以是螺线，而不一定是圆弧；z_0 任意，从任意频率开始，便于窄带高分辨率分析；当 $A=1$，$M=N$，$W = e^{-j\frac{2\pi}{N}}$ 时，CZT=DFT，解决了 N 为素数的快速算法问题。

习　　题

8-1　编写计算机仿真代码，分析 10Hz 的正弦信号和方波信号、三角波信号的频谱差别。

8-2　有一频谱分析用的 FFT 处理器，其抽样点数必须是 2 的整数幂，假设没有采用任何的数据处理措施，已给条件为：频率分辨率 $\leqslant$ 10Hz；信号最高频率 $\leqslant$ 4kHz。试确定以下参量：

(1)最小记录长度 T_0；

(2)抽样点间的最大时间间隔 T（即最小抽样频率）；

(3)在一个记录中最少点数 N。

8-3　编写计算机仿真代码，完成本章各个小节的仿真，并分析结果。

8-4　有如下序列：

$$x(n) = 3\cos(2\pi \cdot 100nT_s) + 3\cos(2\pi \cdot 101.45nT_s) + 2\cos(2\pi \cdot 102.3nT_s)$$

$$+4\cos(2\pi \cdot 103.8nT_s) + 5\cos(2\pi \cdot 104.5nT_s)$$

采样频率为 256Hz，采样点数为 512 点。

仿真代码及题解

(1)绘制 512 点的时域信号 $x(n)$；

(2)利用 FFT 分析信号 $x(n)$，并绘制频谱图，横轴为 Hz；

(3)采用 chirp-Z 详细分析 100～110Hz 的频谱，调用 czt 函数实现。

(4)绘制相关结果，观察细化的频谱，理解 chirp-Z 变换。

第9章 无限长单位冲激响应数字滤波器设计

9.1 数字滤波器

9.1.1 数字滤波器的基本概念及分类

滤波器的定义
及分类

数字滤波器是指输入输出均为数字信号,通过一定运算关系改变输入信号所含频率成分的相对比例或者滤除某些频率成分的器件。其优点是:精度高、稳定、体积小、质量轻、灵活,不要求阻抗匹配,可实现特殊滤波功能。

数字滤波器可分为经典滤波器(选频滤波器)和现代滤波器(维纳滤波器,卡尔曼滤波器,自适应滤波器等);按功能可分为低通、高通、带通、带阻、全通滤波器(图 9.1)。

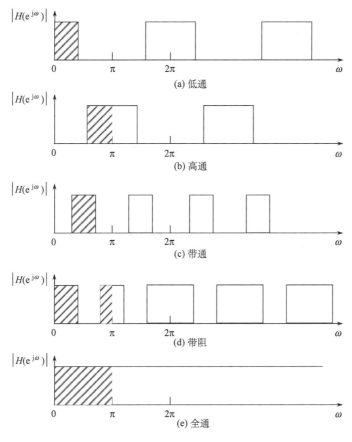

图 9.1 各种数字滤波器的理想幅频特性

按实现的网络结构或单位抽样响应分类如下。

IIR 滤波器(N 阶),其表达式为

$$H(z) = \frac{\sum_{k=0}^{M} b_k z^{-k}}{1 - \sum_{k=1}^{N} a_k z^{-k}} \tag{9.1.1}$$

FIR 滤波器（$N-1$阶），其表达式为

$$H(z) = \sum_{n=0}^{N-1} h(n) z^{-n} \tag{9.1.2}$$

可以用一个理想函数 $H_d(\omega)$ 来描述一个理想的滤波器：

$$H_d(\omega) = \begin{cases} 1, & \text{在通带内} \\ 0, & \text{在阻带内} \end{cases} \tag{9.1.3}$$

在通带内幅频响应是一常数；相位频率响应为零或是频率的线性函数。

使用逼近技术完成数字滤波器的设计。按设计任务，确定滤波器性能要求，制定技术指标。用一个因果稳定的离散 LTI 系统的系统函数 $H(z)$ 逼近此性能指标。利用有限精度算法实现此系统函数：如运算结构、字长的选择等。实际技术实现包括软件法、硬件法或 DSP 芯片法。

9.1.2 数字滤波器的数字要求

数字滤波器的频率响应描述如下：

$$H(e^{j\omega}) = \left| H(e^{j\omega}) \right| e^{\arg\left[H(e^{j\omega}) \right]} \tag{9.1.4}$$

式中，$\left| H(e^{j\omega}) \right|$ 为幅频特性，表示信号通过该滤波器后各频率成分的衰减情况；$\arg\left[H(e^{j\omega}) \right]$ 为相频特性，反映频率成分通过滤波器后在时间上的延时情况。

对应式(9.1.4)的幅频特性曲线如图 9.2 所示，图中阴影部分确定了要逼近的滤波器的性能指标，实线为设计的滤波器的幅频曲线。

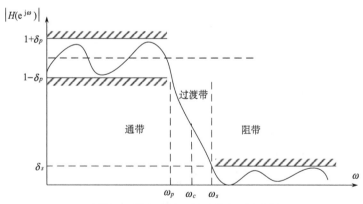

图 9.2 数字滤波器设计指标示意图

图 9.2 中各个参数满足如下描述：

$$1 - \delta_\rho \leqslant \left| H(e^{j\omega}) \right| \leqslant 1 + \delta_\rho, \quad |\omega| \leqslant \omega_\rho \tag{9.1.5}$$

$$|H(e^{j\omega})| \leqslant \delta_s, \quad \omega_s \leqslant |\omega| \leqslant \pi \tag{9.1.6}$$

对于无限冲激响应滤波器，即采用有理分式的系统函数去逼近；对于有限冲激响应滤波器，则采用有理多项式的系统函数去逼近。

9.1.3 表征滤波器频率响应的特征参量

模拟滤波器多用幅度平方响应描述系统特性，定义如下：

$$|H(e^{j\omega})|^2 = H(e^{j\omega}) \cdot H^*(e^{j\omega}) = H(e^{j\omega}) \cdot H(e^{-j\omega}) = H(z) \cdot H(z^{-1}) \tag{9.1.7}$$

式中，$H(z) \cdot H(z^{-1})$ 的极点既是共轭的，又是以单位圆成镜像对称的。

9.2 模拟低通滤波器

9.2.1 常用模拟低通滤波器

用一因果稳定的离散 LTI 系统逼近给定的性能要求，形式如下：

$$H(z) = \frac{\sum_{k=0}^{M} b_k z^{-k}}{1 - \sum_{k=1}^{N} a_k z^{-k}} \tag{9.2.1}$$

无限长单位冲激响应滤波器设计过程即为求滤波器的各系数：a_k，b_k。

s 平面逼近：模拟滤波器设计。z 平面逼近：数字滤波器设计。常用的方法为：先设计模拟滤波器，再转换为数字滤波器；计算机辅助设计法等。对于 IIR 数字滤波器，大都先将数字滤波器技术指标转变成模拟滤波器技术指标，设计模拟滤波器，再转换成数字滤波器。

常用的模拟滤波器包括：巴特沃思(Butterworth)滤波器，切比雪夫(Chebyshev)滤波器和椭圆(ellipse)滤波器。

9.2.2 巴特沃思滤波器设计

巴特沃思滤波器的幅度平方函数为

$$|H_a(j\Omega)|^2 = \frac{1}{1 + \left(\dfrac{\Omega}{\Omega_c}\right)^{2N}} \tag{9.2.2}$$

对于所有 N，$|H_a(j\Omega)|^2\big|_{\Omega=0} = 1$，$|H_a(j\Omega)|^2\big|_{\Omega=\Omega_c} = 1/2$。

该式说明，$|H_a(j\Omega)|\big|_{\Omega=\Omega_c} = 0.707$。

$$20\lg|H_a(j\Omega)|\big|_{\Omega=\Omega_c} = -3.01\text{dB} \tag{9.2.3}$$

$|H_a(j\Omega)|^2$ 是 Ω 的单调函数，$|H_a(j\Omega)|^2$ 随着阶次 N 的增大而更接近于理想低通滤波器，其变化规律如图 9.3 所示。

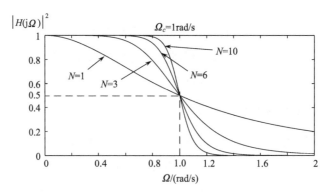

图 9.3　各阶巴特沃思滤波器幅度平方函数曲线

归一化巴特沃思滤波器为原型滤波器，截止频率 $\Omega_c = 1\text{rad}/\text{s}$。其他的巴特沃思低通、高通、带通或带阻滤波器的传递函数都可以通过变换法从归一化低通原型滤波器的传递函数 $H_n(s)$ 得到。模拟系统的传递函数和频率响应之间是以 $s = j\Omega$ 相联系的。

当 $\Omega_c = 1\text{rad}/\text{s}$ 时，结合式(9.2.2)，归一化低通滤波器的频率响应可以写为

$$\left| H_n(j\Omega) \right|^2 = \left| H_n(j\Omega) \cdot H_n(-j\Omega) \right| = \frac{1}{1 + \Omega^{2N}} \tag{9.2.4}$$

考虑 $j\Omega = s$，式(9.2.4)可以推导为

$$\left| H_n(s) \cdot H_n(-s) \right| = \frac{1}{1 + \left(\dfrac{s}{j} \right)^{2N}} \tag{9.2.5}$$

式(9.2.5)的极点为 $1 + (s/j)^{2N} = 0$，$s^{2N} = -1(j)^{2N} = (-1)^{N+1}$。

$$s^{2N} = \begin{cases} e^{j2\pi k}, & \text{当}N\text{为奇数时} \\ e^{j(2\pi k + \pi)}, & \text{当}N\text{为偶数时} \end{cases} \tag{9.2.6}$$

当 N 为奇数时，极点 $s_k = e^{j\frac{\pi}{N}k}$，$k = 0, 1, 2, \cdots, 2N-1$。

当 N 为偶数时，极点 $s_k = e^{j\left[\frac{\pi}{N}k + \frac{\pi}{2N}\right]}$，$k = 0, 1, 2, \cdots, 2N-1$。

图 9.4、图 9.5 分别给出了上述极点分布示意图。

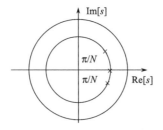

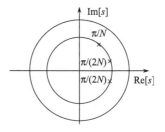

图 9.4　N 为奇数极点分布图　　　　图 9.5　N 为偶数极点分布图

从图 9.4 和图 9.5 可以看出：极点在 s 平面呈象限对称，分布在巴特沃思圆上，共 $2N$ 点；极点间的角度间隔为 $\dfrac{\pi}{N}\mathrm{rad}$；极点不落在虚轴上；$N$ 为奇数，实轴上有极点(图 9.4)，N 为偶数，实轴上无极点(图 9.5)。

如果希望滤波器 $H_n(s)$ 是一个稳定的因果系统，则应选择左半 s 平面上的极点作 $H_n(s)$ 的极点；而让右半 s 平面上的极点包含到 $H_n(-s)$。即

$$H_n(s) = \frac{1}{\prod(s - s_k)} = \frac{1}{B_n(s)}, \quad s_k \text{ 在左半 } s \text{ 平面中} \tag{9.2.7}$$

式中，$B_n(s)$ 可以展开成一个 N 阶巴特沃思多项式。

由 $\left|H_a(j\Omega)\right|^2$ 确定 $H_a(s)$ 的方法步骤如下：

(1) 由幅度平方函数得象限对称的 s 平面函数；
(2) 将 $H_a(s)H_a(-s)$ 因式分解，得到各零极点；
(3) 对比 $H_a(j\Omega)$ 和 $H_a(s)$，确定增益常数；
(4) 由零极点及增益常数，得 $H_a(s)$。

【例题 9.1】 已知幅度平方函数：

$$\left|H_a(j\Omega)\right|^2 = \frac{16(25 - \Omega^2)^2}{(49 + \Omega^2)(36 + \Omega^2)}$$

求系统函数 $H_a(s)$。

【解】 因为 $s = j\Omega$，上式得

$$H_a(s) \cdot H_a(-s) = \left|H_a(j\Omega)\right|^2_{\Omega^2 = -s^2} = \frac{16(25 + s^2)^2}{(49 - s^2)(36 - s^2)}$$

分母为 0，极点：$s = \pm 7$，$s = \pm 6$，零点：$s = \pm j5$（二阶）。

考虑系统的稳定性，选择左半平面的极点，因此 $H_a(s)$ 的极点：$s = -7$，$s = -6$，零点：$s = \pm j5$。

设增益常数为 K_0，$H_a(s) = \dfrac{K_0(s^2 + 25)}{(s + 7)(s + 6)}$。

由 $H_a(s)\big|_{s=0} = H_a(j\Omega)\big|_{\Omega=0}$，得 $K_0 = 4$。所以，

$$H_a(s) = \frac{4(s^2 + 25)}{(s + 7)(s + 6)} = \frac{4s^2 + 100}{s^2 + 13s + 42}$$

设计低通滤波器时，给出如下的设计指标：在通带内 Ω_1 处的增益不能低于 k_1；在阻带内 Ω_2 处的衰减至少为 k_2；$0 \geqslant 20\lg|H(j\Omega)| \geqslant k_1$ 时，$\Omega \leqslant \Omega_1$；$20\lg|H(j\Omega)| \leqslant k_2$ 时，$\Omega \geqslant \Omega_2$，如图 9.6 所示。

对于巴特沃思滤波器

$$\left|H_a(j\Omega)\right|^2 = \frac{1}{1 + \left(\dfrac{\Omega}{\Omega_c}\right)^{2N}}$$

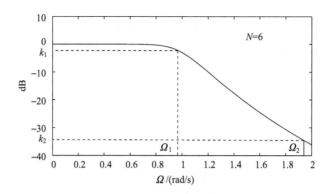

图 9.6 巴特沃思滤波器频谱图

联立方程组

$$\begin{cases} 10\lg\left\{1\Big/\left[1+\left(\dfrac{\Omega_1}{\Omega_c}\right)^{2N}\right]\right\} \geqslant k_1 \\[4mm] 10\lg\left\{1\Big/\left[1+\left(\dfrac{\Omega_2}{\Omega_c}\right)^{2N}\right]\right\} \leqslant k_2 \end{cases} \tag{9.2.8}$$

由式 (9.2.8) 得

$$\left(\frac{\Omega_1}{\Omega_2}\right)^{2N} \geqslant \left(10^{-0.1k_1}-1\right)\Big/\left(10^{-0.1k_2}-1\right) \tag{9.2.9}$$

已知技术指标的情况下得

$$N \geqslant \frac{\lg\left[\left(10^{-0.1k_1}-1\right)\Big/\left(10^{-0.1k_2}-1\right)\right]}{2\lg\left(\dfrac{\Omega_1}{\Omega_2}\right)} \tag{9.2.10}$$

再利用下式求 Ω_c

$$\Omega_c = \frac{\Omega_1}{\left(10^{-0.1k_1}-1\right)^{1/(2N)}} \tag{9.2.11}$$

$$\Omega_c = \frac{\Omega_2}{\left(10^{-0.1k_2}-1\right)^{1/(2N)}} \tag{9.2.12}$$

利用 $s=s/\Omega_c$ 进行 $H_n(s)$ 替换，获得 $H(s)$ 。

【例题 9.2】 设计一巴特沃思低通滤波器，要求在 20rad/s 处的幅频响应衰减不多于 $-2\mathrm{dB}$ ；在 30rad/s 处的衰减大于 $-10\mathrm{dB}$ 。

【解】 (1) 技术指标为：$\Omega_1=20\mathrm{rad/s}$ ，$k_1=-2\mathrm{dB}$ ，$\Omega_2=30\mathrm{rad/s}$ ，$k_2=-10\mathrm{dB}$ 。

将上述四个技术指标代入式 (9.2.10) 中，得 $N=3.37$ ，向大数取整 $N=4$ 。

将 $N=4$ ，Ω_1 和 k_1 代入式 (9.2.11) (或者式 (9.2.12)) 求得 $\Omega_c=21.387\mathrm{rad/s}$ 。

(2) 查表。根据 $N=4$ 查表获得 $H_n(s)$ 的表达式：

表格

$$H_4(s) = \frac{1}{(1 + 0.765s + s^2)(1 + 1.848s + s^2)}$$

（3）替换 $s = s / \Omega_c$，代入 $H_4(s)$ 得

$$H(s) = H_4(s)\Big|_{s=\frac{s}{21.387}} = \frac{0.209 \times 10^6}{(457.4 + 16.37s + s^2)(457.4 + 39.52s + s^2)}$$

9.2.3 切比雪夫滤波器

切比雪夫滤波器可以分为两类。其中第一类通带内有起伏波纹；第二类阻带内有起伏波纹，其幅频特性如图 9.7 和图 9.8 所示。

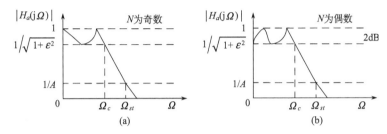

图 9.7 第一类切比雪夫滤波器的幅度特性（通带波纹 2dB）

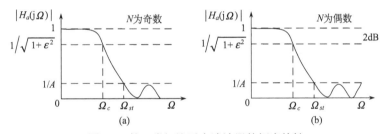

图 9.8 第二类切比雪夫滤波器的幅度特性

第一类切比雪夫低通滤波器归一化后的原型平方幅频响应表达式为

$$\left| H_n(j\Omega) \right|^2 = \frac{1}{1 + \varepsilon^2 T_N^2(\Omega)} \tag{9.2.13}$$

第一类切比雪夫滤波器主要特性指标为：幅频特性在通带内，在 1 和 $1/\sqrt{1 + \varepsilon^2}$ 之间做等波纹振荡起伏，在截止频率 $\Omega_c = 1$ 处的值为 $1/\sqrt{1 + \varepsilon^2}$；幅频特性在过渡区和阻带内单调下降，当其幅度减小到 $1/A$ 处时的频率称为阻带截止频率 Ω_{st}。

（1）幅度函数特点。

$$\left| H_a(j\Omega) \right| = \frac{1}{\sqrt{1 + \varepsilon^2 C_N^2 \left(\dfrac{\Omega}{\Omega_c} \right)}} \tag{9.2.14}$$

N 为奇数时 $\left| H_a(j\Omega_0) \right| = 1$；$N$ 为偶数 $\left| H_a(j\Omega_0) \right| = 1/\sqrt{1 + \varepsilon^2}$；$\Omega = \Omega_c$ 时 $\left| H_a(j\Omega) \right|$ $= 1/\sqrt{1 + \varepsilon^2}$。

$\Omega < \Omega_c$ 通带内：在 1 和 $1/\sqrt{1+\varepsilon^2}$ 间等波纹起伏；$\Omega > \Omega_c$ 通带外：迅速单调下降趋向 0。

（2）技术指标及设计方法。

通带起伏波纹 ε，阻带 Ω_s 处的衰减 $1/A^2$。阶数 N 为

$$N \geqslant \frac{\lg\left[g+\sqrt{g^2-1}\right]}{\lg\left[\Omega_s+\sqrt{\Omega_s^2-1}\right]} \tag{9.2.15}$$

式中

$$g = \sqrt{A^2-1}/\varepsilon \tag{9.2.16}$$

$$A = 1\left/\left|H_N\left(j\Omega_s\right)\right.\right| \tag{9.2.17}$$

$$\Omega = \Omega_c, \quad \left|H_a\left(j\Omega\right)\right| = 1/\sqrt{1+\varepsilon^2} \tag{9.2.18}$$

【例题 9.3】 设计一切比雪夫低通滤波器，满足下述指标：通带内的波纹起伏不大于 -2dB；截止频率为 40rad/s；阻带 52rad/s 处的衰减大于 -20dB。

【解】 （1）归一化处理。本题中的截止频率 $\Omega_c = \Omega_p = 40\text{rad/s}$，因此修正系数为 $1/40$。修正后

$$\Omega_c = \frac{\Omega_s}{40} = 1\text{rad/s}, \quad \Omega_s = \frac{52}{40} = 1.3\text{rad/s}$$

（2）求 ε，需要求中间系数 A 和 g。

$\Omega = \Omega_c = 1\text{rad}/\text{s}$，代入式（9.2.18），则

$$20\lg\left|H_a\left(j\Omega_c\right)\right| = 20\lg\left(\frac{1}{\sqrt{1+\varepsilon^2}}\right) = -2$$

$$\varepsilon = \sqrt{10^{0.2}-1} = 0.765$$

考虑式（9.2.17）有

$$20\lg\left|H_N\left(j\Omega_s\right)\right| = 20\lg\left(\frac{1}{A}\right) = -20$$

$$A = 10$$

将 $A = 10$，$\varepsilon = 0.765$ 代入式（9.2.16）得

$$g = \frac{\sqrt{A^2-1}}{\varepsilon} = 13.01$$

（3）求滤波器阶数 N。考虑式（9.2.15），代入 g 和 Ω_s 得

$$N \geqslant \frac{\lg\left[g+\sqrt{g^2-1}\right]}{\lg\left[\Omega_s+\sqrt{\Omega_s^2-1}\right]} = 4.3 = 5$$

（4）查表 $\varepsilon = 0.765$，$N = 5$ 得

$$H_5(s) = \frac{K}{V_N(s)} = \frac{b_0}{b_0 + b_1 s + b_2 s^2 + b_3 s^3 + b_4 s^4 + s^5}$$

$$= \frac{0.081}{0.081 + 0.459s + 0.693s^2 + 1.499s^3 + 0.706s^4 + s^5}$$

表格

查表也可以获得极点的形式：

$$H_5(s) = \frac{0.081}{(s+0.21)(s+0.06-\mathrm{j}0.97)(s+0.06+\mathrm{j}0.97)(s+0.17-\mathrm{j}0.6)(s+0.17+\mathrm{j}0.6)}$$

$$= \frac{0.081}{(s+0.21)(s^2+0.135s+0.95)(s^2+0.35s+0.39)}$$

（5）本题中截止频率 $\Omega_c = 40\mathrm{rad/s}$，利用 $s = s/40$ 进行替换，得

$$H_d(s) = H_5(s)\big|_{s=\frac{s}{40}} = \frac{8.37\times10^6}{(s+8.73)(s^2+5.39s+1520)(s^2+14.1s+627)}$$

9.2.4　椭圆滤波器

椭圆滤波器特点：幅值响应在通带和阻带内都是等波纹的，如图 9.9 所示。对于给定的阶数和给定的波纹要求，椭圆滤波器能获得较其他滤波器最窄的过渡带宽，就这点而言，椭圆滤波器是最优的。

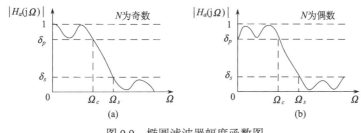

图 9.9　椭圆滤波器幅度函数图

上面讨论了三种最常用模拟低通滤波器的特性和设计方法，设计时按照指标要求，合理选用。一般，椭圆滤波器的阶次可最低，切比雪夫次之，巴特沃思最高，参数的灵敏度则恰恰相反。

9.3　冲激响应不变法滤波器设计

无限冲激响应系统，就是其冲激响应 $h(n)$ $(n = 0,1,2,\cdots,\infty)$ 无限长，其系统函数表示为

$$H(z) = \sum_{n=0}^{+\infty} h(n)z^{-n} = \frac{\displaystyle\sum_{r=0}^{M} b_r z^{-r}}{1 - \displaystyle\sum_{k=1}^{N} a_k z^{-k}} \tag{9.3.1}$$

由于模拟滤波器设计技巧已非常成熟，并且模拟滤波器有现成的公式。因此传统设计无限冲激响应数字滤波器的方法是：先根据技术指标设计出相应的模拟滤波器，然后再将设计好的模拟滤波器变换成满足预定指标的数字滤波器。

具体步骤如下：

（1）将数字滤波器指标 ω 变换为模拟滤波器指标 Ω；

（2）根据指标 Ω 设计模拟滤波器 $H(s)$；

（3）再将模拟滤波器 $H(s)$ 映射为数字滤波器 $H(z)$。

其中，模拟滤波器映射为数字滤波器，必须满足：一个稳定的模拟系统能映射成一个具有相同幅频特性稳定的数字系统。即 s 平面上的虚轴 $j\Omega$ 映射成 z 平面上的单位圆 $|z|=1$；s 平面的左半平面上的点 $\sigma<0$，映射成 z 平面上的单位圆内 $|z|<1$。如图 9.10 所示。

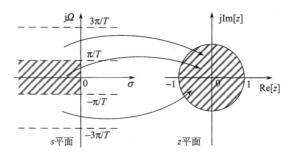

图 9.10 s 平面与 z 平面的映射关系图

冲激响应不变法是指使数字滤波器的冲激响应(即单位取样响应)序列 $h(n)$ 等于模拟滤波器的冲激响应 $h_a(t)$ 的采样值，即

$$h(n)=h_a(t)\big|_{t=nT}=h_a(nT) \tag{9.3.2}$$

系统函数 $\qquad H(z)=Z\big[h(n)\big]=Z\big[h_a(t)\big|_{t=nT}\big]$

有 $h_a(t)=\mathscr{L}^{-1}\big[H(s)\big]$，系统函数可以描述为

$$H(z)=Z\big[h(n)\big]=Z\big[h_a(t)\big|_{t=nT}\big]=Z\big\{\mathscr{L}^{-1}\big[H(s)\big]\big|_{t=nT}\big\} \tag{9.3.3}$$

式 (9.3.3) 完成了 $H(s)\to h_a(t)\to h_a(nT)=h(n)\to H(z)$ 的映射过程。

冲激响应不变法 s 平面和 z 平面的对应关系如下。

设模拟滤波器的系统函数 $H(s)$ 只有单阶极点，且假定分母的阶次大于分子的阶次。展开部分分式为

$$H(s)=\sum_{k=1}^{N}\frac{A_k}{s-s_k} \tag{9.3.4}$$

其相应的冲激响应 $h_a(t)$ 是 $H(s)$ 的拉普拉斯反变换，即

$$h(n)=h_a(nT)=\sum_{k=1}^{N}A_k e^{s_k nT}u(n)=\sum_{k=1}^{N}A_k\big(e^{s_k T}\big)^n u(n) \tag{9.3.5}$$

对式 (9.3.5) 的 $h(n)$ 求 Z 变换，得数字滤波器系统函数

$$H(z)=Z\big[h(n)\big]=\sum_{n=-\infty}^{+\infty}h(n)z^{-n}=\sum_{n=0}^{+\infty}\sum_{k=1}^{N}A_k\big(e^{s_k T}z^{-1}\big)^n$$

$$=\sum_{k=1}^{N}A_k\sum_{n=0}^{+\infty}\big(e^{s_k T}z^{-1}\big)^n=\sum_{k=1}^{N}\frac{A_k}{1-e^{s_k T}z^{-1}} \tag{9.3.6}$$

即映射过程为

$$H(s)=\sum_{k=1}^{N}\frac{A_k}{s-s_k}\quad\Rightarrow\quad H(z)=\sum_{k=1}^{N}\frac{A_k}{1-e^{s_k T}z^{-1}}$$

数字滤波器的冲激响应 $h(n)$ 是模拟滤波器的冲激响应 $h_a(t)$ 的取样,那么数字滤波器的频率响应 $H(e^{j\omega})$ 就会是模拟滤波器频率响应 $H_a(j\Omega)$ 的周期延拓。

已知

$$H(e^{j\omega}) = \frac{1}{T} \sum_{k=-\infty}^{+\infty} H_a\left(j\frac{\omega}{T} + j\frac{2\pi}{T}k\right), \quad |\omega| < \pi \tag{9.3.7}$$

可得

$$H(z) = \frac{1}{T} \sum_{k=-\infty}^{+\infty} H_a\left(s + j\frac{2\pi}{T}k\right) \tag{9.3.8}$$

由式 (9.3.8) 可知,只有当模拟滤波器 $H_a(s)$ 是带限时,即当 $|\Omega| \geqslant \dfrac{\pi}{T}$ 时的 $H_a(j\Omega) = 0$ 的条件下才有 $H(z) = \dfrac{1}{T}H_a(s)$。映射示意图如图 9.11 所示。

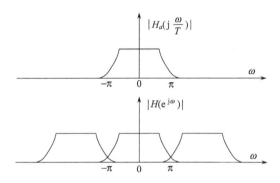

图 9.11 冲激响应不变法中的频率混叠示意图

s 平面和 z 平面的映射关系为 $z = e^{sT}$,s 是复数,定义为 $s = \sigma + j\Omega$,分析两个平面之间的对应关系:

$$z = e^{sT} = e^{(\sigma + j\Omega)T} = e^{\sigma T} \cdot e^{j\Omega T} = e^{\sigma T} \cdot e^{j\omega}$$
$$|z| = |e^{\sigma T} \cdot e^{j\omega}| = |e^{\sigma T}| \cdot |e^{j\omega}| = e^{\sigma T}$$

① 当 $\sigma < 0$,s 左半平面时,$|z| < 1$,z 平面单位圆内;② 当 $\sigma = 0$,s 平面虚轴上时,$|z| = 1$,z 平面单位圆上;③ 当 $\sigma > 0$,s 右半平面时,$|z| > 1$,z 平面单位圆外。因此,实现了稳定的模拟系统映射为稳定的数字系统。

【例题 9.4】 设模拟滤波器的系统函数为

$$H_a(s) = \frac{2}{s^2 + 4s + 3} = \frac{1}{s+1} - \frac{1}{s+3}$$

试用冲激响应不变法,设计 IIR 数字滤波器。

【解】 据题意,得数字滤波器的系统函数:

$$H(z) = \frac{T}{1 - e^{-T}z^{-1}} - \frac{T}{1 - e^{-3T}z^{-1}} = \frac{T(e^{-T} - e^{-3T})z^{-1}}{1 - (e^{-T} + e^{-3T})z^{-1} + e^{-4T}z^{-2}}$$

设 $T = 1s$,则

$$H(z) = \frac{0.318z^{-1}}{1 - 0.4177z^{-1} + 0.01831z^{-2}}$$

$$H(s) = \sum_{k=1}^{N} \frac{A_k}{s - s_k} \quad \Rightarrow \quad H(z) = \sum_{k=1}^{N} \frac{TA_k}{1 - e^{s_k T}z^{-1}}$$

模拟滤波器的频率响应：

$$H_a(j\Omega) = \frac{2}{(3 - \Omega^2) + j4\Omega}$$

数字滤波器的频率响应：

$$H(e^{j\omega}) = \frac{0.318e^{-j\omega}}{1 - 0.4177e^{-j\omega} + 0.01831e^{-2j\omega}}$$

幅频特性曲线如图9.12所示，图9.12（a）表示模拟信号的幅频特性，图9.12（b）表示映射以后的数字滤波器幅频特性，可以看出产生了混叠失真。

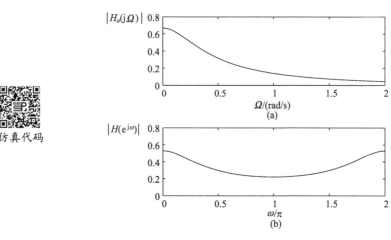

仿真代码

图9.12　$H_a(j\Omega)$ 和 $H(e^{j\omega})$ 频谱特性图

冲激响应不变法的优点：$h(n)$ 完全模仿模拟滤波器的单位抽样响应 $h_a(t)$ 时域逼近良好，保持线性关系 $\omega = \Omega T$。线性相位模拟滤波器转变为线性相位数字滤波器。

冲激响应不变法的局限性：频率响应混叠，只适用于限带的低通、带通滤波器。

9.4　双线性映射法

9.4.1　双线性变换原理

冲激响应不变法的主要缺点是频谱交叠产生的混淆，这是从 s 平面到 z 平面的映射关系 $z = e^{sT}$ 的多值对应关系导致的。为了克服这一缺点，设想变换分为以下两步。

第一步：将整个 s 平面压缩到 s_1 平面的一条横带里。

第二步：通过标准变换关系 $z = e^{s_1 T}$ 将此横带变换到整个 z 平面上。

通过增加一次到 s_1 平面的映射，实现了 s 平面与 z 平面一一对应的单值关系，消除多值性，也就消除了混淆现象。映射过程见图9.13。

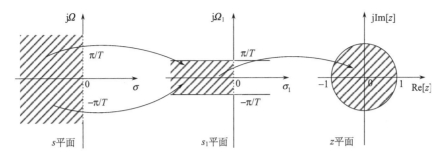

图 9.13　双线性变换映射关系

通过正切函数，实现无穷的 s 平面到带限的 s_1 平面的映射，正切函数的映射关系如图 9.14 所示。

令

$$\Omega = \tan\frac{\Omega_1 T}{2} = \frac{\sin\dfrac{\Omega_1 T}{2}}{\cos\dfrac{\Omega_1 T}{2}} = \frac{\dfrac{\mathrm{e}^{\mathrm{j}\frac{\Omega_1 T}{2}} - \mathrm{e}^{-\mathrm{j}\frac{\Omega_1 T}{2}}}{2\mathrm{j}}}{\dfrac{\mathrm{e}^{\mathrm{j}\frac{\Omega_1 T}{2}} + \mathrm{e}^{-\mathrm{j}\frac{\Omega_1 T}{2}}}{2}} \tag{9.4.1}$$

有 $s = \mathrm{j}\Omega$ 和 $s_1 = \mathrm{j}\Omega_1$，结合式 (9.4.1)，得

$$s = \mathrm{j}\Omega = \frac{\mathrm{e}^{\mathrm{j}\frac{\Omega_1 T}{2}} - \mathrm{e}^{-\mathrm{j}\frac{\Omega_1 T}{2}}}{\mathrm{e}^{\mathrm{j}\frac{\Omega_1 T}{2}} + \mathrm{e}^{-\mathrm{j}\frac{\Omega_1 T}{2}}} = \frac{\mathrm{e}^{\frac{s_1 T}{2}} - \mathrm{e}^{-\frac{s_1 T}{2}}}{\mathrm{e}^{\frac{s_1 T}{2}} + \mathrm{e}^{-\frac{s_1 T}{2}}} \tag{9.4.2}$$

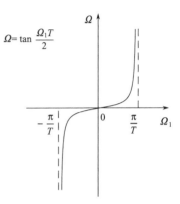

图 9.14　s 平面到带限的 s_1 平面的映射关系

式 (9.4.2) 分子分母 $\times \mathrm{e}^{-\frac{s_1 T}{2}}$，得

$$s = \frac{\left(\mathrm{e}^{\frac{s_1 T}{2}} - \mathrm{e}^{-\frac{s_1 T}{2}}\right) \times \mathrm{e}^{-\frac{s_1 T}{2}}}{\left(\mathrm{e}^{\frac{s_1 T}{2}} + \mathrm{e}^{-\frac{s_1 T}{2}}\right) \times \mathrm{e}^{-\frac{s_1 T}{2}}} = \frac{1 - \mathrm{e}^{-s_1 T}}{1 + \mathrm{e}^{-s_1 T}} \tag{9.4.3}$$

已知：$z = \mathrm{e}^{s_1 T}$，式 (9.4.2) 有

$$s = \frac{1 - \mathrm{e}^{-s_1 T}}{1 + \mathrm{e}^{-s_1 T}} = \frac{1 - z^{-1}}{1 + z^{-1}} \tag{9.4.4}$$

因此从 s 平面到 z 平面的双线性变换关系为

$$z = \frac{1 + s}{1 - s} \tag{9.4.5}$$

为使模拟滤波器某一频率与数字滤波器的任一频率有对应关系，引入系数 c：

$$\Omega = c \cdot \tan\frac{\Omega_1 T}{2} \tag{9.4.6}$$

考虑到式 (9.4.6)，式 (9.4.4) 改写为

$$s = c\frac{1 - z^{-1}}{1 + z^{-1}} \tag{9.4.7}$$

同时有

$$z = \frac{c+s}{c-s} \tag{9.4.8}$$

9.4.2 变换常数 c 的选择

(1)低频处有较确切的对应关系：$\Omega \approx \Omega_1$。

结合式(9.4.6)和低频时 $\tan\alpha = \alpha$，则有

$$\Omega_1 \approx \Omega = c \cdot \tan\left(\frac{\Omega_1 T}{2}\right) \approx c \cdot \frac{\Omega_1 T}{2} \tag{9.4.9}$$

$$c = \frac{2}{T} \tag{9.4.10}$$

(2)某一特定频率严格相对应：$\Omega_c \leftrightarrow \omega_c$。

$$\Omega_c = c \cdot \tan\frac{\Omega_{1c} T}{2} = c \cdot \tan\frac{\omega_c}{2} \tag{9.4.11}$$

$$c = \Omega_c \cdot \cot\frac{\omega_c}{2} \tag{9.4.12}$$

特定频率处频率响应严格相等，可以较准确地控制截止频率位置。

9.4.3 映射逼近情况

由式(9.4.7)及 $z = \mathrm{e}^{\mathrm{j}\omega}$ 可得

$$s = c\frac{1-z^{-1}}{1+z^{-1}} = c\frac{\left(1-\mathrm{e}^{-\mathrm{j}\omega}\right) \times \mathrm{e}^{\mathrm{j}\frac{\omega}{2}}}{\left(1+\mathrm{e}^{-\mathrm{j}\omega}\right) \times \mathrm{e}^{\mathrm{j}\frac{\omega}{2}}} = c\frac{\mathrm{e}^{\mathrm{j}\frac{\omega}{2}} - \mathrm{e}^{-\mathrm{j}\frac{\omega}{2}}}{\mathrm{e}^{\mathrm{j}\frac{\omega}{2}} + \mathrm{e}^{-\mathrm{j}\frac{\omega}{2}}}$$

$$= c\frac{2\mathrm{j}\sin\frac{\omega}{2}}{2\cos\frac{\omega}{2}} = \mathrm{j}c \cdot \tan\frac{\omega}{2} = \mathrm{j}\Omega \tag{9.4.13}$$

推导为

$$\Omega = c \cdot \tan\frac{\omega}{2} \tag{9.4.14}$$

由 $s = \sigma + \mathrm{j}\Omega$，代入式(9.4.8)得

$$z = \frac{c+s}{c-s} = \frac{c+\sigma+\mathrm{j}\Omega}{c-\sigma-\mathrm{j}\Omega} \tag{9.4.15}$$

由式(9.4.15)得

$$|z| = \frac{\sqrt{(c+\sigma)^2 + \Omega^2}}{\sqrt{(c-\sigma)^2 + \Omega^2}} \tag{9.4.16}$$

根据式(9.4.16)分析 s 平面到 z 平面的映射关系：①当 $\sigma < 0$ 时，$|z| < 1$，s 平面左半平面映射到 z 平面单位圆内；②当 $\sigma > 0$ 时，$|z| > 1$，s 平面右半平面映射到 z 平面单位圆外；

③当 $\sigma = 0$ 时，$|z| = 1$，s 平面虚轴映射到 z 平面单位圆上。

9.4.4 优缺点

（1）优点：避免了频率响应的混叠现象。

$$\Omega = c \cdot \tan \frac{\omega}{2}$$

s 平面到 z 平面的单值映射变换：

$$\Omega > 0 \rightarrow \omega > 0$$
$$\Omega < 0 \rightarrow \omega < 0$$
$$\Omega \rightarrow \infty \rightarrow \omega = \pi$$

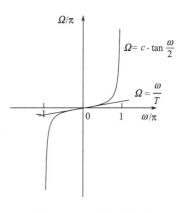

（2）缺点：除了零频率附近，Ω 与 ω 之间严重非线性。线性相位模拟滤波器映射为非线性相位数字滤波器。只能要求模拟滤波器的幅频响应为分段常数型，否则会产生畸变。非线性关系如图 9.15 所示。

图 9.15 可以看出 $\Omega_1 = \dfrac{\omega_1}{T}$，同时 $\omega = 2 \cdot \arctan\left(\dfrac{\Omega_1}{c}\right) \neq \omega_1$。

图 9.15　双线性变换的
频率非线性关系

9.4.5 预畸变

为了避免发生频率响应的混叠现象，采用预畸变。给定数字滤波器的截止频率 ω_1，利用预畸变获得模拟滤波器的 Ω_1，有

$$\Omega_1 = c \cdot \tan \frac{\omega_1}{2} \tag{9.4.17}$$

按 Ω_1 设计模拟滤波器，经双线性变换后，即可得到以 ω_1 为截止频率的数字滤波器，映射过程如图 9.16 所示。

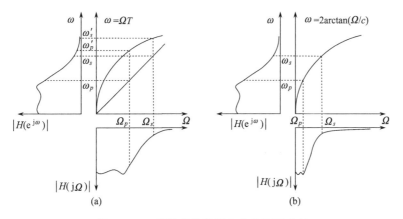

图 9.16　双线性变换的频率非线性预畸变

【例题 9.5】　试用双线性变换法设计一低通数字滤波器，并满足下述技术要求：①通带和阻带都是频率的单调下降函数，而无起伏；②频率在 0.5π 处的衰减为 -3.01dB；③在

0.75π处的幅度衰减至少为–15dB。采样周期为1s。

【解】　根据题意，显然要先设计一个原型巴特沃思低通滤波器。

(1)利用$T=1$对技术要求频率先进行预畸变。

要设计的数字滤波器指标为：$\omega_p=0.5\pi$和$\omega_s=0.75\pi$，利用预畸变：

$$\Omega_p=\frac{2}{T}\tan\frac{\omega_p}{2}=2\tan\frac{0.5\pi}{2}=2.000\text{rad/s}$$

$$\Omega_s=\frac{2}{T}\tan\frac{\omega_s}{2}=2\tan\frac{0.75\pi}{2}=4.828\text{rad/s}$$

(2)根据Ω_p、Ω_s处的技术要求设计模拟低通滤波器。

满足条件：

$$0\geqslant 20\lg|H_a(\text{j}2)|\geqslant -3.01\text{dB}=k_1$$

$$20\lg|H_a(\text{j}4.828)|\leqslant -15\text{dB}=k_2$$

根据式(9.2.10)，求巴特沃思滤波器阶数N：

$$N\geqslant\frac{\lg\left[\left(\dfrac{10^{0.301}-1}{10^{1.5}-1}\right)\right]}{2\lg\left(\dfrac{2}{4.828}\right)}=1.941$$

所以选$N=2$。

根据式(9.2.11)，求滤波器的截止频率Ω_c：

$$\Omega_c=\frac{2.000}{(10^{0.301}-1)^{0.25}}=2$$

根据先验公式，可求得模拟滤波器的系统函数为

$$H_a(s)=\left.\frac{1}{1+\sqrt{2}s+s^2}\right|_{s\to\frac{s}{2}}=\frac{4}{4+2\sqrt{2}s+s^2}$$

(3)利用双线性变换公式(9.4.7)将求得的$H_a(s)$变换成$H(z)$$(T=1)$：

$$\frac{Y(Z)}{X(Z)}=H(Z)=\left.H_a(s)\right|_{s=2\frac{1-z^{-1}}{1+z^{-1}}}=\frac{4}{4+2\sqrt{2}\dfrac{2(1-z^{-1})}{1+z^{-1}}+\left[\dfrac{2(1-z^{-1})}{1+z^{-1}}\right]^2}$$

$$=\frac{1+2z^{-1}+z^{-2}}{3.414+0.586z^{-2}}$$

(4)用差分方程实现低通数字滤波器

$$Y(Z)\left[3.414+0.586z^{-2}\right]=X(Z)\left[1+2z^{-1}+z^{-2}\right]$$

所以

$$y(n)=0.293\left[x(n)+2x(n-1)+x(n-2)\right]-0.172y(n-2)$$

(5)采用冲激响应不变法

$$\Omega_p = \omega_p/T = 0.5\pi(\text{rad/s}), \quad \Omega_s = \omega_s/T = 0.75\pi(\text{rad/s}), \quad 得 N = 5, \quad \Omega_c = 0.5\pi(\text{rad/s})$$

$$H_a(s) = \sum_{i=1}^{N} \frac{r(i)}{s - p(i)}$$

$$r(i) = [-1.27 - 1.75i, -1.27 + 1.75i, -0.22 + 0.67i, -0.22 - 0.67i, 2.98]$$

$$p(i) = [-1.27 + 0.92i, -1.27 - 0.92i, -0.49 + 1.49i, -0.49 - 1.49i, -1.75]$$

利用式（9.3.6），得

$$H(z) = \sum_{i=1}^{N} \frac{r(i)}{1 - e^{p(i)T} z^{-1}}$$

分别绘制 $H_a(j\Omega)$、$H_{bi}(e^{j\omega})$ 和 $H_{imp}(e^{j\omega})$ 频谱曲线如图 9.17 所示。

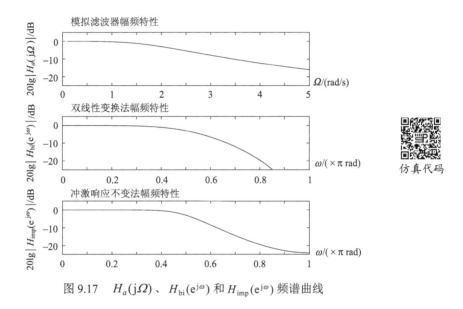

图 9.17　$H_a(j\Omega)$、$H_{bi}(e^{j\omega})$ 和 $H_{imp}(e^{j\omega})$ 频谱曲线

仿真代码

9.5　模拟滤波器设计 IIR 数字滤波器

9.5.1　模拟滤波器设计 IIR 数字滤波器步骤

（1）确定数字滤波器的技术指标：通带截止频率 ω_p、通带衰减 δ_1；阻带截止频率 ω_s、阻带衰减 δ_2。

（2）将数字滤波器的技术指标转换为模拟滤波器的技术指标。

如果采用冲激响应不变法，则通带截止频率 $\Omega_p = \omega_p / T$；阻带截止频率 $\Omega_s = \omega_s / T$；衰减 δ_1 和 δ_2 不变。

如果采用双线性变换法，则通带截止频率 $\Omega_p = c \cdot \tan(\omega_p / 2)$；阻带截止频率 $\Omega_s = c \cdot \tan(\omega_s / 2)$。

（3）按照变换后的技术指标设计模拟滤波器：巴特沃思低通滤波器、切比雪夫低通滤波器。

(4)将模拟低通滤波器转换成数字低通滤波器：冲激响应不变法、双线性变换法。

9.5.2 无限冲激响应滤波器的频率变换设计法

任意频带的无限冲激响应滤波器设计流程如图 9.18 所示。

利用计算机技术，图 9.18(a) 中的变换方法便于实现，这里进行重点介绍。采用 IIR 数字滤波器设计法，获得低通原型数字滤波器 $H_L(z)$，然后通过频带变换关系，获得期望设计的数字滤波器 $H(\hat{z})$。

$$H(\hat{z}) = H_L(z)\big|_{z^{-1}=G(\hat{z}^{-1})} \qquad (9.5.1)$$

式中，$z^{-1} = G(\hat{z}^{-1})$ 的定义见表 9.1。

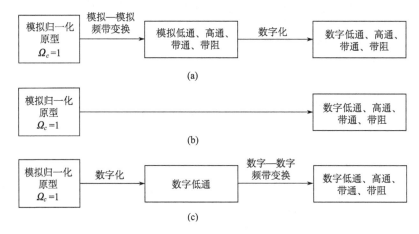

图 9.18 频率变换设计法流程示意图

表 9.1 由截止频率为 ω_c 的低通滤波器映射成各种频带滤波器

滤波器类型	频率变换公式	设计参数
低通—低通	$z^{-1} = \dfrac{\hat{z}^{-1} - \alpha}{1 - \alpha\hat{z}^{-1}}$	$\alpha = \dfrac{\sin\dfrac{\omega_c - \hat{\omega}_c}{2}}{\sin\dfrac{\omega_c + \hat{\omega}_c}{2}}$，$\hat{\omega}_c$ 为期望的截止频率
低通—高通	$z^{-1} = -\dfrac{\hat{z}^{-1} + \alpha}{1 + \alpha\hat{z}^{-1}}$	$\alpha = -\dfrac{\cos\dfrac{\omega_c + \hat{\omega}_c}{2}}{\cos\dfrac{\omega_c - \hat{\omega}_c}{2}}$，$\hat{\omega}_c$ 为期望的截止频率
低通—带通	$z^{-1} = -\dfrac{\hat{z}^{-2} - \dfrac{2\alpha\beta}{\beta+1}\hat{z}^{-1} + \dfrac{\beta-1}{\beta+1}}{\dfrac{\beta-1}{\beta+1}\hat{z}^{-2} - \dfrac{2\alpha\beta}{\beta+1}\hat{z}^{-1} + 1}$	$\alpha = \dfrac{\cos\dfrac{\hat{\omega}_{cu} + \hat{\omega}_{cl}}{2}}{\cos\dfrac{\hat{\omega}_{cu} - \hat{\omega}_{cl}}{2}}$，$\beta = \cot\dfrac{\hat{\omega}_{cu} - \hat{\omega}_{cl}}{2}\tan\dfrac{\omega_c}{2}$ $\hat{\omega}_{cu}$，$\hat{\omega}_{cl}$ 为期望的上截止频率和下截止频率
低通—带阻	$z^{-1} = \dfrac{\hat{z}^{-2} - \dfrac{2\alpha}{\beta+1}\hat{z}^{-1} + \dfrac{1-\beta}{1+\beta}}{\dfrac{1-\beta}{1+\beta}\hat{z}^{-2} - \dfrac{2\alpha}{\beta+1}\hat{z}^{-1} + 1}$	$\alpha = \dfrac{\cos\dfrac{\hat{\omega}_{cu} + \hat{\omega}_{cl}}{2}}{\cos\dfrac{\hat{\omega}_{cu} - \hat{\omega}_{cl}}{2}}$，$\beta = \tan\dfrac{\hat{\omega}_{cu} - \hat{\omega}_{cl}}{2}\tan\dfrac{\omega_c}{2}$ $\hat{\omega}_{cu}$，$\hat{\omega}_{cl}$ 为期望的上截止频率和下截止频率

【**例题 9.6**】 利用双线性变换法，获得的切比雪夫数字低通原型滤波器的系统函数 $H_l(z)$：

$$H_l(z) = \frac{0.1346\left(1 + z^{-1}\right)^2}{1 - 0.7941z^{-1} + 0.3983z^{-2}}$$

不考虑其他因素，采用表 9.1 中的频带变换法，分别设计下述数字滤波器。

低通滤波器： $\hat{\omega}_c = 0.5\pi$ ；高通滤波器： $\hat{\omega}_c = 0.5\pi$ ；带通滤波器： $\hat{\omega}_{cu} = 0.7\pi$ ， $\hat{\omega}_{cl} = 0.2\pi$ ；带阻滤波器： $\hat{\omega}_{cu} = 0.6\pi$ ， $\hat{\omega}_{cl} = 0.5\pi$ 。

结果如图 9.19 所示。

仿真代码
及题解

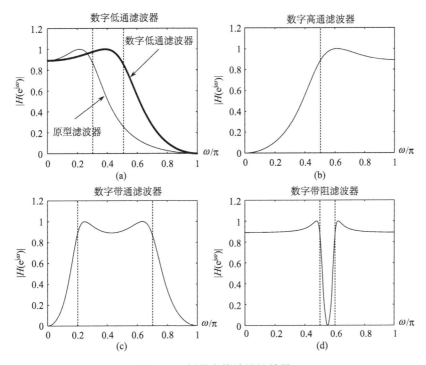

图 9.19 频带变换法设计结果

从图 9.19 可以看出，通过表 9.1 中的公式，可以在数字域进行频带变换获得四种形式的数字滤波器。当编写成计算机程序后，可以通过简单参数的调整，获得不同性质的滤波器。但是，如果考虑具体的通带和阻带的衰减，如何更优的设计滤波器，下面就来处理这个问题。

(1) 模拟低通—数字低通。假设需要设计 ω_c 、 ω_{st} 的数字低通滤波器 $H(\hat{z})$ ，通过冲激响应不变法或者双线性变换法获得模拟低通滤波器的频率 Ω_c 和 Ω_{st} 。然后采用模拟滤波器指标设计归一化原型低通滤波器 $H_L(s)$ ，采用相应的变换法获得 $H_L(z)$ 。最后采用表 9.1 中低通—低通的频带变换法获得数字滤波器系统函数 $H(\hat{z})$ 。

(2) 模拟低通—数字带通。所求的数字带通滤波器频谱特性及其通带阻带截止频率如图 9.20(c) 所示。采用频带变换法必须求出对应的模拟低通滤波器的通带阻带截止频率，如图 9.20(a) 所示。通过冲激响应不变法或者双线性变换法可以获得模拟带通滤波器的对应截止频率，如图 9.20(b) 所示。

存在如下关系：

$$\Omega_c = \bar{\Omega}_2 - \bar{\Omega}_1 = \frac{\bar{\Omega}_2^2 - \bar{\Omega}_0^2}{\bar{\Omega}_2} \tag{9.5.2}$$

$$\bar{\Omega}_0 = \sqrt{\bar{\Omega}_1 \bar{\Omega}_2} \tag{9.5.3}$$

$$\Omega = \frac{\bar{\Omega}^2 - \bar{\Omega}_0^2}{\bar{\Omega}} \tag{9.5.4}$$

对于 $\bar{\Omega}_{st1}$ 和 $\bar{\Omega}_{st2}$ ，由式 (9.5.4) 可得

$$\Omega'_{st1} = \frac{\bar{\Omega}_{st1}^2 - \bar{\Omega}_0^2}{\bar{\Omega}_{st1}} \tag{9.5.5}$$

$$\Omega'_{st2} = \frac{\bar{\Omega}_{st2}^2 - \bar{\Omega}_0^2}{\bar{\Omega}_{st2}} \tag{9.5.6}$$

$$\Omega_{st} = \min\left\{ \left| \Omega'_{st1} \right|, \left| \Omega'_{st2} \right| \right\} \tag{9.5.7}$$

通过式 (9.5.2) 和式 (9.5.7) 可以求出图 9.20 (a) 中的 Ω_c 和 Ω_{st} 。

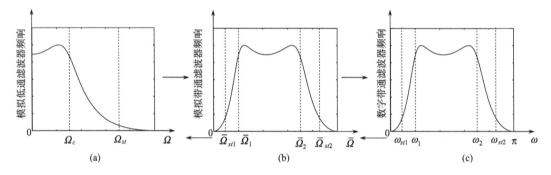

图 9.20　模拟低通—模拟带通—数字带通滤波器频带变换

（3）模拟低通—数字带阻。所求的数字带阻滤波器频谱特性及其通带阻带截止频率如图 9.21 (c) 所示。采用频带变换法必须求出对应的模拟低通滤波器的通带阻带截止频率，如图 9.21 (a) 所示。通过冲激响应不变法或者双线性变换法可以获得模拟带阻滤波器的对应截止频率，如图 9.21 (b) 所示。

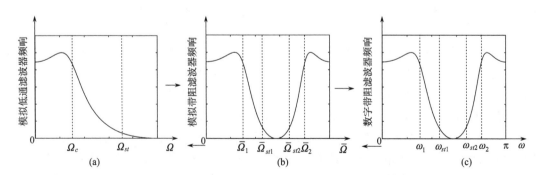

图 9.21　模拟低通—模拟带阻—数字带阻滤波器频带变换

存在如下关系：

$$\Omega_c = \frac{\bar{\Omega}_1 \bar{\Omega}_2}{\bar{\Omega}_2 - \bar{\Omega}_1} \qquad (9.5.8)$$

$$\bar{\Omega}_0 = \sqrt{\bar{\Omega}_1 \bar{\Omega}_2} \qquad (9.5.9)$$

$$\Omega = \frac{\bar{\Omega}_0^2 \bar{\Omega}}{\bar{\Omega}_0^2 - \bar{\Omega}^2} \qquad (9.5.10)$$

对于 $\bar{\Omega}_{st1}$ 和 $\bar{\Omega}_{st2}$，由式(9.5.10)可得

$$\Omega'_{st1} = \frac{\bar{\Omega}_0^2 \bar{\Omega}_{st1}}{\bar{\Omega}_0^2 - \bar{\Omega}_{st1}^2} \qquad (9.5.11)$$

$$\Omega'_{st2} = \frac{\bar{\Omega}_0^2 \bar{\Omega}_{st2}}{\bar{\Omega}_0^2 - \bar{\Omega}_{st2}^2} \qquad (9.5.12)$$

$$\Omega_{st} = \min\left\{\left|\Omega'_{st1}\right|, \left|\Omega'_{st2}\right|\right\} \qquad (9.5.13)$$

通过式(9.5.8)和式(9.5.13)可以求出图9.21(a)中的 Ω_c 和 Ω_{st}。

(4) 模拟低通—数字高通。所求的数字高通滤波器频谱特性及其通带阻带截止频率如图9.22(c)所示。采用频带变换法必须求出对应的模拟低通滤波器的通带阻带截止频率，如图9.22(a)所示。通过冲激响应不变法或者双线性变换法可以获得模拟低通滤波器的对应截止频率，如图9.22(b)所示。

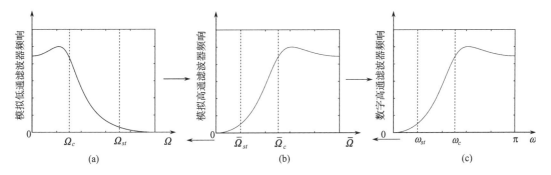

图9.22 模拟低通—模拟高通—数字高通滤波器频带变换

存在如下关系：

$$\Omega_c = 1\text{rad/s} \qquad (9.5.14)$$

$$C_1 = \Omega_c \tan\frac{\omega_c}{2} \qquad (9.5.15)$$

$$\Omega_{st} = C_1 \cot\frac{\omega_{st}}{2} \qquad (9.5.16)$$

【例题 9.7】 采用双线性变换法，设计一个巴特沃思带阻数字滤波器，其频率特性如图9.23所示，其−3dB衰减处的频率为 $f_1 = 10\text{kHz}$，$f_2 = 35\text{kHz}$；其−14dB衰减处的频率分别为 $f_{st1} = 18\text{kHz}$，$f_{st2} = 25\text{kHz}$，抽样频率

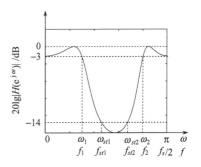

图9.23 数字带阻滤波器幅频特性

$f_s = 100 \text{kHz}$。

【解】 (1)通过 f 求相应的数字角频率 ω。

因为 $\omega = 2\pi \dfrac{f}{f_s}$，得 $\omega_1 = 0.2\pi$，$\omega_2 = 0.7\pi$，$\omega_{st1} = 0.36\pi$，$\omega_{st2} = 0.5\pi$。

同时可以得到 $\delta_1 = -3\text{dB}$，$\delta_2 = -14\text{dB}$。

(2)双线性变换法的预畸变，获得相应的模拟滤波器参数

$$\bar{\varOmega} = \frac{2}{T} \tan\left(\frac{\omega}{2}\right) = 2 f_s \tan\left(\frac{\omega}{2}\right)$$

因此可以得 $\bar{\varOmega}_1 = 64984 \text{rad/s}$，$\bar{\varOmega}_2 = 392520 \text{rad/s}$，$\bar{\varOmega}_{st1} = 126920 \text{rad/s}$，$\bar{\varOmega}_{st2} = 200000 \text{rad/s}$。

(3)求对应模拟低通滤波器的 $\varOmega_c$ 和 $\varOmega_{st}$。

$$\varOmega_c = \frac{\bar{\varOmega}_1 \bar{\varOmega}_2}{\bar{\varOmega}_2 - \bar{\varOmega}_1} = 77877 \text{rad/s}$$

$$\bar{\varOmega}_0 = \sqrt{\bar{\varOmega}_1 \bar{\varOmega}_2} = 159710 \text{rad/s}$$

对于 $\bar{\varOmega}_{st1}$ 和 $\bar{\varOmega}_{st2}$，由式(9.5.10)可得

$$\varOmega'_{st1} = \frac{\bar{\varOmega}_0^2 \bar{\varOmega}_{st1}}{\bar{\varOmega}_0^2 - \bar{\varOmega}_{st1}^2} = 344490 \text{rad/s}$$

$$\varOmega'_{st2} = \frac{\bar{\varOmega}_0^2 \bar{\varOmega}_{st2}}{\bar{\varOmega}_0^2 - \bar{\varOmega}_{st2}^2} = -352010 \text{rad/s}$$

$$\varOmega_{st} = \min\left\{\left|\varOmega'_{st1}\right|, \left|\varOmega'_{st2}\right|\right\} = 344490 \text{rad/s}$$

通过式(9.5.8)和式(9.5.13)可以求出图 9.21 (a)中的 $\varOmega_c$ 和 $\varOmega_{st}$。

(4)利用 $\varOmega_c = 77877 \text{rad/s}$ 和 $\varOmega_{st} = 344490 \text{rad/s}$，以及对应的 $\delta_1 = -3\text{dB}$，$\delta_2 = -14\text{dB}$，设计模拟巴特沃思滤波器：

$$N \geqslant \frac{\lg\left(\dfrac{10^{-0.1\delta_1} - 1}{10^{-0.1\delta_2} - 1}\right)}{2\lg\left(\dfrac{\varOmega_c}{\varOmega_{st}}\right)} = 1.0719$$

因此 $N = 2$。查表得截止频率 $\varOmega_c = 1 \text{rad/s}$ 的归一化低通滤波器为

$$H_n(s) = \frac{1}{1 + \sqrt{2}s + s^2}$$

再利用下式求 $\varOmega_c$：

$$\varOmega_{c1} = \frac{\varOmega_c}{\left(10^{-0.1\delta_1} - 1\right)^{1/(2N)}} = 77969 \text{rad/s}$$

$$\varOmega_{c2} = \frac{\varOmega_{st}}{\left(10^{-0.1\delta_2} - 1\right)^{1/(2N)}} = 155450 \text{rad/s}$$

优化选择 $\varOmega_c = 0.45\varOmega_{c1} + 0.55\varOmega_{c2} = 77877 \text{rad/s}$。

利用 $s = s / \varOmega_c$ 进行 $H_n(s)$ 替换，获得 $H_L(s)$。

$$H_L(s) = H_n(s)\Big|_{s=\frac{s}{\Omega_c}} = \frac{1}{1+\sqrt{2}\dfrac{s}{\Omega_c}+\left(\dfrac{s}{\Omega_c}\right)^2} = \frac{\Omega_c^2}{\Omega_c^2 + \sqrt{2}s\Omega_c + s^2}$$

$$H_L(z) = H_L(s)\Big|_{s=2f_s\frac{1-z^{-1}}{1+z^{-1}}} = \frac{\Omega_c^2}{\Omega_c^2 + 2\sqrt{2}\Omega_c f_s\dfrac{1-z^{-1}}{1+z^{-1}} + \left(2f_s\dfrac{1-z^{-1}}{1+z^{-1}}\right)^2}$$

(5) 对应 Ω_c，数字角频率 ω_c 有

$$\omega_c = 2\arctan\left(\frac{\Omega_c}{2f_s}\right) = 1.0851\text{rad}$$

已知 $\hat{\omega}_{cu} = \omega_2 = 0.7\pi$，$\hat{\omega}_{cl} = \omega_1 = 0.2\pi$。利用表 9.1 和例题 9.7 可以求出数字带阻滤波器。数字低通滤波器 $H_L(z)$ 的频谱特性和数字带通滤波器频谱特性如图 9.24 所示。

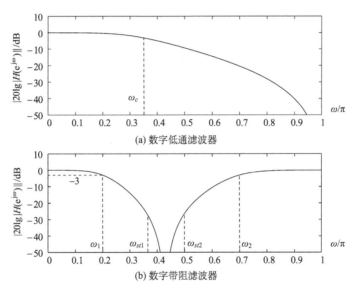

图 9.24　数字低通和设计的数字带阻滤波器幅频特性

习　　题

9-1　某一低通滤波器的各种指标和参量要求：

(1) 巴特沃思频率响应，采用双线性变换法；

(2) 当 $0 \leqslant f \leqslant 2.5\text{Hz}$，衰减小于 3dB；

(3) 当 $f \geqslant 50\text{Hz}$，衰减大于或等于 40dB；

(4) 抽样频率 $f_s = 200\text{Hz}$。

试确定系统函数 $H(z)$。

9-2　试设计一切比雪夫低通滤波器，使其满足下述指标：

(1) 要求在通带内的波纹起伏不大于 2dB；

(2) 截止频率为 40rad/s；

(3)阻带 52rad/s 处的衰减大于 20dB。

9-3 采用双线性变换法,设计一个巴特沃思带通数字滤波器,其频率特性如图 9.19(c) 所示,其 −3dB 衰减处的频率为 $f_1 = 15\text{kHz}$,$f_2 = 50\text{kHz}$;其 −14dB 衰减处的频率分别为 $f_{st1} = 8\text{kHz}$,$f_{st2} = 60\text{kHz}$,抽样频率 $f_s = 200\text{kHz}$。同时编写计算机仿真代码,并绘制相关结果。

9-4 编写计算机仿真代码,练习设计模拟滤波器:设计巴特沃思、切比雪夫模拟低通滤波器,要求通带边界频率为 3kHz,通带最大衰减为 0.2dB,阻带边界频率为 12kHz,阻带最小衰减为 50dB。

9-5 编写计算机仿真代码,用双线性变换法和冲激响应不变法将 9-4 中的模拟滤波器转化为数字滤波器,绘制结果。

9-6 设计一个椭圆带阻滤波器,采样频率 $f_s = 5\text{kHz}$,通带边界频率为 500Hz 和 2124Hz,通带最大衰减为 2dB,阻带边界频率为 1050kHz 和 1400kHz,阻带最小衰减为 40dB。调用 ellipord 和 ellip 函数进行设计,绘制相关曲线。

仿真代码
(9-4)

仿真代码和结果
(9-5)

仿真代码和结果
(9-6)

第 10 章　有限长单位冲激响应数字滤波器设计

有限长单位冲激响应(FIR)滤波器的特点在于相位是线性的,在一些对相位线性要求严格的领域得到广泛应用。其设计方法和工具也与计算机的飞速发展融合在一起。FIR 滤波器没有反馈环节,是因果系统。

10.1　线性相位 FIR 滤波器的特点

10.1.1　线性相位滤波器特点

FIR 数字滤波器 $h(n)$ 的频率响应 $H(\mathrm{e}^{\mathrm{j}\omega})$ 在通带内的频率特性接近为 1,而相频特性具有线性频率相位,即

$$H\left(\mathrm{e}^{\mathrm{j}\omega}\right)=1\cdot\mathrm{e}^{-\mathrm{j}\omega k}=1\cdot\mathrm{e}^{\mathrm{j}\varphi(\omega)},\quad |\omega|<\omega_c \tag{10.1.1}$$

已知序列 $x(n)=\sin\left(\dfrac{\pi n}{10}\right)-\sin\left(\dfrac{\pi n}{30}\right)$,分别通过线性相位滤波器 $\theta_1(\omega)=-5\omega$,对应的输出序列为 $y_1(n)$;滤波器 $\theta_2(\omega)=-150\omega^2/\pi$,对应的输出序列为 $y_2(n)$。输入输出如图 10.1 所示。当序列通过线性相位滤波器后,输入序列的形状不会改变,输出信号只会产生时间上的延迟;当序列通过非线性滤波器后,输入序列的形状就会改变,甚至产生畸变。即

$$\begin{aligned}
y_1\left(n\right)&=\sin\left[\frac{\pi n}{10}+\theta_1\left(\frac{\pi}{10}\right)\right]-\sin\left[\frac{\pi n}{30}+\theta_1\left(\frac{\pi}{30}\right)\right]\\
&=\sin\left[\frac{\pi}{10}\left(n-5\right)\right]-\sin\left[\frac{\pi}{30}\left(n-5\right)\right]
\end{aligned} \tag{10.1.2}$$

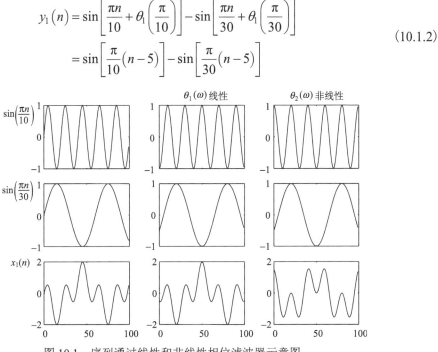

图 10.1　序列通过线性和非线性相位滤波器示意图

$$y_2(n) = \sin\left[\frac{\pi n}{10} + \theta_2\left(\frac{\pi}{10}\right)\right] - \sin\left[\frac{\pi n}{30} + \theta_2\left(\frac{\pi}{30}\right)\right]$$

$$= \sin\left[\frac{\pi n}{10} - \frac{150}{\pi}\left(\frac{\pi}{10}\right)^2\right] - \sin\left[\frac{\pi n}{30} - \frac{150}{\pi}\left(\frac{\pi}{30}\right)^2\right] \tag{10.1.3}$$

前面的章节分析可知，IIR 滤波器不可能在全部范围获得严格的线性相位，而 FIR 滤波器却可以产生线性相位。

FIR 滤波器的单位冲激响应序列定义为：$h(n), 0 \leqslant n \leqslant N-1$，为长度为 N 的序列，系统函数定义为

$$H(z) = \sum_{n=0}^{N-1} h(n) z^{-n} \tag{10.1.4}$$

在 z 平面有 $N-1$ 个零点，在 $z=0$ 处是 $N-1$ 阶极点。

10.1.2　线性相位条件

设 $h(n)$ 为实序列，其频率响应

$$H\left(\mathrm{e}^{\mathrm{j}\omega}\right) = \sum_{n=0}^{N-1} h(n)\mathrm{e}^{-\mathrm{j}\omega n} = H(\omega)\cdot\mathrm{e}^{\mathrm{j}\theta(\omega)} = \pm\left|H\left(\mathrm{e}^{\mathrm{j}\omega}\right)\right|\cdot\mathrm{e}^{\mathrm{j}\theta(\omega)} \tag{10.1.5}$$

线性相位是指 $\theta(\omega)$ 是 ω 的线性函数，即群延时 $-\dfrac{\mathrm{d}\theta(\omega)}{\mathrm{d}\omega} = \tau$ 是常数。其中第 I 类线性相位满足：$\theta(\omega) = -\tau\omega$，第 II 类线性相位满足：$\theta(\omega) = \beta_0 - \tau\omega$。

（1）第 I 类线性相位 $\theta(\omega) = -\tau\omega$。

将 $\theta(\omega) = -\tau\omega$ 代入式 (10.1.5) 得

$$H\left(\mathrm{e}^{\mathrm{j}\omega}\right) = \sum_{n=0}^{N-1} h(n)\mathrm{e}^{-\mathrm{j}\omega n} = \pm\left|H\left(\mathrm{e}^{\mathrm{j}\omega}\right)\right|\mathrm{e}^{\mathrm{j}\theta(\omega)} = \pm\left|H\left(\mathrm{e}^{\mathrm{j}\omega}\right)\right|\mathrm{e}^{-\mathrm{j}\omega\tau} \tag{10.1.6}$$

有如下关系：

$$\pm\left|H\left(\mathrm{e}^{\mathrm{j}\omega}\right)\right|\cos(\omega\tau) = \sum_{n=0}^{N-1} h(n)\cos(\omega n) \tag{10.1.7}$$

$$\pm\left|H\left(\mathrm{e}^{\mathrm{j}\omega}\right)\right|\sin(\omega\tau) = \sum_{n=0}^{N-1} h(n)\sin(\omega n) \tag{10.1.8}$$

式 (10.1.8) / 式 (10.1.7) 得

$$\tan(\omega\tau) = \frac{\sin(\omega\tau)}{\cos(\omega\tau)} = \frac{\sum_{n=0}^{N-1} h(n)\sin(\omega n)}{\sum_{n=0}^{N-1} h(n)\cos(\omega n)} \tag{10.1.9}$$

分子分母交叉相乘得

$$\sum_{n=0}^{N-1} h(n)\sin(\omega\tau)\cos(\omega n) - \sum_{n=0}^{N-1} h(n)\cos(\omega\tau)\sin(\omega n) = 0 \tag{10.1.10}$$

利用三角公式得

$$\sum_{n=0}^{N-1}h(n)\sin[(\tau-n)\omega]=0 \tag{10.1.11}$$

因此，第 I 类线性相位 $\theta(\omega)=-\tau\omega$ 的充要条件是： $h(n)=h(N-1-n),0\leqslant n\leqslant N-1$，$(N-1)/2$ 为 $h(n)$ 的偶对称中心 $\tau=N-1/2$。

第 I 类线性相位时域序列偶对称示意图如图 10.2 所示。

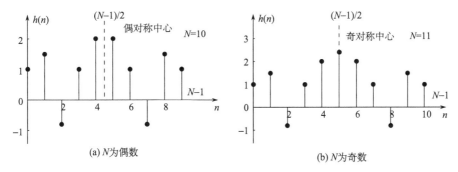

(a) N为偶数　　　　　　　　　(b) N为奇数

图 10.2　第 I 类线性相位时域序列偶对称示意图

(2) 第 II 类线性相位 $\theta(\omega)=\beta_0-\tau\omega$。

同理可以获得

$$\sum_{n=0}^{N-1}h(n)\sin[(\tau-n)\omega-\beta_0]=0 \tag{10.1.12}$$

第 II 类线性相位 $\theta(\omega)=\beta_0-\tau\omega$ 的充要条件是： $h(n)=-h(N-1-n),0\leqslant n\leqslant N-1$，$(N-1)/2$ 为 $h(n)$ 的奇对称中心 $\tau=N-1/2$， $\beta_0=\pm\pi/2$。

第 II 类线性相位时域序列奇对称示意图如图 10.3 所示。

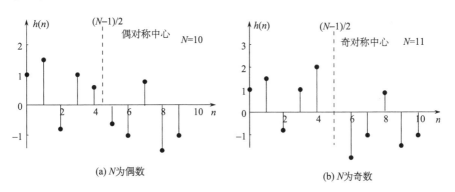

(a) N为偶数　　　　　　　　　(b) N为奇数

图 10.3　第 II 类线性相位时域序列奇对称示意图

10.1.3　线性相位 FIR 滤波器频率响应的特点

线性相位 FIR 滤波器单位抽样响应序列满足：由 $h(n)=\pm h(N-1-n)$， $0\leqslant n\leqslant N-1$。其系统函数可以计算为

$$H(z) = \sum_{n=0}^{N-1} h(n)z^{-n} = \sum_{n=0}^{N-1} \pm h(N-1-n)z^{-n} \qquad (10.1.13)$$

令 $m = N-1-n$，式 $(10.1.13)$ 得

$$H(z) = \sum_{m=0}^{N-1} \pm h(m)z^{-(N-1-m)} = \pm z^{-(N-1)} \sum_{m=0}^{N-1} h(m)\left(z^{-1}\right)^{-m} = \pm z^{-(N-1)}H\left(z^{-1}\right) \qquad (10.1.14)$$

将式 $(10.1.14)$ 中的 $H(z) = \pm z^{-(N-1)}H\left(z^{-1}\right)$ 改写为

$$H(z) = \frac{1}{2}\left[H(z) \pm z^{-(N-1)}H\left(z^{-1}\right)\right] = \frac{1}{2}\left[\sum_{n=0}^{N-1}h(n)z^{-n} \pm z^{-(N-1)}\sum_{n=0}^{N-1}h(n)z^{n}\right]$$

$$= \frac{1}{2}\sum_{n=0}^{N-1}h(n)\left[z^{-n} \pm z^{-(N-1)}z^{n}\right] = z^{-\frac{N-1}{2}}\sum_{n=0}^{N-1}h(n)\left[\frac{z^{\left(\frac{N-1}{2}-n\right)} \pm z^{-\left(\frac{N-1}{2}-n\right)}}{2}\right]$$

得到简化表达式，即

$$H(z) = z^{-\frac{N-1}{2}}\sum_{n=0}^{N-1}h(n)\left[\frac{z^{\left(\frac{N-1}{2}-n\right)} \pm z^{-\left(\frac{N-1}{2}-n\right)}}{2}\right] \qquad (10.1.15)$$

令 $z = \mathrm{e}^{\mathrm{j}\omega}$，结合 $\cos\omega = \dfrac{\mathrm{e}^{\mathrm{j}\omega}+\mathrm{e}^{-\mathrm{j}\omega}}{2}$，$\mathrm{j}\sin\omega = \dfrac{\mathrm{e}^{\mathrm{j}\omega}-\mathrm{e}^{-\mathrm{j}\omega}}{2}$，式 $(10.1.15)$ 改写为

$$\left.\frac{z^{\left(\frac{N-1}{2}-n\right)} \pm z^{-\left(\frac{N-1}{2}-n\right)}}{2}\right|_{z=\mathrm{e}^{\mathrm{j}\omega}} = \begin{cases} \cos\left[\left(\dfrac{N-1}{2}-n\right)\omega\right] & "+" \\[3mm] \mathrm{j}\sin\left[\left(\dfrac{N-1}{2}-n\right)\omega\right] & "-" \end{cases} \qquad (10.1.16)$$

将式 $(10.1.16)$ 和 $z = \mathrm{e}^{\mathrm{j}\omega}$ 代入式 $(10.1.15)$ 得

$$H\left(\mathrm{e}^{\mathrm{j}\omega}\right) = H(z)\big|_{z=\mathrm{e}^{\mathrm{j}\omega}} = \begin{cases} \mathrm{e}^{-\mathrm{j}\frac{N-1}{2}\omega}\sum_{n=0}^{N-1}h(n)\cos\left[\left(\dfrac{N-1}{2}-n\right)\omega\right] & "+" \\[4mm] \mathrm{j}\mathrm{e}^{-\mathrm{j}\frac{N-1}{2}\omega}\sum_{n=0}^{N-1}h(n)\sin\left[\left(\dfrac{N-1}{2}-n\right)\omega\right] & "-" \end{cases} \qquad (10.1.17)$$

（1）$h(n)$ 偶对称，$h(n) = h(N-1-n)$。

频率响应：$H\left(\mathrm{e}^{\mathrm{j}\omega}\right) = H(z)\big|_{z=\mathrm{e}^{\mathrm{j}\omega}} = \mathrm{e}^{-\mathrm{j}\frac{N-1}{2}\omega}\sum_{n=0}^{N-1}h(n)\cos\left[\left(\dfrac{N-1}{2}-n\right)\omega\right]$

相位函数：$\theta(\omega) = -\dfrac{N-1}{2}\omega$ 为第 I 类线性相位，$\tau = \dfrac{N-1}{2}$。

（2）$h(n)$ 奇对称，$h(n) = -h(N-1-n)$。

频率响应：$H\left(\mathrm{e}^{\mathrm{j}\omega}\right) = H(z)\big|_{z=\mathrm{e}^{\mathrm{j}\omega}} = \mathrm{j}\mathrm{e}^{-\mathrm{j}\frac{N-1}{2}\omega}\sum_{n=0}^{N-1}h(n)\sin\left[\left(\dfrac{N-1}{2}-n\right)\omega\right]$

$$= \mathrm{e}^{-\mathrm{j}\frac{N-1}{2}\omega+\mathrm{j}\frac{\pi}{2}} \sum_{n=0}^{N-1} h(n)\sin\left[\left(\frac{N-1}{2}-n\right)\omega\right] \tag{10.1.18}$$

相位函数：$\theta(\omega)=-\dfrac{N-1}{2}\omega+\dfrac{\pi}{2}$ 为第 II 类线性相位，$\tau=\dfrac{N-1}{2}$，$\beta_0=\dfrac{\pi}{2}$。

第 I 类和第 II 类线性相位示意图如图 10.4 所示。

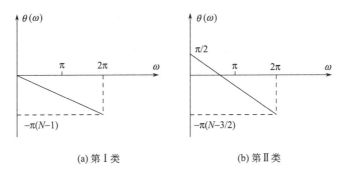

(a) 第 I 类   (b) 第 II 类

图 10.4 线性相位示意图

10.1.4 幅度函数的特点

1. $h(n)$ 为偶对称

由式 (10.1.17) 可知系统的幅度函数为

$$H(\omega)=\sum_{n=0}^{N-1} h(n)\cos\left[\left(\frac{N-1}{2}-n\right)\omega\right] \tag{10.1.19}$$

(1) N 为奇数。因为

$$\cos\left\{\left[\frac{N-1}{2}-(N-1-n)\right]\omega\right\}=\cos\left[\left(n-\frac{N-1}{2}\right)\omega\right]=\cos\left[\left(\frac{N-1}{2}-n\right)\omega\right]$$

所以，$\cos\left[\left(\dfrac{N-1}{2}-n\right)\omega\right]$ 对 $\dfrac{N-1}{2}$ 呈偶对称。

此时，幅度函数 (10.1.19) 可写为

$$H(\omega)=h\left(\frac{N-1}{2}\right)+\sum_{n=0}^{\frac{N-3}{2}} 2h(n)\cos\left[\left(\frac{N-1}{2}-n\right)\omega\right] \tag{10.1.20}$$

(2) N 为偶数。幅度函数可以写为

$$H(\omega)=\sum_{n=0}^{N-1} h(n)\cos\left[\left(\frac{N-1}{2}-n\right)\omega\right]=\sum_{n=0}^{\frac{N}{2}-1} 2h(n)\cos\left[\left(\frac{N-1}{2}-n\right)\omega\right] \tag{10.1.21}$$

当 $\omega=\pi$ 时，$\cos\left[\omega\left(n-\dfrac{1}{2}\right)\right]=0$，则 $H(\pi)=0$，所以 $z=-1$ 是零点；$H(\omega)$ 对 $\omega=0,2\pi$ 呈偶对称，$H(\omega)$ 对 $\omega=\pi$ 呈奇对称，$z=-1$ 为零点，故不能设计成高通、带阻滤波器。

当 N 分别为奇数和偶数时，序列 $h(n)$（单位阶跃序列）和幅度函数 $H(\omega)$ 如图 10.5 所示。

仿真代码

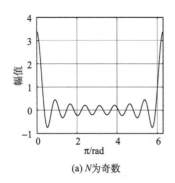
(a) N 为奇数

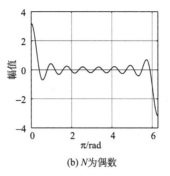
(b) N 为偶数

图 10.5 偶对称(第 I 类线性相位)幅度函数

2. $h(n)$ 为奇对称

系统的幅度函数为

$$H(\omega) = \sum_{n=0}^{N-1} h(n) \sin\left[\left(\frac{N-1}{2} - n\right)\omega\right] \tag{10.1.22}$$

(1) N 为奇数。因为

$$\sin\left\{\left[\frac{N-1}{2} - (N-1-n)\right]\omega\right\} = \sin\left[\left(n - \frac{N-1}{2}\right)\omega\right] = -\sin\left[\left(\frac{N-1}{2} - n\right)\omega\right]$$

所以，$\sin\left[\left(\dfrac{N-1}{2} - n\right)\omega\right]$ 对 $\dfrac{N-1}{2}$ 呈奇对称。

幅度函数

$$H(\omega) = \sum_{m=0}^{\frac{N-3}{2}} 2h(n) \sin\left[\left(\frac{N-1}{2} - n\right)\omega\right]$$

$\omega = 0, \pi, 2\pi$ 时，$\sin\left[\left(\dfrac{N-1}{2} - n\right)\omega\right] = 0$，则 $H(\omega) = 0$，所以 $z = \pm 1$ 是零点；因为 $\sin\left[\left(\dfrac{N-1}{2} - n\right)\omega\right]$ 对 $\omega = 0, \pi, 2\pi$ 呈奇对称。所以 $H(\omega)$ 对 $\omega = 0, \pi, 2\pi$ 呈奇对称。

(2) N 为偶数。幅度函数

$$H(\omega) = \sum_{n=0}^{N-1} h(n) \sin\left[\left(\frac{N-1}{2} - n\right)\omega\right] = \sum_{n=0}^{\frac{N}{2}-1} 2h(n) \sin\left[\left(\frac{N-1}{2} - n\right)\omega\right]$$

$\omega = 0, 2\pi$ 时，$\sin\left[\omega\left(n - \dfrac{1}{2}\right)\right] = 0$，则 $H(\omega) = 0$，所以 $z = 1$ 是零点，$H(\omega)$ 对 $\omega = 0, 2\pi$ 呈奇对称，$H(\omega)$ 对 $\omega = \pi$ 呈偶对称。$h(n)$ 为奇对称时，有 90° 相移，适用于微分器和 90° 移相器，而选频滤波器采用 $h(n)$ 为偶对称。

第 II 类线性相位时域序列如图 10.6 所示，幅度函数如图 10.7 所示。

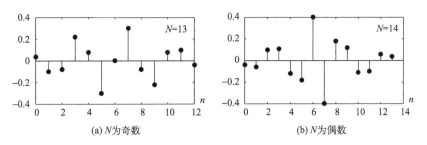

图 10.6 奇对称(第Ⅱ类线性相位)时域序列示意图

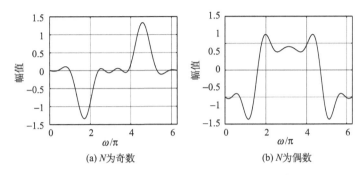

图 10.7 奇对称(第Ⅱ类线性相位)幅度函数

10.2 窗函数设计法

10.2.1 设计方法

序列 $h(n)$ 的傅里叶变换，即系统的频率响应为

$$H\left(\mathrm{e}^{\mathrm{j}\omega}\right) = \sum_{n=0}^{N-1} h(n)\mathrm{e}^{-\mathrm{j}\omega n} \tag{10.2.1}$$

对于理想的频率响应 $H_d\left(\mathrm{e}^{\mathrm{j}\omega}\right)$，它所对应的无限长单位抽样响应序列 $h_d(n)$ 为

$$h_d(n) = \frac{1}{2\pi}\int_{-\pi}^{\pi} H_d\left(\mathrm{e}^{\mathrm{j}\omega}\right)\mathrm{e}^{\mathrm{j}\omega n}\mathrm{d}\omega \tag{10.2.2}$$

采用有限长的窗函数 $w(n)$ 对无限长单位抽样响应序列 $h_d(n)$ 进行截断，如下：

$$h(n) = w(n) \cdot h_d(n) \tag{10.2.3}$$

式中，$w(n)$ 是窗函数序列。因此选择合适形状和长度的窗函数序列，成为设计的关键。

10.2.2 低通滤波器窗函数设计方法

低通滤波器窗函数设计步骤如下。

(1)设计滤波器频率响应。

根据截止频率 ω_c，设计Ⅰ类线性相位理想低通滤波器的频率响应为

$$H_d\left(\mathrm{e}^{\mathrm{j}\omega}\right) = \begin{cases} \mathrm{e}^{-\mathrm{j}\omega\alpha}, & -\omega_c \leqslant \omega \leqslant \omega_c \\ 0, & -\pi \leqslant \omega \leqslant -\omega_c, \quad \omega_c \leqslant \omega \leqslant \pi \end{cases} \tag{10.2.4}$$

(2)计算理想单位抽样响应序列。

计算$H_d(\mathrm{e}^{\mathrm{j}\omega})$对应的理想单位抽样响应序列为

$$h_d(n) = \frac{1}{2\pi}\int_{-\omega_c}^{\omega_c} \mathrm{e}^{-\mathrm{j}\omega\alpha}\mathrm{e}^{\mathrm{j}\omega n}\mathrm{d}\omega = \frac{\omega_c}{\pi}\frac{\sin[\omega_c(n-\alpha)]}{\omega_c(n-\alpha)} \tag{10.2.5a}$$

由式(10.2.5a)得

$$h_d(n) = \frac{\omega_c}{\pi}\frac{\sin[\omega_c(n-\alpha)]}{\omega_c(n-\alpha)} = \begin{cases} \dfrac{\omega_c}{\pi}\dfrac{\sin[\omega_c(n-\alpha)]}{\omega_c(n-\alpha)}, & n \neq \alpha \\[3mm] \dfrac{\omega_c}{\pi}, & n = \alpha \end{cases} \tag{10.2.5b}$$

式中，$h_d(n)$为中心点为0的偶对称无限长非因果序列。

(3)获取有限长单位抽样响应序列。

以矩形窗$w(n)$为例：

$$h(n) = h_d(n)\cdot w(n) = \begin{cases} h_d(n), & 0 \leqslant n \leqslant N-1 \\ 0, & 其他 \end{cases}$$

按第Ⅰ类线性相位条件$\alpha = \dfrac{N-1}{2}$，则低通滤波器单位抽样响应序列如下：

$$h(n) = \begin{cases} \dfrac{\omega_c}{\pi}\cdot\dfrac{\sin\left[\omega_c\left(n-\dfrac{N-1}{2}\right)\right]}{\omega_c\left(n-\dfrac{N-1}{2}\right)}, & 0 \leqslant n \leqslant N-1 \\[5mm] 0, & 其他 \end{cases} \tag{10.2.6}$$

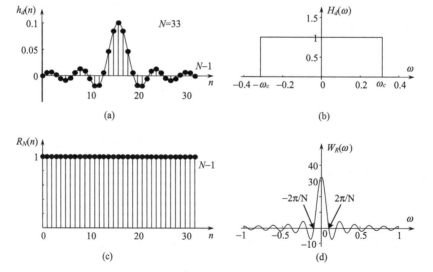

图 10.8　理想矩形幅频特性及矩形窗函数序列

图 10.8(b)给出了对应式(10.2.4)的理想低通滤波器的幅频曲线，图 10.8(a)给出了式(10.2.5b)对应的时域曲线。图 10.8(c)给出了矩形窗时域序列，同时采用傅里叶变换的方式获得了图 10.8(d)中的矩形窗频谱曲线。时域的乘积，相当于频域的卷积，后面会重点讨论当无限长的序列加窗截断后，谱的变化情况。

10.2.3 加窗处理后对频率响应的影响

由频域卷积定理可知：时域乘积相当于频域卷积。设序列 $h(n)$ 的频谱为 $H(\mathrm{e}^{\mathrm{j}\omega})$，序列 $h_d(n)$ 的频谱为 $H_d(\mathrm{e}^{\mathrm{j}\omega})$，窗函数序列 $w(n)$ 的频谱为 $W(\mathrm{e}^{\mathrm{j}\omega})$，如果 $h(n)=h_d(n)\cdot w(n)$，则有

$$H\left(\mathrm{e}^{\mathrm{j}\omega}\right)=\frac{1}{2\pi}\int_{-\pi}^{\pi}H_d\left(\mathrm{e}^{\mathrm{j}\theta}\right)W\left(\mathrm{e}^{\mathrm{j}(\omega-\theta)}\right)\mathrm{d}\theta \qquad (10.2.7)$$

以矩形窗为例，其频率响应为

$$W_R\left(\mathrm{e}^{\mathrm{j}\omega}\right)=\sum_{n=0}^{N-1}w(n)\mathrm{e}^{-\mathrm{j}\omega n}=\mathrm{e}^{-\mathrm{j}\omega\frac{N-1}{2}}\frac{\sin\frac{\omega N}{2}}{\sin\frac{\omega}{2}} \qquad (10.2.8)$$

其幅度函数

$$W_R\left(\omega\right)=\frac{\sin\frac{\omega N}{2}}{\sin\frac{\omega}{2}} \qquad (10.2.9)$$

第 I 类线性相位的理想低通滤波器的频率响应：

$$H_d\left(\mathrm{e}^{\mathrm{j}\omega}\right)=H_d\left(\omega\right)\mathrm{e}^{-\mathrm{j}\frac{N-1}{2}\omega} \qquad (10.2.10)$$

式中，幅度函数

$$\left|H_d\left(\mathrm{e}^{\mathrm{j}\omega}\right)\right|=H_d\left(\omega\right)=\begin{cases}1, & |\omega|\leqslant\omega_c\\0, & \omega_c<|\omega|\leqslant\pi\end{cases} \qquad (10.2.11)$$

则式(10.2.7)定义的 FIR 滤波器的频率响应：

$$\begin{aligned}H\left(\mathrm{e}^{\mathrm{j}\omega}\right)&=\frac{1}{2\pi}\int_{-\pi}^{\pi}H_d\left(\theta\right)\mathrm{e}^{-\mathrm{j}\frac{N-1}{2}\theta}W_R\left(\omega-\theta\right)\mathrm{e}^{-\mathrm{j}\frac{N-1}{2}(\omega-\theta)}\mathrm{d}\theta\\&=\mathrm{e}^{-\mathrm{j}\frac{N-1}{2}\omega}\frac{1}{2\pi}\int_{-\pi}^{\pi}H_d\left(\theta\right)W_R\left(\omega-\theta\right)\mathrm{d}\theta\end{aligned} \qquad (10.2.12)$$

式中，幅度函数

$$\left|H\left(\mathrm{e}^{\mathrm{j}\omega}\right)\right|=\frac{1}{2\pi}\int_{-\pi}^{\pi}H_d\left(\theta\right)W_R\left(\omega-\theta\right)\mathrm{d}\theta \qquad (10.2.13)$$

式(10.2.13)定义的幅频特性曲线如图 10.9 所示。

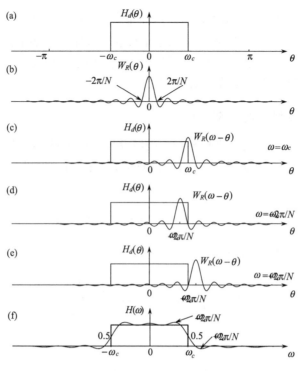

图 10.9　矩形窗的卷积过程

从图 10.9 中可以获得表 10.1 的特征数据。

表 10.1　幅频特性曲线特征点

坐标	特征描述
$\omega = 0$	$H(0)$ 近似于 $W_R(\theta)$ 的全部积分面积
$\omega = \omega_c$	$H(\omega_c) = 0.5H(0)$
$\omega = \omega_c - \dfrac{2\pi}{N}$	$H\left(\omega_c - \dfrac{2\pi}{N}\right)$ 为最大值，正肩峰
$\omega = \omega_c + \dfrac{2\pi}{N}$	$H\left(\omega_c + \dfrac{2\pi}{N}\right)$ 为最小值，负肩峰
$\omega > \omega_c + \dfrac{2\pi}{N}$	随 ω 增加，$H(\omega)$ 绕零值波动
$\omega < \omega_c - \dfrac{2\pi}{N}$	随 ω 减少，$H(\omega)$ 绕 $H(0)$ 波动

加窗函数的影响总结：

（1）不连续点处边沿加宽形成过渡带，其宽度（两肩峰之间的宽度）等于窗函数频率响应的主瓣宽度。

（2）在 $\omega = \omega_c \pm \dfrac{2\pi}{N}$ 处出现肩峰值，两侧形成起伏振荡，振荡的幅度和多少取决于旁瓣的幅度和多少。

（3）改变 N 只能改变窗谱的主瓣宽度，但不能改变主瓣与旁瓣的相对比例。其相对比例由窗函数形状决定，称为吉布斯效应。

已知矩形窗的幅度函数为

$$W_R(\omega) = \frac{\sin\dfrac{\omega N}{2}}{\sin\dfrac{\omega}{2}} \approx N\frac{\sin\dfrac{\omega N}{2}}{N\dfrac{\omega}{2}} = N\frac{\sin x}{x} = N\mathrm{sinc}\left(\frac{x}{\pi}\right) \tag{10.2.14}$$

式中，$x = \omega N / 2$。

归一化的吉布斯效应如图 10.10 所示。

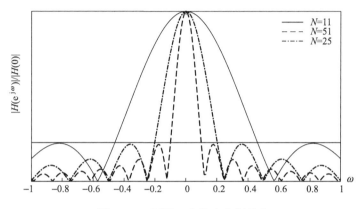

图 10.10　不同 N 值的吉布斯现象

由图 10.10 可以看出，当 N 取值过小时，通频带过窄，阻带内波纹较大，过渡带较宽，当 N 增大时，$H(\mathrm{e}^{\mathrm{j}\omega})$ 与 $H_d(\mathrm{e}^{\mathrm{j}\omega})$ 的近似程度越来越好。但当 N 增大时，通带内出现了波纹，而且随着 N 的继续增大，这些波纹并不消失，只是最大的尖峰处越来越接近于间断点，这种现象称作吉布斯现象。吉布斯现象的产生是由于对 $h_d(n)$ 突然截断。为了减少吉布斯现象，应选取旁瓣较小的窗函数。

10.2.4　各种窗函数

为了提高滤波器性能，窗函数在设计时尽量满足：窗谱主瓣尽可能窄以获得较陡的过渡带；尽量减少窗谱最大旁瓣的相对幅度以减小肩峰和波纹。

下面给出了常用窗的时域序列及频谱特性。

1. 矩形窗

$$w(n) = R_N(n) \tag{10.2.15}$$

窗谱

$$W_R(\mathrm{e}^{\mathrm{j}\omega}) = \sum_{n=0}^{N-1} w(n)\mathrm{e}^{-\mathrm{j}\omega n} = W_R(\omega)\mathrm{e}^{-\mathrm{j}\omega\frac{N-1}{2}} \tag{10.2.16}$$

其中，幅度函数定义为

$$W_R(\omega) = \frac{\sin\dfrac{\omega N}{2}}{\sin\dfrac{\omega}{2}} \tag{10.2.17}$$

主瓣宽度最窄为 $\dfrac{4\pi}{N}$，旁瓣幅度大。

2. 三角形（Bartlett）窗

$$w(n)=\begin{cases}\dfrac{2n}{N-1}, & 0\leqslant n\leqslant\dfrac{N-1}{2}\\[3mm] 2-\dfrac{2n}{N-1}, & \dfrac{N-1}{2}<n\leqslant N-1\end{cases} \qquad (10.2.18)$$

窗谱

$$W\left(\mathrm{e}^{\mathrm{j}\omega}\right)=W(\omega)\mathrm{e}^{-\mathrm{j}\omega\frac{N-1}{2}} \qquad (10.2.19)$$

其中，幅度函数

$$W(\omega)\approx\frac{2}{N}\left[\frac{\sin\dfrac{\omega N}{4}}{\sin\dfrac{\omega}{2}}\right]^{2}, \quad N\gg 1 \qquad (10.2.20)$$

主瓣宽度为 $\dfrac{8\pi}{N}$，旁瓣幅度较小。

3. 汉宁（Hanning）窗

$$w(n)=\frac{1}{2}\left[1-\cos\frac{2\pi n}{N-1}\right]R_N(n) \qquad (10.2.21)$$

幅度函数（$N\gg 1$）

$$W(\omega)\approx 0.5W_R(\omega)+0.25\left[W_R\left(\omega-\frac{2\pi}{N}\right)+W_R\left(\omega+\frac{2\pi}{N}\right)\right] \qquad (10.2.22)$$

主瓣宽度为 $\dfrac{8\pi}{N}$，旁瓣幅度小。

4. 汉明（Hamming）窗

$$w(n)=\left[0.54-0.46\cos\frac{2\pi n}{N-1}\right]R_N(n) \qquad (10.2.23)$$

幅度函数（$N\gg 1$）

$$W(\omega)\approx 0.54W_R(\omega)+0.23\left[W_R\left(\omega-\frac{2\pi}{N}\right)+W_R\left(\omega+\frac{2\pi}{N}\right)\right] \qquad (10.2.24)$$

主瓣宽度为 $\dfrac{8\pi}{N}$，旁瓣幅度更小。

矩形窗、三角形窗、汉宁窗、汉明窗、布莱克曼窗频谱特性如图 10.11（a）～（e）所示，频谱的最大衰减由窗函数自身的特性决定。理想低通滤波器利用窗函数截断以后，对应的窗函数的频谱如图 10.11（f）～（j）所示。图 10.12 给出了五种窗函数的时域曲线，在空白的地方读者可以设计具有新的幅频性质的窗函数。

布莱克曼窗

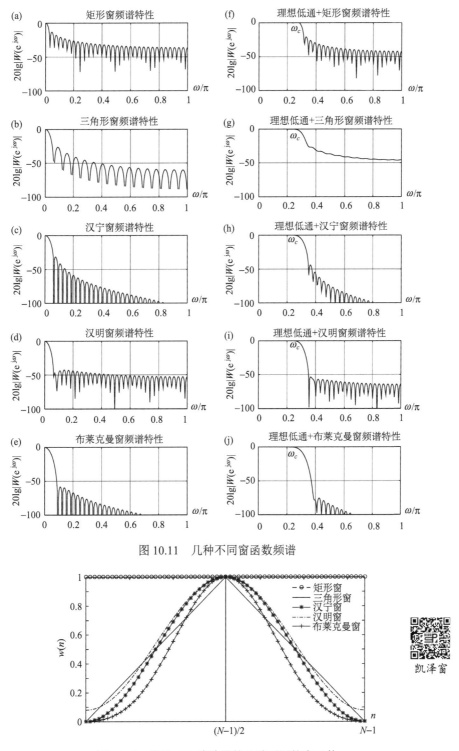

图 10.11 几种不同窗函数频谱

图 10.12 设计 FIR 滤波器的几种不同的窗函数

六种窗函数的基本参数见表 10.2。旁瓣峰值由窗函数自身的性质决定，而主瓣宽度由窗函数自身性质和长度 N 共同决定。因此，当衰减无法满足系统设计要求时，只能选择其他的窗函数；当主瓣宽度（过渡带）无法满足要求时，可以先选择较长的 N 进行尝试，如果还是不满足要求，则改变窗函数的形状。从表 10.2 可以看出：阻带最小衰减只由窗形状决定；过渡带宽则与窗形状和窗宽 N 都有关。

表 10.2　窗函数性能指标

窗函数	窗谱性能指标		加窗后滤波器性能指标	
	旁瓣峰值/dB	主瓣宽度/$(P \cdot 2\pi/N)$	过渡带宽 $\Delta\omega/(P \cdot 2\pi/N)$	阻带最小衰减/dB
矩形窗	−13	2	0.9	−21
三角形窗	−25	4	3.05	−25
汉宁窗	−31	4	3.1	−44
汉明窗	−41	4	3.3	−53
布莱克曼窗	−57	6	5.5	−74
凯泽窗（β=7.865）	−57		5	−80

FIR 滤波器
设计步骤

10.2.5　窗函数法的设计步骤

以低通滤波器为例，利用窗函数设计 FIR 滤波器的步骤如下。

(1)根据技术要求（在带通 Ω_p 处的衰减不大于 δ_1；在阻带频率 Ω_s 处的衰减不小于 δ_2），确定窗函数形式 $w(n)$。并根据取样周期 T，确定相应的数字频率 $\omega_p = \Omega_p T$，$\omega_s = \Omega_s T$。

(2)根据过渡带宽 $\Delta\omega = \omega_p - \omega_s$，确定窗函数宽度 N：$N \geqslant P \cdot \dfrac{2\pi}{\Delta\omega}$，其中系数 P 根据窗函数确定（表 10.2）。

(3)确定冲激响应位移系数 $m = \dfrac{N-1}{2}$（N 为奇数时），则可以确定试设计滤波器单位取样响应为

$$h(n) = \frac{\sin\left[\omega_c(n-m)\right]}{\pi(n-m)}w(n) \tag{10.2.25}$$

式中，可取 $\omega_c = \omega_p$。

(4)计算 FIR 滤波器的频率响应。N 为奇数时

$$H\left(\mathrm{e}^{\mathrm{j}\omega}\right) = \mathrm{e}^{\frac{-\mathrm{j}\omega(N-1)}{2}}\left\{\sum_{n=0}^{(N-3)/2} 2h(n)\cos\left[\omega\left(n-\frac{N-1}{2}\right)\right] + h\left(\frac{N-1}{2}\right)\right\} \tag{10.2.26}$$

当 N 为偶数时，根据下式计算：

$$H\left(\mathrm{e}^{\mathrm{j}\omega}\right) = \mathrm{e}^{\frac{-\mathrm{j}\omega(N-1)}{2}}\left\{\sum_{n=0}^{N/2-1} 2h(n)\cos\left[\omega\left(n-\frac{N-1}{2}\right)\right]\right\} \tag{10.2.27}$$

(5)审核技术指标是否已经满足。如不满足，则重新选取较大的 N 进行(3)和(4)计算；如满足有余，则试选择较小的 N 进行(3)和(4)计算。

10.2.6 线性相位 FIR 低通滤波器的设计

【例题 10.1】 设计一个线性相位 FIR 低通滤波器,给定抽样频率为 $\Omega_s = (2\pi \times 1.5 \times 10^4)\text{rad/s}$,通带截止频率为 $\Omega_p = (2\pi \times 1.5 \times 10^3)\text{rad/s}$,阻带起始频率为 $\Omega_{st} = (2\pi \times 3 \times 10^3)\text{rad/s}$,阻带衰减不小于 -50dB,幅度特性如图 10.13 所示。

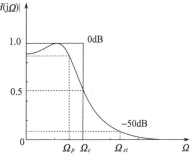

图 10.13 待设计的模拟低通滤波器频谱特性

【解】 (1) 求数字频率:

$$\omega_p = \frac{\Omega_p}{f_s} = \frac{2\pi\Omega_p}{\Omega_s} = 0.2\pi$$

$$\omega_{st} = \frac{\Omega_{st}}{f_s} = \frac{2\pi\Omega_{st}}{\Omega_s} = 0.4\pi$$

$$\delta_2 = 50\text{dB}$$

(2) 求 $h_d(n)$:

$$H_d\left(\text{e}^{\text{j}\omega}\right) = \begin{cases} \text{e}^{-\text{j}\omega\tau}, & -\omega_c \leqslant \omega \leqslant \omega_c \\ 0, & -\pi \leqslant \omega < -\omega_c, \quad \omega_c < \omega \leqslant \pi \end{cases}$$

$$\omega_c = \frac{\Omega_c}{f_s} = 2\pi\frac{\Omega_p + \Omega_{st}}{2\Omega_s} = 0.3\pi$$

$$h_d(n) = \frac{1}{2\pi}\int_{-\pi}^{\pi}\text{e}^{-\text{j}\omega\tau}\text{e}^{\text{j}\omega n}\text{d}\omega = \frac{1}{2\pi}\int_{-\omega_c}^{\omega_c}\text{e}^{\text{j}\omega(n-\tau)}\text{d}\omega$$

$$= \begin{cases} \dfrac{1}{\pi(n-\tau)}\sin\left[\omega_c(n-\tau)\right], & n \neq \tau \\ \dfrac{\omega_c}{\pi}, & n = \tau \end{cases}$$

其中, $\tau = \dfrac{N-1}{2}$。

(3) 选择窗函数:由 $\delta_2 = 50\text{dB}$ 确定汉明窗(-53dB)

$$w(n) = \left[0.54 - 0.46 \cdot \cos\left(\frac{2\pi n}{N-1}\right)\right] \cdot R_N(n)$$

(4) 确定 N 值:

汉明窗带宽

$$\Delta\omega = \frac{6.6\pi}{N}$$

$$\Delta\omega = 2\pi\frac{\Omega_{st} - \Omega_p}{\Omega_s} = 0.2\pi$$

$$N = \frac{A}{\Delta\omega} = \frac{6.6\pi}{0.2\pi} = 33$$

$$\tau = \frac{N-1}{2} = 16$$

(5) 确定 FIR 滤波器的 $h(n)$:

$$h(n) = h_d(n)w(n) = \frac{\sin\left[0.3\pi(n-16)\right]}{\pi(n-16)} \cdot \left[0.54 - 0.46\cos\frac{\pi n}{16}\right] \cdot R_{33}(n)$$

(6) 求 $H(\mathrm{e}^{\mathrm{j}\omega})$，验证：若不满足，则改变 N 或窗形状重新设计。

可以采用计算机辅助完成 $H(\mathrm{e}^{\mathrm{j}\omega})$ 的求取，结果如图 10.14 所示。

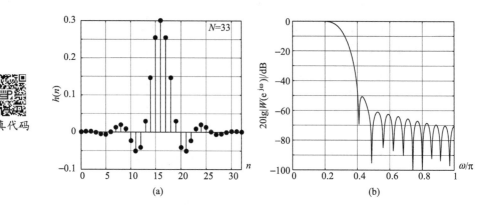

图 10.14　设计 FIR 低通滤波器的单位冲激响应和频谱曲线

10.3　其他频带 FIR 滤波器设计方法

10.3.1　线性相位 FIR 高通滤波器的设计

理想高通的频响

$$H_d\left(\mathrm{e}^{\mathrm{j}\omega}\right) = \begin{cases} \mathrm{e}^{-\mathrm{j}\omega\tau}, & \omega_c \leqslant |\omega| \leqslant \pi \\ 0, & 其他 \end{cases}, \quad \tau = \frac{N-1}{2} \tag{10.3.1}$$

其单位抽样响应

$$\begin{aligned} h_d(n) &= \frac{1}{2\pi}\left[\int_{-\pi}^{-\omega_c} \mathrm{e}^{\mathrm{j}\omega(n-\tau)}\mathrm{d}\omega + \int_{\omega_c}^{\pi} \mathrm{e}^{\mathrm{j}\omega(n-\tau)}\mathrm{d}\omega\right] \\ &= \begin{cases} \dfrac{1}{\pi(n-\tau)}\left\{\sin\left[\pi(n-\tau)\right] - \sin\left[\omega_c(n-\tau)\right]\right\}, & n \neq \tau \\ \dfrac{1}{\pi}(\pi - \omega_c), & n = \tau \end{cases} \end{aligned} \tag{10.3.2}$$

高通滤波器 (ω_c) = 全通滤波器 − 低通滤波器 (ω_c)

10.3.2　线性相位 FIR 带通滤波器的设计

理想带通的频响

$$H_d\left(\mathrm{e}^{\mathrm{j}\omega}\right) = \begin{cases} \mathrm{e}^{-\mathrm{j}\omega\tau}, & 0 < \omega_1 \leqslant |\omega| \leqslant \omega_2 < \pi \\ 0, & 其他 \end{cases}, \quad \tau = \frac{N-1}{2} \tag{10.3.3}$$

其单位抽样响应

$$h_d(n) = \frac{1}{2\pi}\left[\int_{-\omega_2}^{-\omega_1} e^{j\omega(n-\tau)}d\omega + \int_{\omega_1}^{\omega_2} e^{j\omega(n-\tau)}d\omega\right]$$

$$= \begin{cases} \dfrac{1}{\pi(n-\tau)}\left\{\sin\left[\omega_2(n-\tau)\right] - \sin\left[\omega_1(n-\tau)\right]\right\}, & n \neq \tau \\ \dfrac{1}{\pi}(\omega_2 - \omega_1), & n = \tau \end{cases} \tag{10.3.4}$$

带通滤波器 (ω_1, ω_2) = 低通滤波器 ω_2 − 低通滤波器 ω_1

10.3.3　线性相位 FIR 带阻滤波器的设计

理想带阻的频响

$$H_d\left(e^{j\omega}\right) = \begin{cases} e^{-j\omega\tau}, & 0 \leqslant |\omega| \leqslant \omega_1, \quad \omega_2 \leqslant |\omega| \leqslant \pi, \\ 0, & \text{其他} \end{cases} \quad \tau = \frac{N-1}{2} \tag{10.3.5}$$

其单位抽样响应

$$h_d(n) = \frac{1}{2\pi}\left[\int_{-\pi}^{-\omega_2} e^{j\omega(n-\tau)}d\omega + \int_{-\omega_1}^{\omega_1} e^{j\omega(n-\tau)}d\omega + \int_{\omega_2}^{\pi} e^{j\omega(n-\tau)}d\omega\right]$$

$$= \begin{cases} \dfrac{1}{\pi(n-\tau)}\left\{\sin\left[\pi(n-\tau)\right] + \sin\left[\omega_1(n-\tau)\right] - \sin\left[\omega_2(n-\tau)\right]\right\}, & n \neq \tau \\ \dfrac{1}{\pi}(\pi - \omega_2 + \omega_1), & n = \tau \end{cases} \tag{10.3.6}$$

滤波器 (ω_1, ω_2) = 高通滤波器 ω_2 + 低通滤波器 ω_1

【例题 10.2】　设计线性相位高通滤波器，通带截止频率为 0.6π，阻带截止频率为 0.45π，通带最大衰减为 0.2dB，阻带最小衰减为 45dB。

试采用公式法和 Matlab 中 fir1 函数法，利用汉宁窗(汉明窗、布莱克曼窗和凯泽窗)进行设计，绘制相关曲线。

绘制的相关曲线如图 10.15 所示。

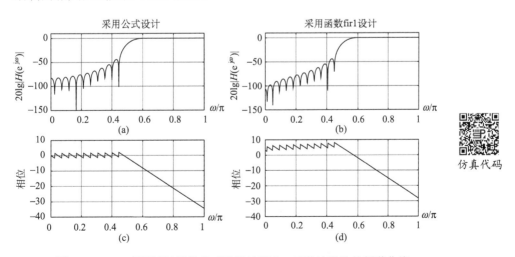

图 10.15　FIR 高通滤波器的公式法设计和 fir1 函数法设计的频谱曲线

10.4 数字滤波器的计算机辅助设计

10.4.1 频率抽样设计法

对理想频率响应等间隔抽样作为实际 FIR 数字滤波器的频率特性的抽样值：

$$H(k) = H_d(k) = H_d(e^{j\omega})|_{\omega = \frac{2\pi}{N}k}, \quad k = 0, 1, \cdots, N-1 \tag{10.4.1}$$

$$h(n) \quad H(z) \quad H(e^{j\omega})$$

通过傅里叶反变换，可以由 $H(k)$ 获得 $h(n)$。

窗函数设计法

$$H(e^{j\omega}) = \sum_{n=0}^{N-1} h(n) e^{-j\omega n} \rightarrow H_d(e^{j\omega})$$

$$h(n) = w(n) \cdot h_d(n) \leftarrow h_d(n) = \frac{1}{2\pi} \int_{-\pi}^{\pi} H_d(e^{j\omega}) e^{j\omega n} d\omega \tag{10.4.2}$$

10.4.2 内插公式

已知

$$H(z) = \frac{1 - z^{-N}}{N} \sum_{k=0}^{N-1} \frac{H(k)}{1 - W_N^{-k} z^{-1}} \tag{10.4.3}$$

$$H(e^{j\omega}) = \sum_{k=0}^{N-1} H(k) \Phi\left(\omega - \frac{2\pi}{N}k\right) \tag{10.4.4}$$

$$\Phi(\omega) = \frac{1}{N} \frac{\sin\frac{\omega N}{2}}{\sin\frac{\omega}{2}} e^{-j\omega\frac{N-1}{2}} \tag{10.4.5}$$

式 (10.4.5) 代入式 (10.4.4) 得

$$H(e^{j\omega}) = e^{-j\frac{N-1}{2}\omega} \sum_{k=0}^{N-1} H(k) \frac{1}{N} e^{j\frac{\pi k}{N}(N-1)} \frac{\sin\left[N\left(\frac{\omega}{2} - \frac{\pi k}{N}\right)\right]}{\sin\left(\frac{\omega}{2} - \frac{\pi k}{N}\right)} \tag{10.4.6}$$

令

$$\varphi_k(e^{j\omega}) = e^{-j\frac{N-1}{2}\omega} \cdot \frac{\sin\left[N\left(\frac{\omega}{2} - \frac{\pi k}{N}\right)\right]}{\sin\left(\frac{\omega}{2} - \frac{\pi k}{N}\right)} \cdot \frac{1}{N} e^{j\frac{\pi k}{N}(N-1)} \tag{10.4.7}$$

式 (10.4.6) 改写为

$$H(e^{j\omega}) = \sum_{k=0}^{N-1} H(k) \cdot \varphi_k(e^{j\omega}) \tag{10.4.8}$$

抽样点上，频率响应严格相等；抽样点之间，加权内插函数的延伸叠加；变化越平缓，内插越接近理想值，逼近误差越小。

10.4.3 过渡带抽样的优化设计

增加过渡带抽样点，可加大阻带衰减。如图 10.16（b）所示，不加过渡抽样点：$\delta_2 = -20\text{dB}$；增加一点（图 10.16（d））：$\delta_2 = -54 \sim -40\text{dB}$；加两点：$\delta_2 = -75 \sim -60\text{dB}$（图 10.17（b））；加三点：$\delta_2 = -95 \sim -80\text{dB}$。增加过渡带抽样点，可加大阻带衰减，但导致过渡带变宽，使抽样点变密，减小过渡带宽度，但增加了计算量。增加的过渡点的值不一样，导致的频谱性质存在较大的差别，因此过渡点值的选择，也是滤波器优化设计的一个参数。

其优点是频域直接设计。缺点是抽样频率只能是 $2\pi / N$ 或 π / N 的整数倍，截止频率 ω_c 不能任意取值。

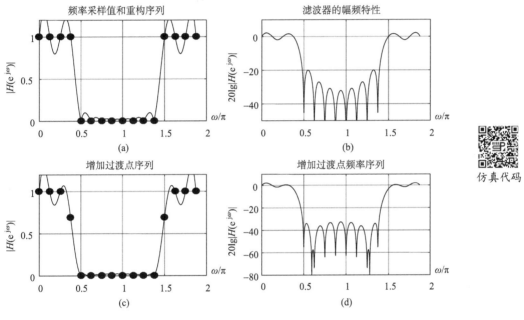

图 10.16 频率设计法设计的 FIR 滤波器频谱曲线

(a) 和 (b) 没有过渡点；(c) 和 (d) 增加了 1 个过渡点

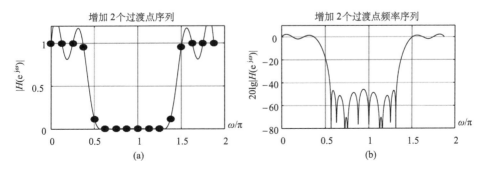

图 10.17 增加了 2 个过渡点（0.55 和 0.1）的频谱曲线

10.4.4 频率抽样的两种方法

1. Ⅰ型频率抽样

Ⅰ型频率抽样示意图如图 10.18(a)和(c)所示。

$$H(k) = H_d(k) = H(e^{j\omega})\Big|_{\omega = \frac{2\pi}{N}k}, \quad k = 0,1,2,\cdots,N-1$$

系统函数

$$H(z) = \frac{1-z^{-N}}{N}\sum_{k=0}^{N-1}\frac{H(k)}{1-W_N^{-k}z^{-1}}$$

内插公式及频率响应

$$H(e^{j\omega}) = e^{-j\frac{N-1}{2}\omega}\sum_{k=0}^{N-1}H(k)\frac{1}{N}e^{j\frac{\pi k}{N}(N-1)}\frac{\sin\left[N\left(\frac{\omega}{2}-\frac{\pi k}{N}\right)\right]}{\sin\left(\frac{\omega}{2}-\frac{\pi k}{N}\right)}$$

进一步推导，线性相位Ⅰ型频率抽样，频率响应

$$H(e^{j\omega}) = e^{-j\frac{N-1}{2}\omega}\left\{\frac{|H(0)|\sin\left(\frac{\omega N}{2}\right)}{N\sin\left(\frac{\omega}{2}\right)} + \sum_{k=1}^{M}\frac{|H(k)|}{N}\left[\frac{\sin\left[N\left(\frac{\omega}{2}-\frac{k\pi}{N}\right)\right]}{\sin\left(\frac{\omega}{2}-\frac{k\pi}{N}\right)} + \frac{\sin\left[N\left(\frac{\omega}{2}+\frac{k\pi}{N}\right)\right]}{\sin\left(\frac{\omega}{2}+\frac{k\pi}{N}\right)}\right]\right\}$$

$$(10.4.9)$$

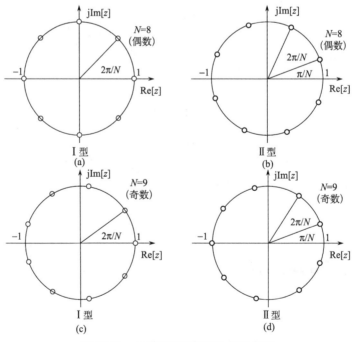

图 10.18 Ⅰ型和Ⅱ型频率抽样示意图

式中，当 N 为奇数时，$M = \dfrac{N-1}{2}$；当 N 为偶数时，$M = \dfrac{N}{2} - 1$。

2. Ⅱ型频率抽样

Ⅱ型频率抽样示意图如图 10.18(b) 和 (d) 所示。

$$H(k) = H_d(k) = H(e^{j\omega})\Big|_{\omega = \frac{2\pi}{N}k + \frac{\pi}{N}}, \quad k = 0, 1, 2, \cdots, N-1 \tag{10.4.10}$$

系统函数

$$H(z) = \frac{1 + z^{-N}}{N} \sum_{k=0}^{N-1} \frac{H(k)}{1 - e^{j\frac{2\pi}{N}\left(k + \frac{1}{2}\right)} z^{-1}} \tag{10.4.11}$$

$z = e^{j\omega}$ 代入式 (10.4.11) 频率响应

$$H(e^{j\omega}) = \frac{\cos(\omega N / 2)}{N} e^{-j\left(\frac{N-1}{2}\right)\omega} \sum_{k=0}^{N-1} \frac{H(k) e^{-j\frac{\pi}{N}\left(k + \frac{1}{2}\right)}}{j\sin\left[\frac{\omega}{2} - \frac{\pi}{N}\left(k + \frac{1}{2}\right)\right]} \tag{10.4.12}$$

进一步推导，线性相位Ⅱ型频率抽样响应

$$H(e^{j\omega}) = e^{-j\frac{N-1}{2}\omega} \left\{ H_{\frac{N-1}{2}}(\omega) + \sum_{k=0}^{M} \frac{|H(k)|}{N} \left[\frac{\sin\left\{N\left[\frac{\omega}{2} - \frac{\pi}{N}\left(k + \frac{1}{2}\right)\right]\right\}}{\sin\left[\frac{\omega}{2} - \frac{\pi}{N}\left(k + \frac{1}{2}\right)\right]} + \frac{\sin\left\{N\left[\frac{\omega}{2} + \frac{\pi}{N}\left(k + \frac{1}{2}\right)\right]\right\}}{\sin\left[\frac{\omega}{2} + \frac{\pi}{N}\left(k + \frac{1}{2}\right)\right]} \right] \right\} \tag{10.4.13}$$

式中

$$H_{\frac{N-1}{2}}(\omega) = \begin{cases} \dfrac{\left|H\left(\dfrac{N-1}{2}\right)\right|}{N} \cdot \dfrac{\cos\left(\dfrac{\omega N}{2}\right)}{\cos\left(\dfrac{\omega}{2}\right)}, & M = \dfrac{N-3}{2}, \quad N为奇数 \\[4mm] 0, & M = \dfrac{N}{2} - 1, \quad N为偶数 \end{cases} \tag{10.4.14}$$

【例题 10.3】　利用频率抽样法设计一个频率特性为矩形的理想低通滤波器，截止频率为 0.5π，抽样点数为 $N = 33$，要求滤波器具有线性相位。

【解】　理想低通频率特性如图 10.19 所示。

$$|H_d(e^{j\omega})| = \begin{cases} 1, & 0 \leqslant \omega \leqslant \omega_c \\ 0, & 其他 \end{cases}$$

按Ⅰ型频率抽样方式，$N = 33$，得抽样点（图 10.19(a)）

$$|H(k)| = \begin{cases} 1, & 0 \leqslant k \leqslant \text{Int}\left[\dfrac{N\omega_c}{2\pi}\right] = \dfrac{N-1}{4} = 8 \\[3mm] 0, & \text{Int}\left[\dfrac{N\omega_c}{2\pi}\right] + 1 = 9 \leqslant k \leqslant \dfrac{N-1}{2} = 16 \end{cases}$$

仿真代码

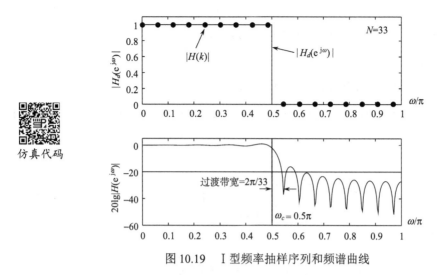

图 10.19 Ⅰ型频率抽样序列和频谱曲线

得线性相位 FIR 滤波器的频率响应(式(10.4.9))

$$H\left(e^{j\omega}\right)=e^{-j16\omega}\left\{\frac{\sin\left(\frac{33\omega}{2}\right)}{33\sin\left(\frac{\omega}{2}\right)}+\sum_{k=1}^{16}\frac{|H(k)|}{33}\cdot\left[\frac{\sin\left[33\left(\frac{\omega}{2}-\frac{k\pi}{33}\right)\right]}{\sin\left(\frac{\omega}{2}-\frac{k\pi}{33}\right)}+\frac{\sin\left[33\left(\frac{\omega}{2}+\frac{k\pi}{33}\right)\right]}{\sin\left(\frac{\omega}{2}+\frac{k\pi}{33}\right)}\right]\right\}$$

过渡带宽为 $2\pi/33$,阻带衰减为–20dB。

增加一个过渡带抽样点,令 $H(9)=0.5$,过渡带宽: $4\pi/33$,阻带衰减: -40dB。理想序列频率抽样序列 $H(k)$ 和对应的频谱如图 10.20 所示。

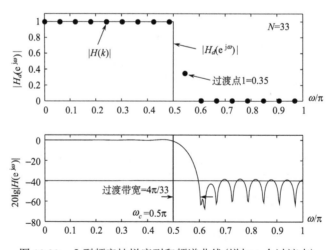

图 10.20 Ⅰ型频率抽样序列和频谱曲线(增加 1 个过渡点)

增加两个过渡带抽样点且增加抽样点数为 $H(17)=0.5886$, $H(18)=0.1065$, $N=65$,过渡带宽为 $6\pi/65$,阻带衰减为–60dB。如图 10.21 所示。

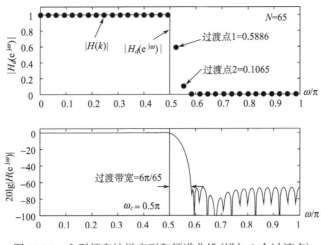

图 10.21　Ⅰ型频率抽样序列和频谱曲线(增加 2 个过渡点)

随着过渡点的增加，阻带衰减在增加；但是过渡带宽度也在增加。因此，滤波器设计是一个考虑过渡带和衰减折中的优化过程。

10.5　IIR 和 FIR 数字滤波器的比较

本书介绍了 IIR 和 FIR 数字滤波器的设计方法，现在通过表 10.3 将两种滤波器的优缺点进行描述。

表 10.3　性能指标对比

IIR 滤波器	FIR 滤波器
$h(n)$ 无限长	$h(n)$ 有限长
极点位于 z 平面任意位置	极点固定在原点
滤波器阶次低	滤波器阶次高得多
非线性相位	可严格的线性相位
递归结构	一般采用非递归结构
不能用 FFT 计算	可用 FFT 计算
可用模拟滤波器设计	设计借助计算机
用于设计规格化的选频滤波器	可设计各种幅频和相频特性的滤波器

10.6　脑电信号的 FIR 数字带通滤波器滤波实例

使用带通 FIR 滤波器对脑电信号进行滤波。FIR 带通滤波器截止频率为 6Hz 和 12Hz，使用 129 阶的布莱克曼窗函数，EEG 采样频率为 50Hz。设计带通滤波器，并绘制原始 EEG 信号、滤波后 EEG 信号、原始 EEG 频率、滤波后 EEG 频谱，同时绘制带通滤波器频谱特性曲线，结果如图 10.22 和图 10.23 所示。

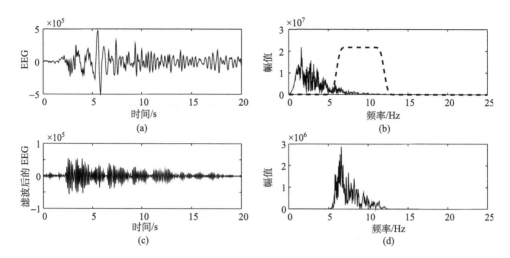

图 10.22　脑电信号的 FIR 数字带通滤波器结果图

仿真代码

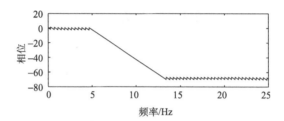

图 10.23　低通滤波器线性相位特性示意图

习　　题

10-1　编写计算机仿真程序，仿真图 10.1 中的线性相位和非线性相位滤波器。

10-2　绘制五种窗函数时域形状和频谱曲线。

10-3　设置参数绘制凯泽窗时域和频谱曲线。

10-4　仿照例题 10.2，设计带通、带阻滤波器。

10-5　采用Ⅱ型抽样方法，重做例题 10.3，并与Ⅰ型进行对比。

10-6　用频率抽样设计法设计一个线性相位 FIR 带通滤波器，采用Ⅱ型，设 $N=22$，理想频率特性为

$$\left|H_d\left(\mathrm{e}^{\mathrm{j}\omega}\right)\right|=\begin{cases}1, & 0.2\pi\leqslant\omega\leqslant0.4\pi\\0, & \text{其他}\end{cases}$$

第 11 章　在体多通道神经电生理特性研究

11.1　研究背景及意义

物理刺激神经调控作为疾病治疗技术在临床上有了越来越广泛的应用并且疗效显著，如深部脑刺激（Deep Brain Stimulation，DBS）治疗帕金森病，将电刺激作用于相关神经核团进行调控。其他退行性疾病如阿尔茨海默病、癫痫、脑损伤等疾病的物理调控治疗效果欠佳，无法进行精准有效的神经调控设计，核心问题是神经核团正常工作的共性基础不清楚、物理刺激对神经核团的调控机制与理论模型尚未统一。最新研究提出脑功能区神经核团谐振频率理论假说，认为正常神经核团存在一个谐振频率、核团工作频率偏离谐振频率产生疾病，物理调控治疗就是强制核团谐振、谐振调控具有神经代偿修复能力。系统研究神经核团谐振频率及其调控机制，初步建立物理刺激治疗脑部重大疾病的假说理论体系，为神经调控技术与临床实际应用提供理论依据。想要验证谐振频率假说的科学性，获取深脑神经核团的电生理特性是重中之重，本实验总体框图如图 11.1 所示，采用在体多通道电生理技术检测大脑神经核团的电生理信号，将金属微丝电极阵列植入大鼠深部脑区，将电极接口与前置放大器相连，经过生物信号处理器进行采样传输至计算机，获得原始电生理信号，选择合适的滤波范围分析单体神经元锋电位与群体神经元局部场电位。

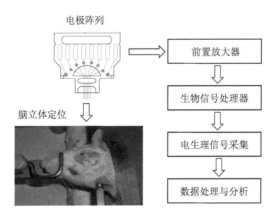

图 11.1　实验总体框图

11.2　神经电生理机制与检测原理

11.2.1　神经电生理信号特征

神经元神经信息的传递依靠的是动作电位以及神经递质的传输。神经元细胞是一类高度特化、可兴奋型的细胞，是脑功能的最小单位，人的大脑中大约有数以百亿的神经元。

动作电位是神经元细胞之间信息传递和交流的重要方式。在神经电生理的研究中，动作电位是指可兴奋细胞在兴奋时，细胞膜在原来静息电位的基础上膜两侧电位产生的变化。细胞膜上分布着很多不同的离子通道，对于各种离子具有选择性，膜内外的电位差就源于离子通道的闭合状态。

电压钳(voltage clamp)技术，近代膜片钳(patch clamp)以及分子生物学技术的出现使得人们对动作电位的原理有了比较彻底的认知：①在静息时，细胞膜内外存在着各种离子的浓度差，细胞膜对不同离子的通透性不同，使得膜内静息电压维持在–70mV左右；②细胞膜受到刺激时，其对 Na^+ 和 K^+ 的通透性就发生了变化，发生去极化过程：细胞膜对 Na^+ 的通透性增大，一部分钠通道开放使得膜外大量的 Na^+ 进入到细胞内，而胞内 Na^+ 的增多又使得更多的钠通道打开促使细胞膜外更多的 Na^+ 进入到细胞内，这个反复的过程称为 Na^+ 内流的再生性循环，也是一个正反馈的过程，最终导致膜电位从–70mV左右升到0，并继续攀升到+35mV左右，形成超射，构成了动作电位的上升支，使得细胞膜由外正内负变为外负内正；③当电位攀升到+35mV左右之后钠通道就会随即失活，在此过程中，由于钠通道处于失活状态，因此细胞再遇到刺激也不会产生兴奋，这个短暂的失活时期称为细胞的绝对不应期。膜内增多的 Na^+ 迫使钾通道打开，细胞膜对 K^+ 的通透性增加，膜内的 K^+ 顺浓度梯度从膜内流出，由于 K^+ 的流出使得细胞膜恢复到原来的外正内负状态，这就是细胞膜的复极化过程，构成了动作电位的下降支。膜电位下降到静息电位的过程称为后电位，后电位又分为负后电位和正后电位，有人认为正后电位是因为生电性钠泵作用造成的两种离子不对等的进出引起的。当神经细胞受到阈刺激阈上刺激时，一般会在0.5～2.0ms内完成一次动作电位，动作电位在图形上表现为一次快速而尖锐的脉冲变化，因此也称为锋电位(spike potential)。

除了单个神经元的动作电位发放以外，群体神经元电活动的叠加和同步产生的瞬时电信号称为局部场电位(Local Field Potential，LFP)，其代表在记录电极周围少量神经组织中胞外低频电生理信号的总和，概括地反映记录电极附近局部空间内神经元集群突触活动所造成的电场变化。LFP代表同步输入观测区域而不包含观测区域输出的锋电位数据。在LFP中，电位差的高频波动被滤除，只留下较慢的波动。动作电位的快速波动主要是由动作电位的短向内和短向外电流引起的，而在LFP中动作电位的直接贡献很小。LFP是由组织中更持续的慢电流组成的，如突触后电位产生的电流和树突电流，它既是一种"电势"——依赖于细胞外液中电荷分离产生的电压，也是一种"场"——细胞外液中电荷分离本质上创造了一个局部电场。LFP通常可以描述为一定节律的周期振荡信号(0.005～10s)，大脑各个脑区不同周期的振荡反应了特定的生理功能并与行为学关联，且能够作为相关疾病的特异性病理指征。

11.2.2 在体多通道植入式电极与检测原理

实验动物大脑中单体神经元发放的锋电位与群体神经元产生的局部场电位通常用植入式低阻抗多通道微电极进行采集与记录。在体植入式电极一般分为传统的微线电极(microwire electrode)、犹他阵列(Utah array)、密歇根式探针(Michigan-type probes)。微线电极一般由可耐受电解质溶液的绝缘材料(如聚合物、陶瓷或玻璃)包围的金属线组成，只有微小的金属尖端暴露在外。金属线的材质有钨、镍铬、铂铱等，直径为10～100μm不等，分别可制作为单股、双股、四股螺旋等形式，通道数为1～128不等。犹他阵列是一种商用的皮层内植入电极阵列，采用化学微加工、金属沉积和聚合物封装的微机电技术加工制造，由大约100个硅基针状电极组成，电极间距为400μm，外露尖端直径为10～30μm，具有通道数高、皮层对电极密度的均衡覆盖以及慢性记录特性等优点，多用于灵长类等大动物皮层电生理信号记录。密歇根式探针同样使用微机电加工工艺制作，包括在硅上沉积金属和蚀刻等技术，其具有多个记录触点的扁棒，触点沿着扁棒的宽侧排列，并且接触表面积通常为100～400μm²。这种制造工艺的优点是电极触点之间的间距可以精确控制，触点的直径可以小到2μm，而整个探头的长度可以从几毫米到厘米不等，使密歇根探针更适合从纵向记录神经元信号。

四螺旋阵列是微线电极中最经典的结构阵列，由四根微丝组成的小型四通道电极束阵列构成。可在四个电极位点上同时检测来自同一源的神经元信号。微电极所连接的信号放大与检测单元测量微电极和参比电极之间的电位差。参比电极的一端也连接到地线，而另一端则置于与细胞外介质相同的连续介质中。在一种没有生物成分的简单流体中，测量到的平衡点周围的电位差会有轻微的波动，即热噪声，这是由于离子在介质中的随机运动和电极中的电子布朗运动造成的。然而，当放置在神经组织中时，离子通道的开放导致离子从细胞外液流入细胞内，或从细胞内流出进入细胞外液。这些局部电流导致局部细胞外介质和记录电极内部之间的电位发生较大的变化。因此，总的记录信号表示由电极表面所有局部电流之和引起的电位。这个小阵列中每个电极的金属触点的直径通常小于30μm。与单通道电极相比，四极管的主要优势在于，由于每个电极与神经元之间的距离不同，四个电极检测到的细胞外电位不同。电极能够记录到的神经元半径在最小为50μm，最大可到140μm的范围，且其锋电位幅值在大于60μV且明显高于噪声时才会被检测到，据统计此范围内的神经元数目最少为100个。在对大鼠皮层的记录实验中，此范围内的神经元数目最多可以记录1000个。

11.3　在体多通道神经电生理信号采集

11.3.1　在体植入式电极制作

记录神经信号的微电极阵列为2×8通道微丝电极阵列。其具体制作步骤如下：①将PCB板与20-PIN的双排母座焊接在一起，将其固定于制作电极的底座上。②在PCB板的第一个横栏上敷上柔性凝胶，然后并排排列8根镍铬合金的电极丝，电极丝半径为65μm，电极丝外部的绝缘材料为聚乙烯醇缩甲醛(Poly(vinyl formal)，PVFM)。电极丝长度约4mm，间距为200μm左右，8根总宽度约为4mm，PCB板反面操作同上。③用刀片轻轻将电极丝非植入段的绝缘层剥离，从而将其内部的导电材料暴露出来，然后将电极丝穿过PCB板上端的焊孔，正反两面进行同样的操作，最后将电极丝暴露的部分与焊盘焊接。④将一段银丝穿过PCB板边缘的焊孔，并焊接在焊盘上，作为接地引线(ground)，另外再取一段表面绝缘层剥离的电极丝穿过PCB板边缘另外一侧的焊孔，多余部分焊接在焊盘上，此线作为参考引线(reference)。⑤用万能表检测所有接线接触良好。⑥清洁电极表面，然后用绝缘性的AB胶敷在电极的上侧焊盘部分。⑦取生理盐水，将电极丝植入侧浸入其中，测试各个通道的工作性能，给予 1nA，1kHz 的电流，检测到电极的阻抗值为 100～300kΩ，符合电生理记录的阻抗范围。⑧手术之前，将电极放在紫外灯下消毒 1h，避免病原微生物引起的大鼠术后感染。图 11.2 为在体多通道植入式电极。

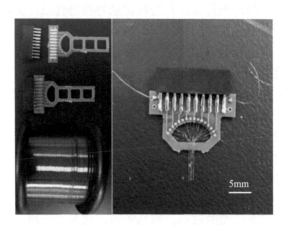

图 11.2　在体多通道植入式电极

11.3.2　电极植入手术流程

以实验用成年雄性 Sprague-Dawley 大鼠为例，通过脑图谱定位所需植入脑区的三维空间坐标，避免对大鼠脑部其他区域造成不必要的损伤，或者因为手术操作不规范造成的大面积炎症反应。具体步骤如下：准备实验大鼠，体重 250g 左右，用 1% 戊巴比妥（0.5mL/100g）通过腹腔注射将其麻醉，通过夹趾测试大鼠的收缩反应来确定大鼠是否可以进行手术。如无收缩反应，则用剃毛器将手术部位的毛发全部剃光，然后将其头部固定在脑立体定位仪上，固定耳杆。最后将大鼠舌头用镊子轻轻拉出，将其上门齿勾在门齿板的前杆上。用碘伏对剃毛部位进行擦拭消毒，沿矢状缝切开皮肤，将皮下组织去除，暴露头骨，找到前囟 Bregma 点（颅骨冠状缝与矢状缝会合处），以此点作为定位仪的坐标 0 点，前后左右调平后，根据所需植入脑区的坐标处标记约 2×4.0mm 的电极植入窗口，同时在对侧 2mm 处标记点作为参考电极接点。使用微型手持式颅钻去除植入点与参考点的头骨，在钻孔的过程中会因为钻头快速转动而导致温度升高，为了避免伤害到组织，需不间断的加少量生理盐水对其进行降温。打开窗口，暴露大部分脑区，在体视显微镜下会发现在目的脑区的背部覆盖一层软脑膜，用 1mL 注射器针尖将其划破。同时，可使用 1mm 左右的颅钻钻头在对侧大脑皮层上方开两个骨孔，切忌伤到大脑皮层区域，将 3 个螺钉分别拧入 2 个地线接点与 1 个参考接点的骨孔中。信号稳定后，在电极周围涂上牙科水泥，待其凝固。如图 11.3 所示。大鼠术后恢复 4～5 天后，在这期间，必要的术后恢复措施应该给与充分，例如抗生素的注射、环境的净化以及营养充足等。

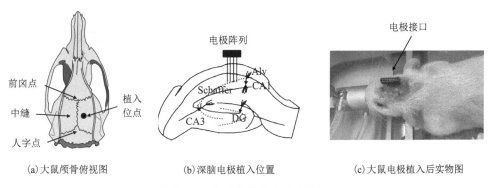

| (a)大鼠颅骨俯视图 | (b)深脑电极植入位置 | (c)大鼠电极植入后实物图 |

图 11.3　大鼠颅骨及电极植入图

11.3.3　信号采集系统与采样参数设置

多通道神经电生理记录系统包括前置放大器、数模转换采集模块、电源模块等。在体植入式电极采集到的信号传输至放大器，再经数据采集卡转换后传输至上位机进行显示和分析。如图 11.4 所示，以 Cerebus 64 路数据采集系统(Cerebus，Blackrock Inc.)为例，该系统最多可以同时采集 64 路通道的动物在体电生理信号，前置放大器的输入阻抗是 100GΩ，最大的输入电压为 10mV。前置放大器可最多放大 20 倍，后置放大器可继续放大 250 倍，针对单体神经元锋电位与群体神经元局部场电位，分别选取 30～40kHz 与 1～2kHz 的采样频率进行数据采集，最后经过 16 位 A/D 模数转换将其转换成数字信号传输到电脑上。系统本身引入噪声被控制在 3μV 以内，系统数据记录和存储的软件可以显示所有通道记录到的电生理信息，还可以实时对记录到的动作电位信息进行神经元的分类识别。

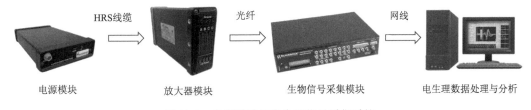

| 电源模块 | 放大器模块 | 生物信号采集模块 | 电生理数据处理与分析 |

图 11.4　多通道神经电生理信号采集系统

11.4　锋电位信号处理与分析

11.4.1　原始信号滤波

软件操作流程

使用 Plexon Offline Sorter 软件对锋电位信号进行处理和分析。在 Plexon Offline Sorter 软件中打开多通道神经信号采集系统 Cerebus 以 30kHz 采样频率记录的数据文件(后缀为.ns6)，根据锋电位时长(0.5～2ms)使用 250Hz 高通滤波器对原始信号进行滤波，滤波前信号与滤波后信号如图 11.5 所示。将低频干扰滤除，保留信号高频部分，以用作锋电位的监测与分析。

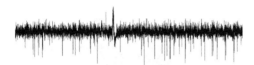
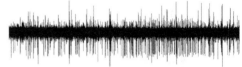

(a) 30kHz采样频率的原始信号　　　　　　　　(b) 250Hz~5kHz带通滤波后的信号

图 11.5　原始波形与锋电位分析滤波后波形

11.4.2　锋电位的检测与分类

对滤波后的信号采用阈值检测法对锋电位进行检测。每个锋电位设置的波形长度为 2ms，由 60 个采样点构成，阈值前时间长度为 600μs，设置所有锋电位波形以最低值的时刻点对齐。根据平均锋电位幅值直方图的标准偏差(–3 sigma)作为检测阈值，提取满足信噪比基本要求的有效波形。

完成锋电位波形的提取后，要实现神经元放电率的统计与分析，需先排除基线与异常信号的干扰，再对锋电位进行分类，将同一电极上采集的不同类神经元发放的锋电位信号区分开来。锋电位的分类主要采用自动分类与手动分类两种：自动分类可选择 Valley Seek 或 K-Mean 聚类方法，选择 Find Units 自动识别聚类相近的波形，可对各类别波形进行合并或删除，对锋电位波形进行精细筛选，去除异常的波形信号；手动分类根据有效波形特征主成分分析的二维聚类图，选择 Add Unit 手动框选波形特征相近的数据点分为一类，同样需进一步对异常波形进行删减。典型锋电位聚类结果如图 11.6 所示。图 11.6(a) 为检测后的锋电位波形，其中包含不同类的锋电位波形及幅值较低的噪声波形。对此电信号进行分类后，原始锋电位波形被分成三类，Cluster1、Cluster2、Cluster0，如图 11.6(b)、(c)、(d) 所示。Cluster1 和 Cluster2 为分类后的锋电位信号，Cluster0 为噪声。进一步可获取锋电位的发放频率、峰峰值、正负峰间隔等发放特性。

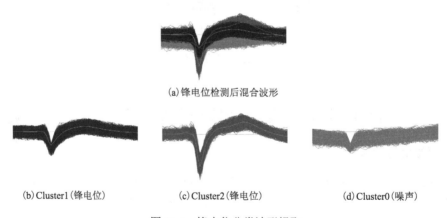

(a) 锋电位检测后混合波形

(b) Cluster1 (锋电位)　　　　(c) Cluster2 (锋电位)　　　　(d) Cluster0 (噪声)

图 11.6　锋电位分类波形提取

11.4.3 锋电位的互相关分析

神经元发放信息之间的相关性和同步性可以通过分析不同通道上的锋电位序列信号之间的互相关性来描述，互相关函数可以找出它们之间的相互联系，从而映射出相应神经元之间的连接状况和动态特性。分别选择两个通道的某一类型锋电位波形来源的神经元作为参考神经元和目标神经元，将其锋电位序列垂直排列。选择参考神经元的任一锋电位为中心，设置一个小的时间窗并分割序列，然后在该时间窗内检测目标神经元序列，找到一个锋电位就在原来的时间窗中加 1，移动时间窗遍历整段信号进行累加，即可得到互相关分析直方图(图 11.7)，其可表示目标神经元的锋电位相对于参考神经元在一段特定滞后时间内的计数，滞后时间由移动水平轴的距离给定。如果互相关图在 0 时刻附近出现峰值，表示神经元 A 和神经元 B 的发放有相对固定的延迟，表明神经元 A 和神经元 B 直接存在突触连接与信号传递，根据峰值时刻点的正负能够判断出神经元 A 和神经元 B 的传递方向与传递时间；如果互相关图平坦无规律，则表明神经元 A 的输出和神经元 B 不相关，则两个放电序列视为各自独立的过程；如果互相关函数在 0 时刻出现峰值，则两个神经元有出现同步放电的趋势，两者存在共同输入或突触连接。

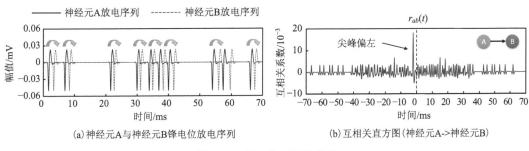

(a) 神经元A与神经元B锋电位放电序列　　　　(b) 互相关直方图(神经元A->神经元B)

图 11.7　锋电位互相关分析

11.5　局部场电位信号处理与分析

11.5.1　原始信号滤波

使用 Python 平台对局部场电位信号进行处理和分析。根据局部场电位振荡周期(0.005～10s)，使用有限冲激响应带通滤波器对原始信号进行滤波。使用 scipy. signal.firwin 函数设计滤波器的相关参数，包括滤波器的阶数(numtaps)、低频和高频截止频率(lowcut 和 highcut)，共同决定了滤波器的频率响应的平滑程度和过渡带宽度。由此获得各频段的局部场电位信号：包括 δ 节律(0.1～4Hz)、θ 节律(4～7Hz)、α 节律(8～13Hz)、β 节律(16～30Hz)、低 γ 节律(30～60Hz)、高 γ 节律(60～100Hz)，以分析和比较不同频段中的信号特性。由此可获得各频段的局部场电位信号，如图 11.8 所示。

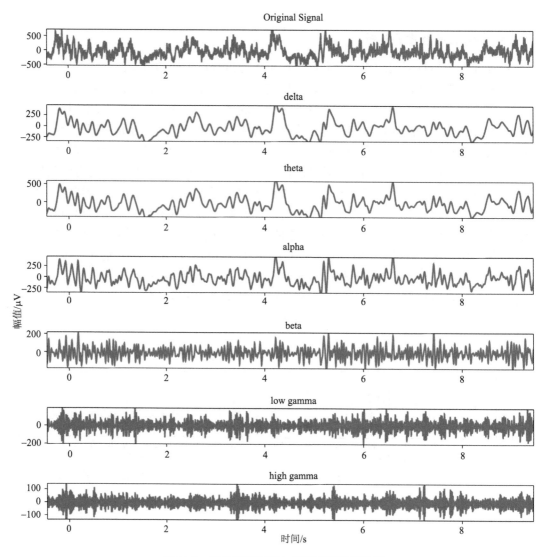

图 11.8　原始信号波形与各频段滤波后波形

11.5.2　功率谱密度分析

使用 Welch 方法来估计信号的功率谱密度。使用的函数为 scipy.signal.welch，相关参数包括信号的采样频率 (f_s)、Welch 方法中每段数据的长度 (nperseg)，影响频率分辨率和平滑程度。由此获得全频段局部场电位功率谱密度图 (图 11.9)，分析原始信号的频率成分及其能量分布，通过展示不同频率上的功率强度，可以揭示信号中的主要频率成分和背景噪声水平。

11.5.3　时频谱图分析

使用短时傅里叶变换 (Short Time Fourier Transform，STFT) 进行时频分析，使用的函数为 scipy.signal.stft，设置的相关参数包括信号的采样频率 (f_s)、STFT 分析中每个段的长度

（nperseg），影响时间-频率分辨率的平衡。通过 STFT 分析，由此获得各频段局部场电位时频谱图，可以观测信号的各频段频率成分随时间的变化关系，如图 11.10 所示。

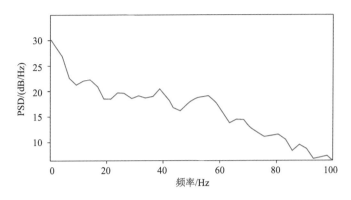

图 11.9　局部场电位功率谱密度图

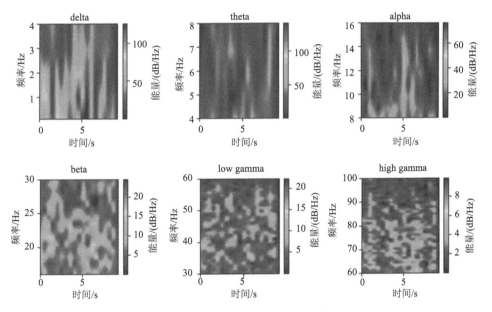

图 11.10　各频段局部场电位时频谱图

11.6　脑神经元网络电信号微电极采集与分析虚拟仿真实验

目前，大规模开展离体原代神经元电生理信号采集与分析实体实验存在如下困难：
①危险系数高，并且实验过程难以进行有效监督和防护。实验涉及动物的麻醉、解剖、处死等操作过程，大量学生会同时接触危化品、锋利外科工具等，实际操作危险系数高。
②实验场地环境要求高，需要配备细胞房、超净操作间、动物房、生化实验室等，还包括生化废弃液收集、大量动物尸体处理等后续环节。很多开设生物医学工程专业的工科院校，难以提供满足实验要求的场地环境。③实验耗时长，本实验核心在于动态观测神经元细胞网络生长情况和电生理信号采集。细胞培养的周期需要达到 14 天以上，同时需要定时进行

换液等操作，在真实实验中难以实施。④实验成本高，由于本科生人数较多，参与本实验将需要大量的生化试剂、实验动物、微电极阵列等，同时产生大量废液和动物尸体，对环境产生不利影响。同时，微电极阵列是耗材，易损坏价格较高，实验成本大。⑤实验过程不可逆，失败率高，实验过程较多，细胞培养等过程一旦出错，就要从头开始。实际实验中，一半以上的学生，都没有获得最后结果，无法实现对理论教学知识点巩固的目的。

本团队自主开发《脑神经元网络电信号微电极采集与分析虚拟仿真实验》（图 11.11，实验网址：https://virtualsim.nuaa.edu.cn/exp/11.html），利用虚拟仿真实验技术将网络信息技术与实验教学深度融合，根据真实的动物解剖、脑组织提取、细胞分离及培养、神经元电信号采集环境及实验操作场景建立三维虚拟模型，基于生物物理学、细胞生物学、神经电生理的基本原理和实际实验结果得到波形与参数等，作为有效且准确的数据支撑。利用仿真建模、人机交互、多媒体、内嵌算法等高沉浸性技术使学生身临其境。可利用键盘、鼠标等输入设备，便可以进入虚拟实验空间，成为虚拟实验环境的一员，进行实时交互，感知和操作虚拟实验环境中的各种材料、部件和系统，在虚拟实验场景中完成原代海马神经元提取、微电极阵列芯片细胞培养，神经元电信号动态观测等操作，基于获取的实际神经元网络电信号进行处理与分析，涵盖原始信号滤波、锋电位检测与分类、神经元放电基本特征提取、神经元网络电信号相关性分析等重要步骤与知识点。实验设计了丰富的操作和实验结果显示界面，将实验结果以图形和数据的方式实时显示在可视化界面上，同时可以保存数据和图像，存储在数据库中。生物实验结果可逆、过程可追溯，有效提高实验成功率，巩固核心知识点。同时，通过虚拟仿真实验参数的优化和实验流程的组合，方便学生自主开展具有探索性和综合性的实验，提高学生对理论知识的理解和应用能力。

虚拟仿真
实验介绍

实验指导

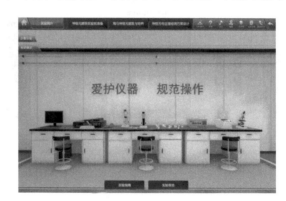

图 11.11　脑神经元网络电信号微电极采集与分析虚拟仿真实验界面

习　题

11-1　简述神经电生理采集的意义。

11-2　简述多通道神经电生理信号采集的流程。

11-3　编写计算机仿真程序完成锋电位的检测、分类与互相关分析。

11-4　编写计算机仿真程序完成局部场电位功率谱密度图与各波段的时频谱图。

第 12 章　小动物脑水肿模型的神经血管耦合关联研究

12.1　研究背景及意义

12.1.1　脑水肿研究意义

脑水肿(brain edema)是神经科学常见危机重症，属于继发性病理过程，往往伴随着创伤、脑缺血、颅内肿瘤、颅内感染等疾病的出现，其形成机制复杂，相关因素很多。目前，临床上对于脑水肿形成及治疗的机制尚不完全清楚，从而导致治疗手段的单一或治疗进程的延误。能够及早判定脑水肿的发病机制，采取精准有效的治疗手段阻止脑水肿的发展并缓解原发性疾病的加重，是临床上迫切需要解决的问题。

脑水肿病理特性多样，其形成机制大多认为与血脑屏障、水通道蛋白、酶屏障等相关，尤其是血脑屏障的受损程度是脑水肿病理模型评估的重要依据。当血脑屏障受损时，神经血管耦合机制会受脑组织炎症因子(水通道蛋白等)的调控，相应的脑血流动力学参数和神经电位信号必将相互补偿。大脑的神经活动与血流动力学之间紧密配合的机制被称为神经血管耦合机制。本章目的在于介绍与研究大鼠脑水肿模型发生发展和治疗过程中的神经血管耦合补偿机制相关的测量技术与方法，为将来从神经血管耦合角度研究、评估脑水肿、实现早期精准干预提供必要的科学参考。

12.1.2　脑水肿诱发机制研究现状

脑水肿诱发机制及药物治疗作用机制的研究，目前主要通过离体组织显微观测以及组织蛋白免疫方法对动物脑水肿病理模型进行判定。脂多糖是大肠杆菌细胞壁上的主要成分，也是其主要的致病因素，与脑水肿的发生密切相关。脑内注射脂多糖可以诱导脑组织肿瘤坏死因子(TNF-α)、白介素(IL-1β)、水通道蛋白(AQP4)等炎症因子的 mRNA 表达增加及脑损伤。上述免疫分析方法都是术后进行的，很难在临床上反映脑水肿发生过程的变化规律。然而，脑水肿病理特征是实时发展变化的，其水分滞留部位、血脑屏障受损程度都需要实时动态监测。

脑水肿模型的神经血管耦合补偿和调控机制与脑水肿的诱发机制存在强烈的关联。脑水肿模型的神经血管耦合调控机制问题，是制约脑水肿临床监测与治疗方法效率的瓶颈问题和关键问题。研究神经血管耦合机制的参数主要包括：皮层脑电图(ElectroCorticoGraphy，ECoG)、局部脑血流(regional Cerebral Blood Flow，rCBF)和血氧参数(血氧饱和度(oxygen Saturation)，氧合血红蛋白(oxyhemoglobin)含量，脱氧血红蛋白(deoxyhemoglobin)含量)；脑组织细胞色素 c 氧化酶的氧化还原状态浓度变化；组织散射特性变化。神经血管耦合单元(Neurovascular，NVU)由神经元、星形胶质细胞和血管构成，其中神经活动释放的神经递质与星形胶质细胞上的受体结合激活钙信号并传递至附近的毛细微血管上，激活相应信号通路并释放血管活性物质引起血管舒张。血脑屏障的基本结构包括核心结构脑毛细血管内皮细胞及其间紧密连接的内皮星形胶质细胞终足，这和神经血管耦合涉及的组织极为相近。因此，基于神经血管耦合机制研究血脑屏障的受损程度，能够从根源上分析脑水肿的形成机制，是一个重要的研究方向。

12.1.3 神经血管耦合参数测量方法

研究者尝试建立描述神经元电信号、血流、血氧、代谢等参数耦合关系的数学模型。研究者采用多种技术实现神经血管耦合参数（神经元电信号、血流、血氧、代谢等信号）的测量，并应用于神经科学研究中。相关研究方案及小动物测量设备如图 12.1 所示。皮层脑电图（ECoG）采用微电极阵列（Multi-Electrode Array，MEA）进行采集，直接反映了神经元活动情况。神经血管耦合是现代神经功能成像技术的基础，正电子发射型计算机断层显像（Positron Emission Computed Tomography，PET）、功能性磁共振成像（Functional Magnetic Resonance Imaging，fMRI）以及各种光学脑功能成像技术都是在此基础上建立的。这些技术通过测量代谢产物的变化，间接表征脑功能活动。研究者探讨了 ECoG 的 LFP 信号和与血管代谢相关的血氧水平依赖（Blood Oxygenation Level Dependent，BOLD）信号在大鼠模型上的关联关系。经颅激光多普勒技术被用于研究不同程度缺氧情况下的神经血管耦合研究，但是该技术无法实现区域内多根血管的血流成像。

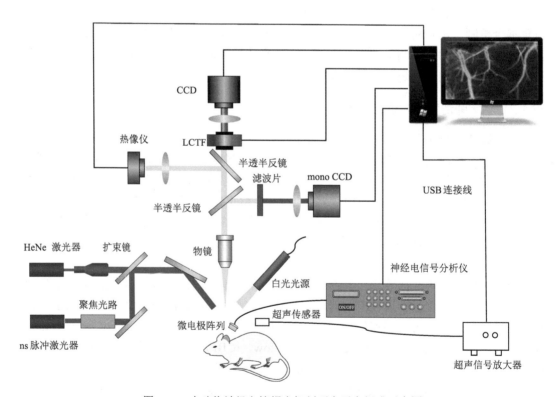

图 12.1　小动物神经血管耦合机制研究平台组成示意图

光声成像（Photoacoustic Imaging，PAI）是一种介于组织器官和细胞层面之间的检测方法，具有一定的深度和空间分辨率。光声成像研究了神经活动相关联的代谢产物，并将其与 ECoG 实现同步测量并进行对比研究，证明了血氧、血流等代谢现象对于研究神经血管耦合机制具有重大的意义。然而光声成像需要进行扫描，操作较为复杂，系统成本较高，而且为接触式测量。

联合激光散斑成像(Laser Speckle Imaging，LSI)和内源光学信号成像(Optical Intrinsic Signal，OIS)技术，可以实现大鼠脑部血流、血氧和代谢产物成像，满足神经血管耦合研究的需求。利用激光散斑造影对大鼠心脏骤停后脑血流进行了实时监测，研究首次以高空间和时间分辨率图像的形式显示了在心脏骤停后的实时 CBF 变化，证明了激光散斑成像技术能够为研究神经血管耦合和代谢调节提供一种可靠的技术手段。多模态光学成像方法(MW-LSI 和 3D OCT)也被用来长期观察病毒作用下小鼠 GCaMP6f 蛋白对神经血管的调控机制。通过激光散斑成像和小波分析来阐述脑血流量与血脑屏障之间的关系，表明血脑屏障的开通和静脉变化相关。

各种生理现象导致的神经血管耦合问题一直是研究的热点，研究者也尝试从神经血管耦合角度对各种神经活动产生的机理进行解释。神经血管耦合涉及的研究领域包括脊髓损伤、缺氧研究、婴儿痉挛、神经刺激、疼痛、多发性硬化、脑卒等。

12.2 神经电信号分析系统

12.2.1 微电极阵列技术

对于大脑功能的研究，基于 MEA 的电生理记录和分析是微观研究方法。从时间分辨率上讲，电生理记录可以达到毫秒级的采样精度。从空间分辨率上讲，单个电极的精度可以达到微米尺度，可以探测到单个神经元的活跃性。而多个电极组成的电极阵列可以从更大范围上记录皮层区域的神经活跃性。

按照维数来分，微电极阵列可以分为一维、二维和三维阵列。一维微电极阵列的记录点仅分布在一条直线上，用于记录大脑组织中以电极阵列为中心轴的小范围内神经元的信号；二维微电极阵列的记录点分布在一个二维平面上，用于记录大脑皮层或者内部组织中某个平面区域内神经元群体的信号。二维微电极阵列在大脑神经系统电生理研究中应用较广泛。根据记录点所在平面的方位，可以将二维微电极阵列分为水平型和垂直型两种。水平型微电极阵列的记录点位于各个记录杆的尖端，适用于大脑皮层浅表组织的神经信号检测。垂直型微电极阵列的记录点排列在各个记录杆上，适用于深部脑组织的记录，并且可以记录不同深度层次上神经元回路的电信号，如海马组织神经回路的信号。

12.2.2 神经元锋电位和场电位信号分析

在记录场电位信号时，由于微电极阵列记录点位置分布非常精确，从其记录的多通道数据，可以直观地观察到大脑组织局部区域中确定距离的不同位置上的场电位信号，便于研究神经电信号的传播过程，计算信号的传导速度和方向。例如，当线性一维或者垂直型二维微电极阵列记录点的排列方向与被记录的神经元细胞生长方向一致时，电极上的记录点可以依次测量到神经元树突、胞体和轴突不同层次上的电信号。

在记录神经元锋电位(spike)时，脑组织细胞外空间中单个神经元发放的锋电位幅值随着距离的增加迅速衰减。因此，距离神经元较远的电极就记录不到信号。理论上，一个电极记录点能够记录到其周围数十个神经元的电活动，但实际上由于噪声影响或电极本身对神经元细胞产生的伤害，一个记录点仅能记录到数个神经元发放的锋电位。而微电极阵列具有许多记录点，可同时记录到电极附近多达数百个神经元的锋电位。

由此可见，利用微电极阵列能够记录到大量神经电信号，包括场电位和神经元群体的锋电位，为研究大脑的神经编码机制提供了重要的信息。

12.2.3 电生理实验设备

电生理实验数据采集系统为多通道神经信号采集系统（Cerebus，Blackrock 公司）。该系统是多达 256 个电极的先进多通道系统，可以记录和分析动物大脑及其周围的神经元电活动。系统既可以用来记录麻醉或清醒状态下动物体的电信号，又可以记录体外培养细胞和脑切片的电信号。该系统由神经信号放大器、信号处理器及计算机组成，计算机与信号处理器间的相互通信通过网络实现。多通道数据采集系统图如图 12.2 所示。图 12.2（a）为采集系统实物图，图 12.2（b）为实验记录过程单锋电位和场电位采集图。

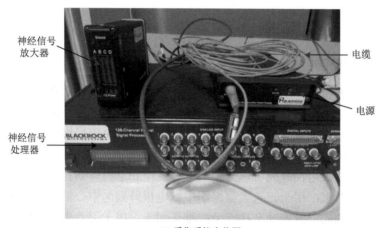

(a) 采集系统实物图

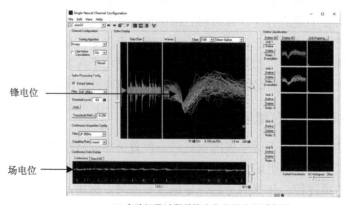

(b) 实验记录过程单锋电位和场电位采集图

图 12.2　多通道数据采集系统

12.3　光谱血氧测量系统

12.3.1　近红外光谱血氧测量基本原理

血氧饱和度是反映血液含氧量的重要参数。血氧饱和度是指血液中被氧结合的氧合血红蛋白占血液中全部可结合的血红蛋白的百分比。人体的血液通过心脏的收缩和舒张脉动地流过肺部，一定含量的还原血红蛋白(Hb)与肺泡摄取的氧气结合变成了氧合血红蛋白(HbO_2)，约98％的氧与 Hb 结合成 HbO_2 后进入组织。这些氧通过动脉系统一直到达毛细血管，然后将氧释放，维持组织细胞的新陈代谢。

12.3.2　光谱血氧检测系统设计

本系统主要包括宽带光源、双光纤探头、光谱仪。其中宽带光源采用的是海洋光学 HL-2000 型光源，其能够提供 300～1000nm 的宽带光，而且能够在较长的时间内保持光谱光强的相对稳定。光谱仪采用复享光学 FX2000 型光谱仪，具有采样稳定、传输速度快等特点，能够满足系统设计的时间和空间采样频率。系统实物及软件系统如图 12.3 所示。

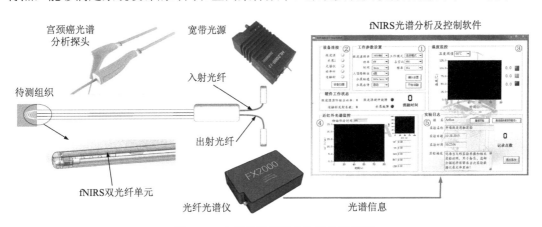

图 12.3　光谱分析系统实物及软件系统

12.4　内源光信号成像系统

12.4.1　内源光信号成像基本原理

神经血管耦合是现代神经功能成像技术的基础，内源光信号成像技术、PET、fMRI 以及各种其他光学功能成像技术都是在此基础上建立的。这些技术通过测量代谢产物的变化，间接表征脑功能活动。内源光信号是指不对组织施加外源性影响，如染色、荧光标记等，信号是由组织本身的光学特性(吸收和散射)变化所引起的。脑组织的吸收特性和多种生色团有关，包括氧合血红蛋白(HbO_2)、脱氧血红蛋白(Hb)、细胞色素氧化酶、NADH、FAD 等。而在脑功能研究中，一般认为在可见光范围和近红外波段，主要的吸收物质是血液中的血红蛋白。大脑皮层功能活动会引起局部 HbO_2 和 Hb 浓度的变化，从而改变脑组织的吸收特性。而内源光信号成像反映的是神经活动引起的局部血流动力学参数的变化，是对神经元电活动的间接反映。

内源光信号成像常常应用于神经活动相关的各种研究中，包括对单个神经元细胞、神经纤维、神经胶质细胞、脑切片等离体研究，也包括裸露的大脑皮层和透过颅骨进行无损伤测量的在体脑皮层活动研究。其中在体动物脑皮层实验中，内源光信号成像已经被广泛用于动物视觉、嗅觉、听觉和躯体感觉皮层的功能构建以及神经元活动的血流动力学响应方面。此外，内源光信号成像也被广泛用于脑的各种病理状态研究，包括皮层扩散性抑制（Cortical Spreading Depression，CSD）、癫痫、脑缺血、脑缺氧等。

12.4.2 内源光信号成像计算方法

光谱分析中常用的模型是朗伯-比尔定律，该定律主要描述的是光在穿过组织前后的光强变化，表达式为

$$A = \ln\left(\frac{I_i}{I_o}\right) = \varepsilon c L \tag{12.4.1}$$

式中，I_i 和 I_o 分别为光在通过样品前后的光强，A 通常为吸光度，c 为样品的浓度，L 为光程，ε 为摩尔消光系数。

将 0 时刻和 t 时刻的朗伯-比尔定律进行融合，得到吸光度的差值：

$$\Delta A = \ln\left(\frac{I_{i,t}}{I_{o,t}} \middle/ \frac{I_{i,0}}{I_{o,0}}\right) = \varepsilon \Delta c L \tag{12.4.2}$$

而通常情况，保证入射光的光强一致，也就是 $I_{i,0} = I_{i,t}$，所以标记如下：

$$\Delta A = \ln\left(\frac{R_0}{R_t}\right) = \varepsilon \Delta c L \tag{12.4.3}$$

式中，R_0 和 R_t 分别为基线时刻和某一时刻 t 测得的光强强度。在生理过程中，有多种物质表现出浓度上的变化，如 HbO_2 和 Hb 等，因此式(12.4.3)写成

$$\Delta A(\lambda) = \sum_i \varepsilon_i(\lambda) \Delta c_i D_a(\lambda) \tag{12.4.4}$$

式中，λ 为波长，ε_i 为生色团的摩尔消光系数，Δc_i 为生色团的浓度变化，D_a 为差分路径因子，不同波长的光在组织中的光路径不尽相同。除了各组织的吸收，接收到的光强还和组织的散射有关。在光谱分析时，将散射视作另一个伪色团，从而将式(12.4.4)表示为

$$\Delta A(\lambda) = \sum_i \left[\varepsilon_i(\lambda) \Delta c_i D_a(\lambda)\right] + \mu_s'(\lambda) \Delta s D_s(\lambda) \tag{12.4.5}$$

式中，$\mu_s'(\lambda)$ 为与色团摩尔消光系数类似的约化散射系数，Δs 用来表示散射的变化，$D_s(\lambda)$ 为伪色团的差分路径因子。通过该公式，就可以推算出具体的各生色团的浓度变化和光散射的变化。

逐一分析在可见光范围内需要考虑的色团，最终确定：氧合血红蛋白，还原血红蛋白，还原态的细胞色素 c(Reduced Cytochrome c，Cytc-R)，氧化态的细胞色素 c(Oxidized Cytochrome c，Cytc-O)，还原态的细胞色素氧化酶(Reduced Cytochrome aa3，Cytaa3-R)，氧化态的细胞色素氧化酶(Oxidized Cytochromeaa3，Cytaa3-O)以及 FAD(Flavin Adenine

Dinucleotide) 七种色团。可以得到

$$\Delta A(\lambda) = \varepsilon_{\text{HbO}}(\lambda) \Delta c_{\text{HbO}_2} D_a(\lambda) + \varepsilon_{\text{Hb}}(\lambda) \Delta c_{\text{HbR}} D_a(\lambda)$$
$$+ \varepsilon_{\text{Cytaa3-R}}(\lambda) \Delta c_{\text{Cytaa3-R}} D_a(\lambda) + \varepsilon_{\text{Cytaa3-O}}(\lambda) \Delta c_{\text{Cytaa3-O}} D_a(\lambda)$$
$$+ \varepsilon_{\text{Cytc-R}}(\lambda) \Delta c_{\text{Cytc-R}} D_a(\lambda) + \varepsilon_{\text{Cytc-O}}(\lambda) \Delta c_{\text{Cytc-O}} D_a(\lambda)$$
$$+ \varepsilon_{\text{FAD}}(\lambda) \Delta c_{\text{FAD}} D_a(\lambda) + \mu'_s(\lambda) \Delta s D_s(\lambda) \tag{12.4.6}$$

首先，分析血红蛋白，它既可以和氧气结合成氧合血红蛋白，也可以和氧脱离成还原血红蛋白。无论是氧合血红蛋白还是还原血红蛋白，都是生物组织在可见光范围内的主要吸光物质。HbO_2 和 Hb 有多个等值吸收点。在生物组织光子学中通常选用两个波长的光强信号来分析血氧饱和度,此类做法考虑 HbO_2 和 Hb 两种物质浓度变化对脑组织光谱的影响。

其次，脑组织中短时间内(几小时)还原态的细胞色素 c 和氧化态的细胞色素 c 的浓度总和不变，拥有同样性质的还有还原态的细胞色素酶的浓度和，用公式表达就是

$$\Delta c_{\text{Cytc-O}} = -\Delta c_{\text{Cytc-R}} \tag{12.4.7}$$

$$\Delta c_{\text{Cytaa3-O}} = -\Delta c_{\text{Cytaa3-R}} \tag{12.4.8}$$

将式(12.4.7)和式(12.4.8)代入式(12.4.6)中，可以得到

$$\Delta A(\lambda) = \varepsilon_{\text{HbO}}(\lambda) \Delta c_{\text{HbO}_2} D_a(\lambda) + \varepsilon_{\text{Hb}}(\lambda) \Delta c_{\text{HbR}} D_a(\lambda)$$
$$+ (\varepsilon_{\text{Cytaa3-R}}(\lambda) - \varepsilon_{\text{Cytaa3-O}}(\lambda)) \Delta c_{\text{Cytaa3-R}} D_a(\lambda)$$
$$+ (\varepsilon_{\text{Cytc-R}}(\lambda) - \varepsilon_{\text{Cytc-O}}(\lambda)) \Delta c_{\text{Cytc-R}} D_a(\lambda)$$
$$+ \varepsilon_{\text{FAD}}(\lambda) \Delta c_{\text{FAD}} D_a(\lambda) + \mu'_s(\lambda) \Delta s D_s(\lambda) \tag{12.4.9}$$

可以定义差分摩尔消光系数 $\varepsilon_{\text{Cytaa3-D}}$、$\varepsilon_{\text{Cytc-D}}$ 表示为

$$\varepsilon_{\text{Cytaa3-D}} = \varepsilon_{\text{Cytaa3-R}}(\lambda) - \varepsilon_{\text{Cytaa3-O}}(\lambda) \tag{12.4.10}$$

$$\varepsilon_{\text{Cytc-D}} = \varepsilon_{\text{Cytc-R}}(\lambda) - \varepsilon_{\text{Cytc-O}}(\lambda) \tag{12.4.11}$$

因此式(12.4.9)可以写成

$$\Delta A(\lambda) = \varepsilon_{\text{HbO}}(\lambda) \Delta c_{\text{HbO}_2} D_a(\lambda) + \varepsilon_{\text{Hb}}(\lambda) \Delta c_{\text{HbR}} D_a(\lambda)$$
$$+ \varepsilon_{\text{Cytaa3-D}} \Delta c_{\text{Cytaa3-R}} D_a(\lambda) + \varepsilon_{\text{Cytc-D}} \Delta c_{\text{Cytc-R}} D_a(\lambda)$$
$$+ \varepsilon_{\text{FAD}}(\lambda) \Delta c_{\text{FAD}} D_a(\lambda) + \mu'_s(\lambda) \Delta s D_s(\lambda) \tag{12.4.12}$$

参照相关文献中对各生色团的吸收光谱特征的描述，将相关系数代入式(12.4.12)。同时，综合 450nm、470nm、500nm、550nm、570nm 和 600nm 的 6 个波长的光强信息，求解得到的 Δc_{HbO_2} 即为脑氧合血红蛋白变化量，与此同时，还得到了一系列其他生色团的浓度变化量，可以用于更深入的研究。

12.4.3 系统基本组成

多光谱血氧成像系统主要包括宽带光源、滤光片、滤光片轮、CCD 相机，如图 12.4(a)所示。其中宽带光源采用的是海洋光学 HL-2000 型光源，能够提供 300~1000nm 的宽带光。滤光片及滤光片轮购于 Thorlabs 公司，滤光片采用 450nm、470nm、500nm、550nm、570nm 及 600nm 的波长，安装在滤光片轮上，通过旋转滤光片轮，改变实验中的滤光片波长。内源光多参数成像系统组成如图 12.4(b)所示。图 12.4(c)所示为 6 个波长下 CCD 采集图像计算出来的细胞色素 c 浓度变化图。

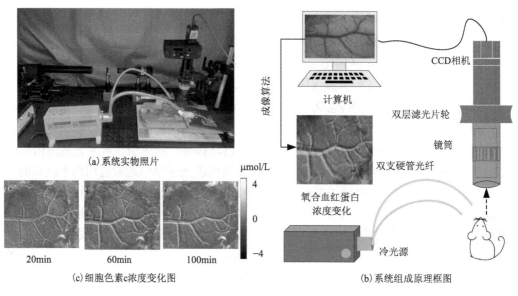

(a) 系统实物照片

(c) 细胞色素c浓度变化图

20min　　　60min　　　100min

μmol/L

氧合血红蛋白
浓度变化

成像算法

计算机

CCD相机

双层滤光片轮

镜筒

双支硬管光纤

冷光源

(b) 系统组成原理框图

图12.4　光学内源信号成像

12.5　激光散斑血流成像系统

12.5.1　成像原理

散斑现象普遍存在于光学成像的过程中,是一种光学干涉现象。当相干光从粗糙表面反射或通过折射率无规律变化的媒介时,就会形成随机分布的激光散斑图样。激光自散射体的表面漫反射或通过一个透明散射体时,在散射表面或附近的光场中可以观察到一种无规律分布的亮暗斑点,称为激光散斑(laser speckles)或斑纹。一般来说,斑纹图样的统计特性主要取决于无规律表面或媒介的特质。也有文献指出,动态的散斑图样可以表征散射表面的运动信息。

激光散斑成像技术是一种比较新的血流成像技术。激光散斑成像技术较传统方法有很多优点,如二维、快速、连续和无需造影剂,还可以用来研究自由活动状态下的动物,使得其在神经血流成像方面有着突出的表现。激光散斑成像通过分析漫反射激光经过不同传播路径后造成的"模糊"相干散斑图像从而检测血流,其成像技术利用计算散斑图像的对比度分析(Laser Speckle Contrast Analysis,LASCA)来得到与血流相关的图像。当一个媒质里有流动的微小颗粒(如血管中的血细胞),反射光也会呈现散斑,而且颗粒流动的速度会影响散斑的亮度值和其分布的统计特征。LASCA就是基于这种关系通过分析散斑图像的时空特性来提取微小颗粒的运动信息。与激光多普勒不同的是激光散斑成像技术相对简单且造价低,非常适用于研究神经活动和血流动力学间的复杂关系。在生物医学领域,已经被用来研究皮肤、皮瓣、视网膜、视神经以及肠系膜等组织器官的表层血流特征、大鼠胡须的感觉神经中枢以及肿瘤。

12.5.2 血流成像计算方法

在激光散斑衬比成像的过程中通常分为以下两个步骤：首先计算散斑衬比；然后通过衬比值计算流速。

衬比度首先由 Goodman 提出，用于对运动模糊的程度进行量化分析。衬比度定义为光强的标准方差和平均光强的比值，即

$$K = \frac{\delta_s}{\langle I \rangle} \tag{12.5.1}$$

式中，δ_s 为强度波动的标准偏差，$\langle I \rangle$ 为强度波动的均值。当散斑衬比值为 1 时，也就是表示在成像物体表面没有任何模糊，即处于静止的状态；相反当散斑衬比值为 0 时，说明运动粒子速度足够快。

目前常用的激光散斑成像算法主要有三种，分别是激光散斑空间衬比分析(Laser Speckle Spatial Contrast Analysis，LSSCA)、激光散斑时间衬比分析(Laser Speckle Temporal Contrast Analysis，LSTCA)和激光散斑时空联合衬比分析(spatio-temporal Laser Speckle Contrast Analysis，stLSCA)。如图 12.5 所示为三种算法的分析示意图，其中的灰色矩阵为计算单个黑色像素点衬比值的数据源，三种图像处理算法的不同点主要就是计算像素点衬比值时，所选择的数据源不同。

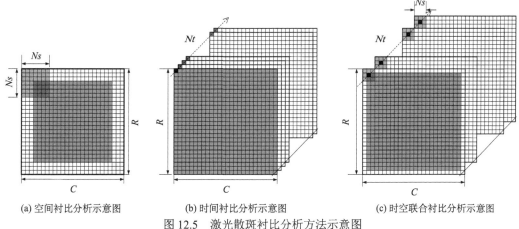

| (a) 空间衬比分析示意图 | (b) 时间衬比分析示意图 | (c) 时空联合衬比分析示意图 |

图 12.5　激光散斑衬比分析方法示意图

图 12.5(a)所示的是空间衬比法。该方法只需要一张原始图就可以得到衬比图，所需要的源图像较少，具有较高的时间分辨率。使用单张图像进行图像处理时，首先选定一个大小为 $N_s \times N_s$ 的滑动窗口，通过计算该窗口内的方差和均值，进而得到对应像素点的衬比值，然后通过滑动窗口遍历整张图片得到衬比图。

图 12.5(b)所示的是时间衬比法。该方法需要一段时间内的 N_t 张图像，所选取用于计算衬比值的单元是一系列图片同一位置的像素点所组成的一组沿时间轴方向的光强数据 (N_t 个灰色元素点组成)。通过计算该组数据的均值和方差，进而得到该像素点的衬比值。该方法不在空间域进行滑动窗口操作，所以空间分辨率最高，但是由于该算法需要时间轴上的 N_t 个图像才能计算得到，所以时间分辨率较低。

图 12.5(c)所示的是时空联合衬比分析法。该方法所选取的数据源是时间轴上每张图片

中的一片正方形区域，也就是 $N_s \times N_s \times N_t$ 大小的长方体，通过计算该单元内的均值和方差得到黑色像素点的衬比值，依次滑过整张图片得到衬比图。时空联合衬比分析法相较于另外两种处理方法，结合了它们的处理方法。通过增加单次计算时的计算单元大小，兼顾了空间分辨率和时间分辨率。在不需要提供系统硬件升级的情况下提高了图像质量。

衬比值与流速

12.5.3 系统组成

图 12.6 所示为激光散斑衬比成像系统实物图，图中从右到左依次为激光器、光栅、扩束镜、反光镜、光学镜筒、CCD 工业相机。

系统组成

图 12.6　激光散斑衬比成像系统实物图

激光散斑衬比成像和光谱分析的软件前面板如图 12.7 所示。前面板的功能主要包括：散斑成像系统的参数设置（方框 1），包括曝光时间，曝光补偿等常用参数设置；CCD 相机实时采集到的图像信息，即显示窗口（方框 2）；通过激光散斑衬比成像算法重建后的流速图（方框 3）；保存图像界面（方框 4）。

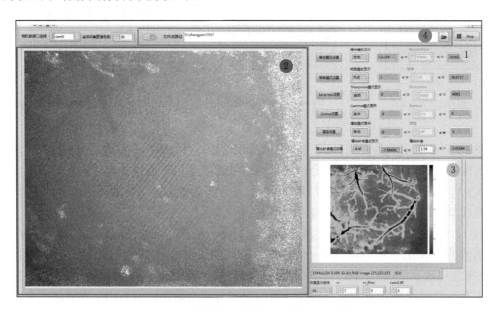

图 12.7　散斑图像采集系统软件控制面板

12.6 光声成像系统

12.6.1 光声成像研究背景

医学影像是通过各种不同的成像原理及检测方法,来观察人体组织器官形态和内部结构,以实现诊断和监测被测对象的目的。传统的医学影像技术主要包括:计算机 X 射线摄影、超声检测、计算机断层成像、光学相干断层成像技术和核磁共振技术等。这些传统的医学影像技术都极大地促进了生物医学领域的快速发展,但是在安全性、检测方法和成像分辨率等方面还存在着一定的不足。

光声成像(Photoacoustic Imaging,PAI)技术是近年来迅速发展的一种新型医学成像方法。它是基于光声效应原理,获得组织二维断层成像或者三维立体成像的一种无创的、高分辨的成像方法。光声成像技术同时结合了光学成像技术和声学成像技术的优点,具有分辨率高、对比度高、成像距离深等特点。目前,光声成像技术已经在生物医学领域中表现出巨大的应用前景,被认为是最有发展潜力的一种医学影像技术。

12.6.2 光声成像的国内外研究现状

目前,光声成像在国内外已经进入飞速发展阶段,主要研究分支有光声断层成像(Photoacoustic Tomography,PAT)、光声显微成像(Photoacoustic Microscopy,PAM)和光声内窥成像(Intravascular Photoacoustic Imaging,IVPAI)。

光声断层成像通常是将一束直径为几厘米的光斑照射在待测样品上,样品吸收脉冲激光后产生光声信号。同时,采用超声换能器对样品进行扫描检测,最后通过合适的重建算法获得样品的结构信息。光声断层成像系统按扫描方式可以分为平面扫描、圆形扫描和球形扫描三种。其中,平面扫描主要适用于皮下血管、表面血管及具有回波反射结构的目标成像。

光声显微成像是光声成像技术中的一种成像方法。它是将激励光束聚焦在被测样品上,然后通过二维扫描的方法进行成像,这种成像方法通常不需要复杂的重建算法。根据扫描方式的不同,光声显微成像可以分为声学分辨率光声显微成像(Acoustic-Resolution PAM,AR-PAM)和光学分辨率光声显微成像(Optical-Resolution PAM,OR-PAM)。前者通过扫描聚焦的超声换能器来进行定位,系统的空间分辨率取决于换能器的带宽和中心频率,可达 $15\sim100\mu m$。由于生物组织中超声散射远小于光学散射,因此 AR-PAM 可以突破高分辨率光学成像的深度极限(约 1mm),在组织中的成像深度可达 3cm。这种成像方法以牺牲空间分辨率来追求深层组织的光学成像,已经广泛应用于乳腺癌诊断和小动物大脑成像的研究。后者通过光学聚焦来实现较高的横向分辨率(可达几微米),其分辨率取决于聚焦激光束的衍射极限。

12.6.3 光声成像的基本原理

光声效应是由 Alexander Graham Bell 在 1880 年首次观察到的。光声效应是指物体受到强度周期性变化的光照射后产生声信号的现象。当物体受到光照射后,所吸收的光能全部或部分转化为热量释放出去。若光源是短脉冲激光或者强度周期变化的调制光，物体内部将会产生周期性的温度变化。这种由于物体内部组织及其邻近介质产生周期性的热胀冷缩，因而产生的声信号就称为光声信号。图 12.8 为光声效应示意图。

由图 12.8 可知，光声效应原理可以概括为三个阶段：①脉冲激光照射物体，物体(吸收体)吸收光能；②物体内部产生光声信号；③光声信号被超声换能器检测。图 12.9 为一束脉冲激光(脉冲数为 1)照射在双层石墨烯材料上时，产生的光声信号曲线。

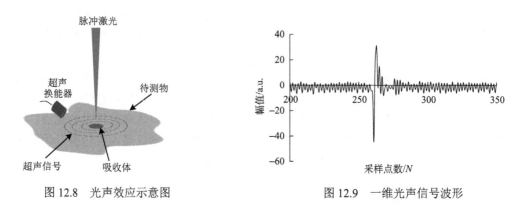

图 12.8　光声效应示意图　　　　图 12.9　一维光声信号波形

12.6.4　光声显微成像系统

光声显微成像系统的结构装置如图 12.10 所示。可调谐 ns 脉冲激光器的出射光束首先经过分光镜将光路分成两个部分：一部分被光电检测器接收，作为参考信号并对检测到的

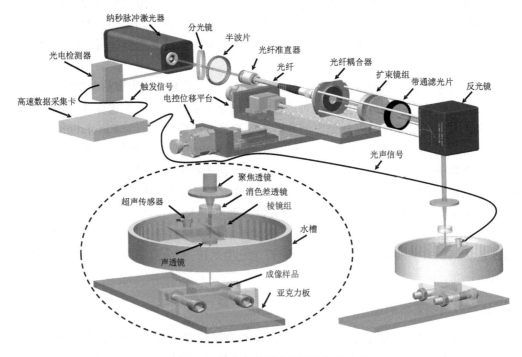

图 12.10　光声显微成像系统的结构装置

光声信号进行补偿；另一部分光束经过调制光路，聚焦到待测样品上。调整超声换能器相对于光学聚光镜的垂直位置，从而保证光学焦点和声学焦点重合，此时样品所产生的光声信号幅值最大、信号最强。光声信号被超声换能器所接收，再经过放大器放大和数据采集卡 A/D 转换后送至上位机进行数据处理和图像重建。二维扫描平台根据计算机发出的同步信号，带动整个光路分别作 x 方向和 y 方向上的 B-scan。当系统扫描完成后，根据采集到的光声数据即可重构出样品的三维光声图像。

12.6.5 数据处理及图像重建

最大密度投影（Maximum Intensity Projection，MIP）是一种广泛使用的体绘制技术。它通过光线跟踪法来跟踪图像平面上每个像素发出的投影光线，然后逐个比较并找到每条光线上的最大值作为投影平面上对应的像素值，即最大的像素值被保留。MIP 算法已经广泛应用于 CT、磁共振等医学影像中，结合外源造影剂可以对血管形状、位置等进行更加清晰的成像。

系统采用光学聚焦扫描成像的方法，要获得高分辨率、高对比度图像的关键在于激励光束的聚焦和光声信号的检测，因此系统不需要复杂的图像重建算法。如图 12.9 所示，每个激光脉冲经过聚焦光路后在待测组织上形成微米大小的聚焦光斑，然后沿纵轴方向形成一个一维光声图像（A-line）。不同深度的吸收体吸收激光能量后都会产生光声信号，而深层组织产生的光声信号将会晚于浅层组织产生的光声信号到达组织表面，进而被超声换能器接收到。因此，每个 A-line 就反映了在这个纵轴方向上组织不同深度吸收体的光学信息。通过扫描平台沿水平方向进行扫描，就可以获得这个截面上吸收体的分布情况。这个沿水平方向的扫描称为 B-scan。要想获得组织的三维图像就需要沿着两个方向轴分别进行扫描，然后将所有的 A-line 组合在一起就形成一幅三维光声图像。

为了更清楚地说明系统光声三维图像的重建过程，现以皮肤的扫描成像为例进行阐述。系统共扫描 180 次，即形成 180 个 B-scan。每个 B-scan 包括 120 个 A-line，即进行一次 B-scan 激光器发射 120 个激光脉冲。对每个 A-line 进行光声信号采集，在此选取 1152 个采样点数，它们包含了不同深度组织的光学吸收信息。那么每个 B-scan 就形成一个 1152×120 的矩阵，并被保存为文本。系统进行 180 次扫描就形成 180 个文本，它们组成了扫描的原始数据。从图 12.11 可知，奇次扫描和偶次扫描电机在 x 轴的运行方向相反，所以需要对偶次扫描的数据矩阵进行左右翻转处理。步进电机扫描时会出现失步、错步等数据出错的情况，所以还需要进行数据矫正。

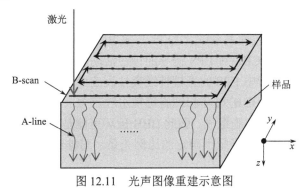

图 12.11　光声图像重建示意图

12.7 神经血管耦合研究初步结果

12.7.1 实验材料和方法

ICR 小鼠(25～30g)购于南京青龙山动物实验中心,将 20 只小鼠随机分为两组。研究发现,脂多糖(Lipopolysaccharide,LPS)可诱导小鼠炎症和血脑屏障破坏。采用低剂量 LPS 诱导脑水肿模型。第一组注射 LPS (5g/kg,体重,i.p.),第二组注射生理盐水(5g/kg,体重,i.p.)。每组注射后 90min 采集电生理信号、散斑图像和近红外光谱参数。

血氧饱和度(SO_2)可以通过光纤探头采集的近红外光谱计算(图 12.12(a))。图 12.12(b)中,8 通道局部场电位(LFPs)通过微电极信号处理器(Cyberkinetics Utah,USA)从小鼠海马区同步测量。随后执行激光散斑成像系统(图 12.12(c)),记录相对脑血流(rCBF)。

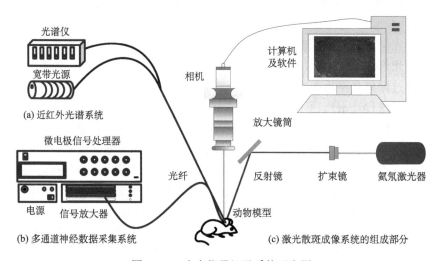

图 12.12 光电信号记录系统示意图

12.7.2 实验结果与讨论

如图 12.13(a)和(d)所示,LPS 组中的 SO_2 在 LPS 注射后 40min 内逐渐增加,达到平稳状态;60min 后,SO_2 降低。图 12.13(b)和(e)中,LFP 时频功率谱在 LPS 注射后的 40min 缓慢上升,在 60min 后保持下降趋势。从图 12.13(c)和(f)中可以看到,rCBF 值在 40min 时显著达到峰值。

LFPs 与归一化 SO_2 的线性关系以及 LFPs 与 rCBF 的线性关系如图 12.14 所示。

本小节探讨了 SO_2 和 rCBF 对 LPS 诱导的神经活动的反应。这与之前的研究一致,血流量的变化可能是由脑血管中 LPS 的直接神经炎性反应引起的。一般来说,脑水肿与血脑屏障(Blood Brain Barrier,BBB)破坏和细胞毒性水肿有关。神经血管单元由血脑屏障的神经元、星形胶质细胞和内皮细胞组成。因此 BBB 破坏可能是神经活动异常的诱因。结果表明,血流动力学参数与神经信号呈不确定的比例关系,与神经血管单元模型一致。

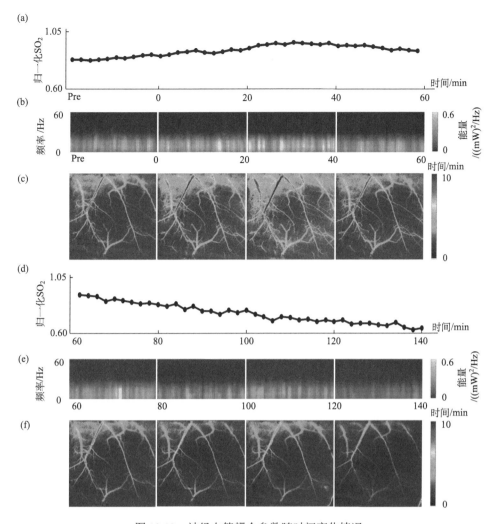

图 12.13 神经血管耦合参数随时间变化情况

(a)(d)为归一化 SO$_2$，(b)(e)为 LFPs 时频信号，(c)(f)为 rCBF 图像

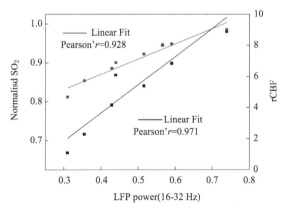

图 12.14 Spearman 相关包括 SO$_2$ 和 LFP 低频功率(圆点)、
rCBF 和 LFP 低频功率(正方块)的回归线

习　　题

12-1　神经血管耦合机制与脑水肿的关联。

12-2　编写计算机仿真程序完成激光散斑空间衬比分析、时间衬比分析和时空联合衬比分析算法。

12-3　阐述光声成像基本原理及 MIP 图像重建算法，并编写程序实现光声成像的 MIP 算法。

12-4　阐述内源光信号成像原理及图像重建算法。

12-5　阐述血流和血氧成像系统在生命科学中的应用。

12-6　阐述激光散斑衬比血流成像系统的优势和发展方向。

参 考 文 献

程佩青, 2007a. 数字信号处理教程[M]. 3 版. 北京: 清华大学出版社.

程佩青, 2007b. 数字信号处理教程习题分析与解答[M]. 3 版. 北京: 清华大学出版社.

丁玉美, 高西全, 王军宁, 2009. 数字信号处理学习指导与题解[M]. 北京: 电子工业出版社.

高西全, 丁玉美, 阔永红, 2010. 数字信号处理: 原理、实现及应用[M]. 2 版. 北京: 电子工业出版社.

顾绍玲, 2018. 基于表面肌电信号的磨牙症精准模式识别基础研究[D]. 南京航空航天大学.

顾绍玲, 钱志余, 李韪韬, 等, 2017. 基于表面肌电信号的磨牙信号监测系统设计[J]. 医疗卫生装备, 38(1): 10-14.

季忠, 秦树人, 2007. 微弱生物医学信号特征提取的原理与实现[M]. 北京: 科学出版社.

李韪韬, 2008. 光学断层成像系统与组织热凝固监控的关键技术研究[D]. 南京航空航天大学.

刘海龙, 2006. 生物医学信号处理[M]. 北京: 化学工业出版社.

LYONS R G, 2015. 数字信号处理[M]. 3 版. 张建华, 许晓东, 孙松林, 等译. 北京: 电子工业出版社.

聂能, 尧德中, 谢正祥, 2005. 生物医学信号数字处理技术及应用[M]. 北京: 科学出版社.

TOMPKINS W J, 2001. 生物医学数字信号处理[M]. 林家瑞, 徐邦荃, 等译. 武汉: 华中科技大学出版社.

王红珂, 2017. 光声显微镜机电控制系统的设计与实验研究[D]. 南京航空航天大学.

吴水才, 2014. 医学信号处理及应用[M]. 北京: 北京工业大学出版社.

余成波, 杨菁, 杨如民, 等, 2005. 数字信号处理及 MATLAB 实现[M]. 北京: 清华大学出版社.

俞卞章, 2002. 数字信号处理[M]. 2 版. 西安: 西北工业大学出版社.

俞荷娟, 2017. 酒精作用下小鼠海马区神经元放电规律研究[D]. 南京航空航天大学.

俞荷娟, 张雅檬, 张言, 等, 2016. 急性饮酒对小鼠海马 CA1 区锋电位的影响[J]. 生物医学工程研究, 35(3): 183-187.

张爽, 李韪韬, 王雪娜, 等, 2012. 椎弓根钉植入针道上骨组织光谱特性研究[J]. 光子学报, 41 (3): 370-374.

张言, 2018. 基于激光散斑和光谱的小鼠颅脑损伤监测系统研制[D]. 南京航空航天大学.

BLINOWSKA K J, ZYGIEREWICZ J, 2012. Practical biomedical signal analysis using MATLAB [M]. Boca Raton: CRC Press.

INGLE V K, PROAKIS J G, 2012. 数字信号处理: 应用 MATLAB[M]. 3 版. 北京: 科学出版社.

LI W T, CHEN R H, LV J, et al., 2018. In vivo photoacoustic imaging of brain injury and rehabilitation by high-efficient near-infrared dye labeled mesen-chymal stem cells with enhanced brain barrier permeability[J]. Advanced science, 5: 1700277.

LI W T, SUN X L, WANG Y, et al., 2014. In vivo quantitative photoacoustic microscopy of gold nanostar kinetics in mouse organ[J]. Biomedical optics express, 5(8): 2679-2685.

LI W T, ZHANG Y M, XIE Q, et al., 2022. Dual-modal in vivo assessment for electrophysical and hemodynamic characteristics of cerebral edema induced by lipopolysaccharide[J]. Biomedical engineering online, 21(79): 1-15.

LIANG H L, BRONZINO J D, PETERSON D R, 2013. Biosignal processing principles and practices[M]. Boca Raton: CRC Press.

OPPENHEIM A V, SCHAFER R W, BUCK J R, 2005. 数字信号处理[M]. 2 版. 北京: 清华大学出版社.

PAN J, TOMPKINS W J, 1985. A real-time QRS detection algorithm[J]. IEEE trans biomed eng, BME-32(3): 230-236.

SEMMLOW J L, GRIFFEL B, 2014. Biosignal and medical image processing[M]. 3rd ed. Boca Raton: CRC Press.

ZHANG Y M, QI X P, LI W T, et al., 2024. Research on the classification of brain edema in early stage by using based on a dual-optical imaging system[J]. Journal of biophotonics, 17(3): 1.

ZHANG Y M, YU H J, LI W T, et al., 2016. Effect of acute ethanol administration on the hippocampal region neural activity using a microelectrode array[J]. Alcoholism: clinical and experimental research, 40(9): 1857-1864.

ZHANG Y M, YU H J, ZHANG Y, et al., 2017. Deficits of theta-gamma coupling on hippocampus during working memory induced by low frequency electromagnetic field exposure[J]. Physiology & behavior, 179: 135-142.

ZHAO Y M, WANG K, LI W T, et al., 2020. Laser speckle contrast imaging system by using nanosecond pulse laser source[J]. Journal of biomedical optics, 25(5): 056005.